全国中医药行业高等教育"十四五"规划教材
全国高等中医药院校规划教材（第十一版）配套用书

药理学习题集

（新世纪第五版）

（供中医学、针灸推拿学、中西医临床医学、
中药学、药学、护理学等专业用）

主　编　张硕峰（北京中医药大学）
　　　　方晓艳（河南中医药大学）

全国百佳图书出版单位
中国中医药出版社
·北京·

图书在版编目（CIP）数据

药理学习题集 / 张硕峰，方晓艳主编. —5 版. —北京：
中国中医药出版社，2021.9（2025.11 重印）
全国中医药行业高等教育"十四五"规划教材配套用书
ISBN 978-7-5132-7166-0

Ⅰ.①药⋯ Ⅱ.①张⋯②方⋯ Ⅲ.①药理学—中医
学院—习题集 Ⅳ.①R96-44

中国版本图书馆 CIP 数据核字（2021）第 184118 号

中国中医药出版社出版

北京经济技术开发区科创十三街 31 号院二区 8 号楼
邮政编码 100176
传真 010-64405721
河北联合印务有限公司印刷
各地新华书店经销

开本 787×1092 1/16 印张 19.5 字数 435 千字
2021 年 9 月第 5 版 2025 年 11 月第 3 次印刷
书号 ISBN 978-7-5132-7166-0

定价 69.00 元
网址 www.cptcm.com

服 务 热 线 010-64405510
购 书 热 线 010-89535836
维 权 打 假 010-64405753

微信服务号 zgzyycbs
微商城网址 https://kdt.im/LIdUGr
官 方 微 博 http://e.weibo.com/cptcm
天猫旗舰店网址 https://zgzyycbs.tmall.com

如有印装质量问题请与本社出版部联系（010-64405510）

全国中医药行业高等教育"十四五"规划教材
全国高等中医药院校规划教材（第十一版）配套用书

《药理学习题集》编委会

编写说明

　　《药理学习题集》是全国中医药行业高等教育"十四五"规划教材《药理学》配套用书，可供全国高等中医药院校中医学、针灸推拿学、中西医临床医学、中药学、药学、护理学等专业用。本习题集充分考虑中医药院校学时数少、专业分类多等特点，在编写过程中从教学实际出发，并结合教师讲述的重点、难点和学生掌握知识的规律。习题的范围与教材的内容及教学大纲一致，内容覆盖教材的全部知识点，并对必须掌握的基本知识、重点内容通过多种题型加以强化，使学生获得药理学科较为系统的基础知识的同时，培养学生的创造与实践能力。

　　《药理学习题集》有 6 种题型，各章节根据内容的重要性适当匹配相应习题，并附有答案和解析，可帮助学习者理解，力求培养学生分析、归纳和解决问题的能力，提高自学水平。中医药各专业学生使用本习题集时，可根据相应教学内容和教学大纲的要求，选择书中适当内容进行复习。

　　《药理学习题集》第一章、第四章由张硕峰、张超负责编写，第二章由赵晖负责编写，第三章由张晓双负责编写，第五章、第十一章由方晓艳负责编写，第六章、第八章由沈云辉负责编写，第七章、第九章、第十章由白莉负责编写，第十二章、第十四章、第十六章由杨德森负责编写，第十三章、第十五章、第十七章由王桐生负责编写，第十八章、第十九章由崔广智负责编写，第二十章由季新燕负责编写，第二十一章由林喆负责编写，第二十二章、第二十五章由董世芬负责编写，第二十三章由熊天琴负责编写，第二十四章、第二十六章由黄丽萍负责编写，第二十七章由庹勤慧负责编写，第二十八章、第二十九章由杨柯负责编写，第三十章、第三十一章由刘颖负责编写，第三十二章、第三十三章由钱海兵负责编写，第三十四章由吴国泰负责编写，第三十五章、第三十六章由葛鹏玲负责编写，第三十七章由王锐负责编写，第三十八章、第三十九章由陈小睿负责编写，第四十章、第四十一章由王宇华负责编写，第四十二章、第四十三章、第四十四章由刘俊珊负责编写，第四十五章、第四十六章由张梅负责编写，第四十七章由赵华军负责编写，第四十八章、第四十九章由王芙蓉负责编写。

《药理学习题集》的编写，得到了各参编院校的大力支持，各位编委认真负责地工作，中国中医药出版社为本书的顺利出版给予通力合作和帮助。在此，致以衷心感谢！由于编写时间仓促，书中难免有不尽完善之处，如有错漏，希望广大读者提出宝贵意见，以便在重印再版时不断修正与提高。

《药理学习题集》编委会
2021 年 9 月

目　录

第一篇　总　论

第一章　绪　论 ▷▷▷▷

一、选择题

（一）A 型题

1. 药物的概念是（　　）

　　A. 一种化学物质

　　B. 能干扰细胞代谢活动的化学物质

　　C. 能影响机体生理功能的物质

　　D. 用于疾病的预防、治疗、诊断的物质

　　E. 具有滋补营养、保健康复作用的物质

2. 药理学是研究（　　）

　　A. 药物作用的学科

　　B. 临床合理用药的学科

　　C. 药物实际疗效的学科

　　D. 药物作用和作用机制的学科

　　E. 药物与机体相互作用规律和原理的学科

3. 药动学研究的重点是（　　）

　　A. 药物作用的产生过程

　　B. 药物作用的动态规律

　　C. 药物毒性与血药浓度的关系

　　D. 药物作用强度随剂量、时间变化的规律

　　E. 药物在机体影响下所发生的变化及规律

4. 下列选项，不属于常用的药理学实验方法的是（　　）

　　A. 整体实验方法　　　　　　　　B. 离体实验方法

C. 实验治疗学方法　　　　　　D. 影像学观察方法

E. 细胞实验方法

（二）B 型题

A. 《埃伯斯纸莎草书》　　　　B. 《新修本草》

C. 《寿命吠陀》　　　　　　　D. 《纽伦堡药典》

E. 《本草纲目》

5. 世界上最早的药典是（　　　）

6. 欧洲最早的药典是（　　　）

（三）X 型题

7. 药理学的学科任务是（　　　）

A. 控制药物的作用及不良反应

B. 阐明药物作用的基本规律及其原理

C. 为其他生命学科提供科学依据和研究方法

D. 新药研究与开发

E. 指导临床合理用药

二、名词解释

8. 药效学

9. 药动学

三、判断说明题

10. 临床药理学是以药理学和临床医学为基础，主要是以药物为研究对象的一门学科。

四、简答题

11. 随着药理学的发展，目前涌现了哪些新的药理学分支学科？

12. 药理学的研究方法有哪些？

参考答案

一、选择题

（一）A 型题

1. D　药物是指用于疾病的预防、治疗、诊断的物质。

2. E 药理学是研究药物与机体（包括病原体）相互作用及其作用规律和原理的一门学科。

3. E 药动学研究的重点是药物在机体影响下所发生的变化及规律。

4. D 药理学实验方法是实验性的，影像学为临床诊断学范畴。

（二）B 型题

5. B 唐代的《新修本草》于公元 659 年由政府颁发，是世界上最早的药典。

6. D 西方最早的药典是《纽伦堡药典》，比《新修本草》晚 883 年。

（三）X 型题

7. BCDE 药理学的学科任务是：第一，阐明药物的作用及作用机制，为临床合理用药，发挥药物最佳疗效，防治不良反应提供理论依据。第二，研究开发新药，发现药物新用途，为其提供安全、有效的药理学证据。第三，为其他生命科学的研究提供重要的科学依据和研究方法，促进生命科学的发展。

二、名词解释

8. 是药物效应动力学的简称，主要研究药物对机体的作用和产生作用的机制。

9. 是药物代谢动力学的简称，主要研究药物在体内变化规律的一门学科，主要内容包括揭示药物的体内过程，即体内药物的吸收、分布、代谢和排泄的规律及其影响因素，以及应用药代动力学原理与数学模型定量地描述体内药物随时间动态变化的速率过程。

三、判断说明题

10. 不正确。临床药理学是主要以人体为研究对象的一门学科。

四、简答题

11. 临床药理学、生化药理学、分子药理学、遗传药理学、时辰药理学、免疫药理学、细胞药理学、生殖药理学、内分泌药理学等。

12. 根据实验对象可分为基础药理学方法和临床药理学方法，基础药理学方法又可分为实验药理学方法和实验治疗学方法。此外，随着现代科学技术的发展，学科之间的互相渗透，还有许多新的方法，如分子生物学技术等。

第二章 药物效应动力学——药效学 ▷▷▷

一、选择题

(一)A 型题

1. 药物的半数有效量(ED_{50})是指( )
   A. 达到有效浓度一半的剂量
   B. 与一半受体结合的剂量
   C. 一半动物出现效应的剂量
   D. 引起一半动物死亡的剂量
   E. 一半动物可能无效的剂量

2. 药物的安全范围是( )
   A. 最小有效量与最小中毒量之间的距离
   B. 最小有效量与最大有效量之间的距离
   C. ED_{95}与LD_5之间的距离
   D. ED_{50}与LD_{50}之间的距离
   E. ED_5与LD_{95}之间的距离

3. 药物作用的概念是( )
   A. 药物具有杀灭或抑制病原体作用
   B. 药物与机体细胞上的靶位结合时引起的初始反应
   C. 药物对机体器官的兴奋或抑制作用
   D. 药物对不同脏器组织的选择性作用
   E. 药物具有的特异性或非特异性作用

4. 药物产生副作用是由于( )
   A. 药物安全范围小
   B. 用药剂量过大
   C. 药物作用的选择性低
   D. 病人肝肾功能差
   E. 病人对药物敏感

5. 下列选项,关于特异质反应不正确的叙述是( )
   A. 少数病人对某些药物特别敏感
   B. 其反应与药物的固有药理作用基本一致
   C. 药理作用的选择性低
   D. 严重程度与剂量成正比
   E. 产生的作用性质可能与常人不同

6. 药物与受体特异性结合后，产生激动或阻滞效应取决于（　　）

    A. 药物作用的强度   B. 药物剂量的大小

    C. 药物的脂溶性   D. 药物的内在活性

    E. 药物与受体的亲和力

7. 下列选项，关于受体二态学说的描述错误的是（　　）

    A. 受体有活化状态与失活状态两种，不能互变

    B. 活化状态的受体与激动药有亲和力

    C. 失活状态的受体与拮抗药有亲和力

    D. 激动药与拮抗药同时存在时，效应取决于各自与受体结合后的复合物比例

    E. 部分激动药对两种状态的受体都有不同程度的亲和力

8. 下列选项，关于受体的描述错误的是（　　）

    A. 是存在于细胞膜或细胞内的一种大分子物质

    B. 与配体结合后产生特定生理效应

    C. 是指内源性递质、激素、自体活性物质或药物

    D. 具特异性、高度亲和力、饱和性、可逆性

    E. 选择性地同相应的递质、激素、自体活性物质或药物等相结合

9. 某病人服用巴比妥类催眠药后，次晨仍有困倦、头昏、乏力等反应，这属于（　　）

    A. 药物的特异质反应   B. 药物的副作用

    C. 药物的变态反应   D. 药物的急性毒性反应

    E. 药物的后遗效应

10. 下列选项，关于效能与效价强度的关系的说法正确的是（　　）

    A. 效价强度越大，该药的效能也越大

    B. 效价强度越大，该药的效能越小

    C. 同等效能的药物，量-效曲线更偏向右侧的效价强度越大

    D. 同等效能的药物，量-效曲线更偏向右侧的效价强度越小

    E. 两者是一个概念

11. 下列选项，哪一组药物可能发生竞争性对抗作用（　　）

    A. 肾上腺素和乙酰胆碱   B. 组胺和苯海拉明

    C. 毛果芸香碱和新斯的明   D. 阿托品和尼可刹米

    E. 间羟胺和异丙肾上腺素

（二）B 型题

    A. 对因治疗   B. 对症治疗

    C. 局部作用   D. 间接作用

    E. 补充治疗

12. 吗啡用于镇痛属于（　　）

13. 口服地高辛后尿量增加属于（　　）

    A. 副作用　　　　　　　　　　B. 毒性反应

    C. 变态反应　　　　　　　　　D. 后遗效应

    E. 特异质反应

14. 药物剂量过大而引起的机体损害性反应称为（　　）

15. 青霉素注射可引起（　　）

    A. 亲和力弱，内在活性弱　　　B. 无亲和力，无内在活性

    C. 有亲和力，无内在活性　　　D. 有亲和力，内在活性弱

    E. 亲和力及内在活性均较强

16. 完全激动药的特点是（　　）

17. 竞争性拮抗药的特点是（　　）

（三）X 型题

18. 下列选项，属于变态反应的是（　　）

    A. 过敏性休克　　　　　　　　B. 免疫复合体反应

    C. 溶细胞反应　　　　　　　　D. 特异质反应

    E. 迟发型变态反应

19. 下列选项，属于药物与受体结合的特点的是（　　）

    A. 稳定性　　　　　　　　　　B. 特异性

    C. 可逆性　　　　　　　　　　D. 可调节性

    E. 饱和性

20. 下列选项，属于第二信使的是（　　）

    A. 环磷腺苷　　　　　　　　　B. 环磷鸟苷

    C. 三磷酸肌醇　　　　　　　　D. 钙离子

    E. 二酰甘油

二、名词解释

21. 效价强度

22. 激动药

23. 效能

24. 量效关系

25. 第二信使

26. 继发反应

27. 内在活性

28. 非竞争性拮抗药

29. 受体脱敏

三、填空题

30. 长期应用激动药，组织或细胞对激动药的敏感性和反应性_____，这种现象称为_____，它是机体对药物产生_____的原因之一。

31. 激动药是指_____的药物。依据其内在活性大小可分为_____和_____。

32. 受体的调节方式有_____、_____、_____等类型。

33. 根据用药目的，可将药物作用分为_____和_____。

34. 刚引起药理效应的剂量称为_____，引起最大效应而不出现中毒的剂量称为_____。

35. 后遗效应是指停药后原血药浓度已降至_____以下时而残存的药理效应。

36. 药物的毒性反应中的"三致"是指_____、_____、_____。

37. 受体激动药的最大效应取决于其_____的大小；当内在活性相同时，药物的效价强度取决于_____。

四、判断说明题

38. 药物的毒性作用，只有在超过极量的情况下才会发生。

39. 药物的副作用通常是可以避免的。

40. 部分激动药与激动剂合用时，可加强后者的作用。

41. 化学结构相似、分子量相同的药物可能产生不同的药理作用。

42. 药物与受体结合的结果均可使效应器官功能增强。

43. 药物的变态反应只发生在少数过敏体质的病人，与用药剂量无关。

44. 半数致死量（LD_{50}）是衡量药物毒性大小的重要指标，LD_{50}愈大，药物毒性愈大。

五、简答题

45. 从药物的量效曲线能说明药物作用的哪些特性？

46. 心理性依赖与生理性依赖的异同。

47. 药物作用的非受体机制有哪些？

六、论述题

48. 如何完整理解治疗指数的意义？

49. 副作用、毒性反应、变态反应有何不同？此外，还有哪些不良反应？

50. 为什么化学结构类似的药物作用于同一受体，呈现出激动药、拮抗药或部分激动药等不同性质的表现？

51. 请举例说明激动药、拮抗药、部分激动药的区别。

参考答案

一、选择题

（一）A 型题

1. C　S 形量效曲线中间部分效应 50% 处斜率最大，效应随剂量的改变也最快，其相应的剂量为半数效应量。如效应为疗效，则称为半数有效量（ED_{50}）。

2. A　衡量某个药物的安全范围，可选用 LD_1/ED_{99} 和 LD_5/ED_{95} 或 TD_1/ED_{99} 和 TD_5/ED_{95} 为指标以判断药物的安全性。药物的安全范围是指最小有效量和最小中毒量之间的差距。

3. B　药物进入体内后与机体细胞上的靶位结合时引起的初始反应称为药物的作用，药理效应是药物作用的结果，是机体生理生化机能或形态变化的表现。

4. C　副作用是指药物在治疗剂量时产生与治疗目的无关的作用，随着治疗目的而改变。产生副作用的原因是由于药物作用的选择性低。

5. C　特异质反应是指少数病人对某些药物特别敏感，产生作用性质可能与常人不同的损害性反应，其反应与药物的固有药理作用基本一致，严重程度与剂量成正比。

6. D　内在活性是药物本身内在固有的药理活性，是指药物与受体结合引起受体激动产生效应的能力，是药物最大效应或作用性质的决定因素。

7. A　二态学说认为受体有两种构象状态，即活化状态和静息状态，二者可相互转变。

8. C　受体是一种存在于细胞膜或细胞内，能选择性地同相应的递质、激素、自体活性物质或药物等相结合，产生特定生理效应的一种大分子物质。具特异性、敏感性、饱和性、可逆性。

9. E　后遗效应是指停药后原血药浓度已降至阈浓度以下时而残存的药理效应。

10. D　效能即最大效应，它与效价强度含义完全不同，同等效能的药物，量-效曲线偏向左侧时效价强度大，偏向右侧时效价强度小。

11. B　组胺和苯海拉明共同竞争 H_1 受体而产生对抗作用。

（二）B 型题

12. B　对症治疗用药目的在于消除或减轻疾病症状。

13. D　间接作用也叫继发作用，是指由药物的原发作用引起的进一步作用。强心苷类药地高辛首先作用于心脏，加强心肌收缩力为直接作用，由于心功能改善，肾血流量增多，产生尿量增加的作用为间接作用。

14. B　药物剂量过大或用药时间过长而引起的机体损害性反应，称为毒性反应。

15. C　变态反应也称过敏反应，是指少数人对某些药物产生的病理性免疫反应。青霉素及其降解产物青霉烯酸、青霉噻唑等均可以成为半抗原，进入机体后与蛋白质或多肽分子结合成全抗原，引起过敏反应。

16. E　激动药是指既有较强的亲和力，又有较强的内在活性的药物。

17. C　拮抗药指具有较强的亲和力而无内在活性的药物；按其作用性质可分竞争性和非竞争性两类。

（三）X 型题

18. ABCE　过敏反应又称变态反应，通常分为四种类型，即过敏性休克、免疫复合体反应、细胞毒性反应、迟发细胞反应。

19. BCDE　由于受体结构的特殊性、受体数量及分布特点，药物和受体结合具有特异性、可调节性、饱和性和可逆性、高度亲和力。

20. ABCDE　环磷腺苷、环磷鸟苷、三磷酸肌醇、钙离子、二酰甘油均是研究较多的第二信使。

二、名词解释

21. 是指能引起等效反应（一般采用50%效应量）的相对浓度或剂量，其值越小则强度越大。

22. 是指对受体既有亲和力又有很强的内在活性，因而能有效激活受体，产生激动效应。

23. 是指药物产生的最大效应。此时已达最大有效量，若再增加剂量，效应不再增加。

24. 是指药物效应在一定范围内随剂量增加（变化）而加强（变化），这种剂量与效应之间的关系称量效关系。

25. 指第一信使作用于靶细胞后刺激胞浆内产生的信息分子，是胞外信息与细胞内效应之间必不可少的中介物。

26. 是指药物发挥治疗作用所引起的不良后果。

27. 也称效应力，是药物本身内在固有的药理活性，指药物与受体结合引起受体激动产生效应的能力。是药物最大效应或作用性质的决定因素。

28. 是指能不可逆地作用于某些部位而妨碍激动药与受体结合，并拮抗激动药作用的药物。其拮抗作用也可通过增大激动药浓度而逆转，但不能达到单独使用激动药时的最大效应。

29. 是指在长期使用一种激动药后，组织或细胞对激动药的敏感性和反应性下降的现象。

三、填空题

30. 下降；受体脱敏；耐受性

31. 既有亲和力又有内在活性；完全激动药；部分激动药

32. 受体脱敏；受体增敏；同种调节和异种调节

33. 对因治疗；对症治疗

34. 最小有效量或阈剂量；最大有效量或极量

35. 阈浓度

36. 致畸；致癌；致突变

37. 内在活性；亲和力

四、判断说明题

38. 不正确。剂量过大或用药时间过长皆可引起机体的损害性反应，即毒性。

39. 不正确。药物的副作用是由于药物的选择性低引起的，可以随着治疗目的而改变，当某一作用作为治疗作用时，其他作用则成为副作用，通常是不可以避免的。

40. 不正确。部分激动药具有激动药和拮抗药双重特性，亲和力较强，内在活性弱，单独用时产生较弱的激动效应。与激动药合用，二药浓度均很低时，部分激动药发挥激动效应，并随其浓度增大而增强，达一定浓度后，则表现出与竞争性拮抗药相似的拮抗激动药的作用。

41. 正确。化学结构相似、分子量相同的药物可能产生激动或拮抗作用。

42. 不正确。药物与受体结合后，可产生激动、拮抗、部分激动作用。

43. 正确。变态反应也称过敏反应，是指少数人对某些药物产生的病理性免疫反应，只发生在少数过敏体质的病人，与原药理作用、使用剂量及疗程无明显关系。

44. 不正确。半数致死量（LD_{50}）是衡量药物安全性的重要指标，是指引起半数动物死亡的剂量，LD_{50}愈大，药物毒性愈小。

五、简答题

45. 药物的量效关系是指药物的效应在一定范围内随着剂量的增加（变化）而加强（变化）。如以药物效应为纵坐标，以药物的对数剂量（或血药浓度）为横坐标，药效的量效关系则成对称"S"形量效曲线。该曲线可以反映：①药物需达到阈剂量才能生效。②药物作用强弱（强度）。③药物产生的最大效应（效能）。④量效变化速度/斜率。

46. 药物依赖性是指病人连续使用某些药物以后，产生一种不可停用的渴求现象。根据使人体产生的依赖和危害程度可分为生理性依赖和心理性依赖。①生理性依赖是指反复用药后造成的一种身体适应状态。特点是一旦中断用药，即可出现强烈的戒断症状，变得身不由己，甚至为索取这些药物而不顾一切。其原因可能是机体已产生了某些生理生化的变化。②心理性依赖是指使用某些药物以后可产生快乐满足的感觉，并在精神上形成周期性不间断使用的欲望。特点是一旦中断使用，不产生明显的戒断症状，可出现身体多处不舒服的感觉，但可自制。其原因可能只是一种心理渴求，是主观精神上的渴望，机体无生理生化改变。

47. 非受体机制有：①影响酶。②影响离子通道。③影响转运。④影响代谢。⑤影响免疫。⑥理化反应。⑦导入基因等。

六、论述题

48. 治疗指数（TI）是表示药物安全性的指标，是 LD_{50}/ED_{50} 的比值。TI 越大，药物的安全程度越大。但由于同一药物的 LD_{50} 与 ED_{50} 两条量效曲线的首尾可能重叠，即在没有获得充分疗效的剂量时，可能已有少数病人中毒，故这一安全指标并不十分可靠。衡量某个药物的安全范围，可选用 LD_1/ED_{99} 和 LD_5/ED_{95} 或 TD_1/ED_{99} 和 TD_5/ED_{95} 为指标以判断药物的安全性。药物的安全范围是指最小有效量和最小中毒量之间的差距。由于治疗指数是根据动物毒性试验数据计算的，而且它不适用于药物引起的特异质反应，因此它的临床应用受到限制。

49. ①副作用：是药物在治疗剂量时产生与治疗目的无关的作用，是由于药物的选择性低所致，副作用可以随着治疗目的而改变，一般较轻微，危害不大，可自行恢复，但通常不可避免。②毒性反应：指药物剂量过大或用药时间过长而引起的机体损害性反应。剂量过大而引起的为急性毒性，用药时间过长而引起的为慢性毒性。危害较大，一般可以预知。③变态反应：是指少数人对某些药物产生的病理性免疫反应，只发生于少数过敏体质的病人，与原药理作用、使用剂量及疗程无明显关系。通常分为四种类型，即过敏性休克、免疫复合体反应、细胞毒性反应、迟发细胞反应。④常见的不良反应还有后遗效应、继发反应、特异质反应、致畸、致癌、致突变、药物依赖性。

50. 可采用二态学说解释。受体蛋白有两种可以互变的并保持动态平衡的构象状态：静息状态（R）与活化状态（R*）。静息时平衡趋向 R，激动药只与 R* 有较大亲和力，结合后产生效应。拮抗药对 R 和 R* 亲和力相等，且结合牢固，保持静息时的两种受体平衡状态，不能激活受体，但能减弱或阻滞激动药的作用。部分激动药对二者都有不同程度的亲和力，但对 R* 的亲和力大于 R，故可引起弱的作用，也可阻滞激动药的部分作用。

51. ①激动药指既有较强的亲和力，又有较强的内在活性的药物，与受体结合能产生该受体兴奋的效应。如去甲肾上腺素与 α 受体结合能引起血管收缩、血压升高。②拮抗药指有较强的亲和力而无内在活性的药物，与受体结合不能产生该受体兴奋的效应，而是拮抗该受体激动药兴奋该受体的作用。如阿托品与 M 受体结合后，拮抗乙酰胆碱及毛果芸香碱的作用，表现出胃肠道平滑肌松弛等。拮抗药按作用性质可分为竞争性和非竞争性两类。③部分激动药具激动药和拮抗药双重特性，亲和力较强，但内在活性弱，单独应用时产生较弱的激动效应。若与激动药合用，二药浓度均很低时，部分激动药发挥激动效应，并随着浓度增大而增强，达一定浓度后，则表现出与竞争性拮抗药相似的拮抗激动药的作用，需增大浓度才能达到最大效应。

第三章 药物代谢动力学——药动学 ▷▷▷▷

一、选择题

(一) A 型题

1. 药物半衰期主要取决于（   ）
   - A. 用药时间
   - B. 消除的速度
   - C. 给药的途径
   - D. 药物的用量
   - E. 直接作用或间接作用

2. 大多数药物的排泄主要通过（   ）
   - A. 汗腺
   - B. 肠道
   - C. 胆道
   - D. 呼吸道
   - E. 肾脏

3. 肝肠循环是指（   ）
   - A. 药物经十二指肠吸收后，经肝脏转化再入血被吸收的过程
   - B. 药物从胆汁排泄入十二指肠后可被重新吸收，进入体循环的过程
   - C. 药物在肝脏和小肠间往复循环的过程
   - D. 药物在肝脏和大肠间往复循环的过程
   - E. 药物在胆囊和小肠间往复循环的过程

4. 乳汁偏酸性，下列选项，容易从血液扩散到乳汁中的药物是（   ）
   - A. 弱酸性药物
   - B. 弱碱性药物
   - C. 中性药物
   - D. 药物均能扩散到乳汁中
   - E. 药物均不能扩散到乳汁中

5. 下列选项，可使血药浓度迅速达到稳态浓度的是（   ）
   - A. 首剂加倍
   - B. 增加给药次数
   - C. 每隔 2 个半衰期给一次药物
   - D. 每隔 1 个半衰期给一次药物
   - E. 每隔 1.5 个半衰期给一次药物

6. 下列选项，与一级动力学转运特点描述不符的是（   ）
   - A. 消除速率与血药浓度成正比
   - B. 血药浓度的对数与时间作图成一直线
   - C. 半衰期恒定

    D. 是药物消除的主要类型

    E. 被动转运属于一级动力学

7. 苯巴妥钠在碱性尿中（　　）

    A. 解离少，再吸收少，排泄快　　　　B. 解离多，再吸收多，排泄慢

    C. 解离少，再吸收多，排泄慢　　　　D. 解离多，再吸收少，排泄快

    E. 解离多，再吸收少，排泄慢

8. 体液 pH 对药物跨膜转运的影响是由于其改变了药物的（　　）

    A. 水溶性　　　　　　　　　　　　　B. 脂溶性

    C. pK_a　　　　　　　　　　　　　　D. 解离度

    E. 溶解度

9. 参与体内药物生物转化的主要酶是（　　）

    A. 胆碱乙酰化酶　　　　　　　　　　B. 肝微粒体酶系

    C. 胆碱酯酶　　　　　　　　　　　　D. 单胺氧化酶

    E. 溶酶体酶

10. 药物与血浆蛋白结合后将会发生（　　）

    A. 药物作用增强　　　　　　　　　　B. 药物代谢加快

    C. 暂时失去药理活性　　　　　　　　D. 药物排泄加快

    E. 药物转运加快

11. 药物吸收达到稳态血药浓度意味着（　　）

    A. 药物作用最强

    B. 药物的消除过程已经开始

    C. 药物的吸收过程已经开始

    D. 药物的吸收速度与消除速度达到平衡

    E. 药物在体内的分布达到平衡

12. 下列选项，关于口服给药的说法，错误的是（　　）

    A. 口服给药是最常用的给药途径

    B. 多数药物口服方便有效，吸收较快

    C. 口服给药不适宜首过效应强的药物

    D. 口服给药不适用于昏迷患者

    E. 口服给药不适用于对胃刺激性大的药物

13. 两种与血浆蛋白竞争结合的药物合用时可使（　　）

    A. 结合率高的药物活性增强　　　　　B. 结合率低的药物活性丧失

    C. 结合率低的药物活性减弱　　　　　D. 结合率高的药物活性减弱

    E. 对两药活性均无影响

14. 首次剂量加倍的原因是（　　）

    A. 为了使血药浓度迅速达到稳态血浓度

    B. 为了使血药浓度维持高水平

    C. 为了增强药理作用

    D. 为了延长半衰期

    E. 为了提高生物利用度

15. 血脑屏障的作用是（　　　）

    A. 阻止所有外来物进入脑组织

    B. 使大多数药物不易穿透，保护大脑

    C. 阻止所有药物进入大脑

    D. 阻止所有细菌进入大脑

    E. 阻止一切物质进入脑组织

（二）B 型题

    A. 药物的吸收　　　　　　　　B. 药物的消除

    C. 药物的转运方式　　　　　　D. 给药剂量

    E. 药物的表观分布容积（V_d）

16. 药物起效快慢取决于（　　　）

17. 药物作用强弱取决于（　　　）

18. 药物生物利用度取决于（　　　）

    A. 吸收速度　　　　　　　　　B. 消除速度

    C. 血浆蛋白结合率　　　　　　D. 剂量

    E. 零级或一级消除动力学

19. 药物作用持续时间取决于（　　　）

20. 药物作用开始的快慢取决于（　　　）

21. 药物的 $t_{1/2}$ 取决于（　　　）

（三）X 型题

22. 下列选项，影响口服给药吸收的因素包括（　　　）

    A. 药物理化性质　　　　　　　B. 胃肠内 pH 值

    C. 胃排空速度和肠蠕动　　　　D. 胃肠内容物

    E. 首关效应

23. 下列选项，有关药物排泄正确的叙述为（　　　）

    A. 碱化尿液可促进酸性药物经尿排泄

    B. 酸化尿液可使碱性药物经尿排泄减少

    C. 抑制肝肠循环可促使药物排泄

    D. 肝肠循环的临床意义视药物经胆汁的排出量而定

    E. 肺脏是某些挥发性药物的主要排泄途径

24. 下列选项，属于肝药酶抑制剂的是（　　）
    A. 苯巴比妥　　　　　　　　B. 氯霉素
    C. 利福平　　　　　　　　　D. 异烟肼
    E. 西咪替丁

二、名词解释

25. 被动转运
26. 简单扩散
27. 主动转运
28. 解离指数（pK_a）
29. 首过消除
30. 药酶诱导剂和抑制剂
31. 表观分布容积（V_d）
32. 生物利用度
33. 肝肠循环
34. 半衰期

三、填空题

35. 药动学主要研究药物在体内的_____、_____、_____和_____的规律。

36. 药物跨膜转运的方式，可分为_____和_____两大类型。其中大多数药物是以_____的类型进行转运的。

37. 细胞膜两侧 pH 不等时，弱酸性药物易由较_____一侧转到_____一侧。

38. 单位时间内按血药浓度的恒定比例进行消除称为_____级动力学消除；单位时间内按一恒定数量进行消除称为_____级动力学消除。_____级动力学消除是主要类型。非线性消除是指先进行_____级动力学消除，再进行_____级动力学消除。

四、判断说明题

39. 碱化尿液有利于弱酸性药物经肾脏排出。
40. 药物的极性越强就越易透过脂质生物膜。
41. 药物简单扩散达平衡时，弱酸性药物在膜碱侧的浓度高。
42. 经生物转化后，药物的效应和毒性均降低。
43. 具有肠肝循环的药物，其半衰期一般都较长。

五、简答题

44. 简述表观分布容积（V_d）的意义及与血药浓度的关系。

45. 影响稳态血药浓度（C_{ss}）的高低和波动幅度的主要因素是什么？

46. 抗菌药物首剂加倍的意义是什么？

47. 弱酸性药物简单扩散有何特点？

48. 简述药物半衰期（$t_{1/2}$）的意义。

49. 易化扩散和主动转运有何异同点？

六、论述题

50. 药物所处溶液的 pH 对药物的简单扩散有何影响？请举例说明。

51. 药酶诱导剂有何临床意义？

52. 药物与血浆蛋白结合的意义是什么？

参考答案

一、选择题

（一）A 型题

1. B　药物半衰期是血浆药物浓度下降一半所需要的时间，其长短反映体内药物消除速度。

2. E　肾脏是大多数药物排泄的主要器官。

3. B　肝肠循环是指药物从胆汁排泄入十二指肠后可被重新吸收，再经肝脏进入体循环的过程。

4. B　弱碱性药物在偏酸性乳汁中解离多，有利于药物扩散到乳汁中。

5. A　首剂加倍能使血药浓度迅速达到稳态血浓度。

6. E　被动转运中如易化扩散，当转运达到饱和时，也可以为零级动力学转运。

7. D　苯巴比妥钠为弱酸性药物，在碱性尿中解离多，再吸收少，排泄快。

8. D　体液 pH 决定药物的解离度，而 pK_a 是每一个药物固有不变的理化特性。

9. B　肝脏中药酶种类多而含量丰富，按照在细胞内的存在部位分为微粒体酶系和非微粒体酶系，其中比较重要的是前者。

10. C　药物与血浆蛋白结合后，分子变大，不易透出血管，也不能作用于靶器官，故暂时失去药理活性。

11. D　当药物在体内的进和出速度达平衡时，血药浓度即达动态平衡。

12. B　口服给药是最常用的给药途径，但吸收不如注射给药迅速，并且受首过消除影响明显。同时不适用于对胃刺激性大的药物和昏迷患者。

13. A　结合率高的药物游离型增加，故活性增强。

14. A　首剂加倍能使血药浓度迅速达到稳态血浓度（C_{ss}）。

15. B　血脑屏障是一个相对阻止一些有害物质进入脑组织、保护大脑的屏障。

（二）B 型题

16. A　药物吸收过程的快慢决定了药物进入血液的速度，最终决定药物作用于靶器官开始速度的快慢。

17. D　剂量与药物作用的强弱在一定剂量范围内成正比，这也是药物量效关系的基本规律。

18. A　生物利用度取决于药物的吸收过程，因为生物利用度是指药物自给药部位吸收进入血液的量和速度。

19. B　药物作用持续时间取决于药物的消除快慢，消除越快，持续时间越短。

20. A　药物吸收速度快慢，决定药物进入血液的速度和作用于靶器官的速度，最终决定了作用开始的速度。

21. B　药物的 $t_{1/2}$ 取决于药物消除速度，消除越快，$t_{1/2}$ 越短。

（三）X 型题

22. ABCDE　所有选项均可影响口服给药吸收。

23. ACDE　酸化尿液可使碱性药物经尿排泄减少是错误的。因为酸化尿液可使碱性药物解离增加，肾小管重吸收减少，故经尿排泄增加。

24. BDE　苯巴比妥、利福平为肝药酶诱导剂。

二、名词解释

25. 是指在细胞膜两侧存在药物浓度差或电位差时，以电化学势能差为驱动力，使药物从高浓度侧向低浓度侧的扩散转运，又称顺流转运。

26. 又称脂溶扩散（lipid diffusion），即脂溶性大、极性小的药物通过溶于脂质膜的被动扩散，不需要载体，不受饱和限速及竞争抑制的影响。绝大多数药物的转运都是通过简单扩散进行的。

27. 又称逆流转运，系药物通过细胞膜上的载体运载药物通过细胞膜。需要耗能，有饱和现象和竞争抑制现象。

28. 是化学药物本身的理化特性之一，它是解离常数的负对数，为弱酸性药物或弱碱性药物在 50% 解离时的 pH。

29. 指某些药物经胃肠道吸收后，在肠黏膜及肝脏被代谢破坏，使进入体循环的药量减少，也称第一关卡效应。

30. 能使肝药酶含量或活性增高的药物称为药酶诱导剂；能使药酶含量或活性降低的药物称为药酶抑制剂。

31. 是按血浆药物浓度推算的体内药物总量在理论上应占有的体液容积，它是一个理论值，反映药物在体内分布的广泛程度。

32. 指血管外给药时药物被机体吸收利用的程度，即吸收进入体循环的药量与给药量的比值。

33. 是药物随胆汁排入肠腔，又重新被肠壁吸收，进入肝脏后，再进入体循环的过程。

34. 一般是指血浆半衰期，是指血药浓度下降一半所需要的时间，是临床确定给药间隔的依据。

三、填空题

35. 吸收；分布；代谢；排泄
36. 主动转运；被动转运；被动转运
37. 偏酸；偏碱
38. 一；零；一；零；一

四、判断说明题

39. 正确。弱酸性药物在碱性尿液中解离多，不易被肾小管重吸收，有利于经肾脏排出。

40. 不正确。药物的极性越强，越不易透过脂质生物膜。

41. 正确。弱酸性药物在生物膜偏碱侧解离多，不易转移到膜对侧。

42. 不正确。个别药物经生物转化后，效应或毒性增强。

43. 正确。通过肠肝循环，原本从胆汁分泌入肠道的药物（应该随粪便排除），又被肠道重吸收，使药物消除变慢，半衰期延长。

五、简答题

44. V_d 反映药物在体内分布的广泛程度及药物与组织中生物大分子结合的程度，结合程度越高，血药浓度越低，故 V_d 与血药浓度成反比关系。

45. 影响其高低的主要因素是每日给药的总剂量。而影响其波动的主要因素是给药间隔，间隔时间越近，波动越小。

46. 抗菌药物首剂加倍的目的是缩短达到有效稳态血药浓度（C_{ss}）的时间，使药物尽快产生抗菌作用，并防止抗药性的产生。

47. 弱酸性药物的简单扩散，一般是从生物膜较酸（pH 较低）的一侧易向较碱（pH 较高）的一侧扩散，在转运达平衡时，在较碱的一侧分布浓度高于较酸的一侧。

48. ①确定给药间隔的依据。②可预测连续给药后达到坪值（稳态血药浓度，C_{ss}）的时间。

49. 两者转运均需载体，故转运都具有饱和性和竞争抑制性。但易化扩散属被动转运，不需耗能，只能从高浓度侧向低浓度侧转运；而主动转运需耗能，可从低浓度侧向高浓度侧转运。

六、论述题

50. ①常用药物多属弱酸性或弱碱性化合物，它们的简单扩散受药物解离度的影响很大。解离度小的药物脂溶性高，容易透过生物膜。②药物的解离度又取决于药物所在溶液的 pH 和药物自身的 pK_a。在膜两侧 pH 不等时，弱酸性药物易由较酸一侧向较碱一侧扩散，在转运达平衡时在较碱侧的分布浓度高。例如：弱酸性药物丙磺舒在胃液（pH1.4）和小肠上段（pH4.2）中容易吸收到血液（pH7.4）中；弱碱性药物吗啡则容易从血液分布到偏酸性的乳汁中。

51. ①药酶诱导剂可使与其同服的药物代谢加速，药效降低，常需增加剂量才能维持疗效。一旦停用药酶诱导剂，又可使同服的药物浓度过高，药效增强，甚至中毒。这也是停药敏化现象的原因之一。②药酶诱导剂还可加速自身代谢，是药物产生耐受性的原因之一。③利用药酶诱导剂（如苯巴比妥）的酶促作用，可诱导新生儿肝药酶的活性，促进血中游离胆红素与葡萄糖醛酸结合，经胆汁排出，用于预防新生儿"脑核性黄疸"。

52. ①药物与血浆蛋白结合率的高低是影响药物在体内分布的一种重要因素，蛋白结合率低的药物，向组织转运多，组织浓度较高。②当一个药物结合达到饱和以后，再继续增加药物剂量，游离型药物可迅速增加，导致药物药理作用增强或不良反应发生。③在血浆蛋白结合部位药物之间可能发生相互竞争，使其中某些药物游离型增加，药理作用或不良反应明显增强。如磺胺类可在血浆蛋白结合部位竞争性置换出降血糖药甲苯磺丁脲，使后者游离型药物骤增，可诱发低血糖。

第四章 影响药物效应的因素 ▷▷▷▷

一、选择题

（一）A 型题

1. 不同给药途径的药物药效出现时间从快到慢的顺序为（ ）
   - A. 皮下注射>肌内注射>静脉注射>口服
   - B. 静脉注射>口服>皮下注射>肌内注射
   - C. 静脉注射>肌内注射>皮下注射>口服
   - D. 肌内注射>静脉注射>皮下注射>口服
   - E. 肌内注射>口服>皮下注射>静脉注射

2. 短期内应用麻黄碱数次后其效应降低，属于（ ）
   - A. 习惯性
   - B. 快速耐受性
   - C. 成瘾性
   - D. 交叉耐受性
   - E. 耐药性

3. 协同作用的意义是（ ）
   - A. 减少药物不良反应
   - B. 减少药物的副作用
   - C. 增加药物的转化
   - D. 增加药物的排泄
   - E. 增加药物的疗效或毒性

4. 下列选项，属于药物个体差异的常见原因之一是（ ）
   - A. 药物本身的效价
   - B. 药物本身的效能
   - C. 病人的药酶活性的高低
   - D. 药物的化学结构
   - E. 药物的分子量大小

5. 下列选项，属于个别病人服药后出现特异质反应的原因是（ ）
   - A. 遗传缺陷
   - B. 年龄
   - C. 性别
   - D. 种族
   - E. 精神因素

6. 静注异戊巴比妥的麻醉剂量一般为 12mg/kg，如果给予某病人 5mg/kg 就可生效，这类病人属于（ ）
   - A. 习惯性
   - B. 高敏性
   - C. 低敏性
   - D. 耐药性

E. 耐受性

（二）B 型题

A. 黄酒冲服　　　　　B. 饭前内服
C. 睡前内服　　　　　D. 饭后内服
E. 定时内服

7. 增进食欲的药物应（　　）
8. 催眠药应（　　）

A. 对药物的灭活较快，作用弱而短暂
B. 对药物的灭活较快，作用强而持久
C. 对药物的灭活较慢，作用强而持久
D. 对药物的灭活较慢，作用弱而短暂
E. 对药物的灭活较慢，作用强而短暂

9. 快乙酰化型（　　）
10. 慢乙酰化型（　　）

（三）X 型题

11. 药物的相互作用在药效学方面表现为（　　）
A. 协同作用　　　　　B. 拮抗作用
C. 影响分布　　　　　D. 影响吸收
E. 影响排泄

12. 药物的相互作用在妨碍吸收方面表现为（　　）
A. 改变胃肠道 pH　　　B. 吸附、络合或结合
C. 影响胃排空　　　　D. 影响肠蠕动
E. 改变肠壁功能

13. 下列选项，关于婴幼儿用药方面描述正确的是（　　）
A. 新生儿肝、肾功能尚未发育完全
B. 小儿相当于小型成人，按比例折算剂量
C. 药物血浆蛋白含量少
D. 血脑屏障发育尚不完善
E. 对药物反应一般比较敏感

二、名词解释

14. 耐药性
15. 耐受性
16. 增敏作用

17. 低敏性

三、填空题

18. 影响药物作用的机体生理因素包括_____、_____、_____、_____、_____。

19. 联合用药的结果可能是药物原有作用的增加，称为_____；也可能是药物原有作用的减弱，称为_____。

20. 药物合用后产生的协同作用包括_____、_____、_____。

21. 拮抗作用根据产生机制分为_____、_____、_____、_____四种情况。

22. 女性病人用药时在_____期、_____期、_____期、_____期要特别注意。

四、判断说明题

23. 联合用药种类越多，不良反应发生率也越低。

24. 营养不良的病人对药物作用较不敏感。

25. 肝功能不全病人，由于肝脏对药物的代谢减慢，所有药物作用均加强，持续时间延长。

26. 长期适量饮酒或抽烟者，可使不少药物的作用减弱。

五、简答题

27. 影响药物效应的药物因素。

28. 影响药物作用的病理因素有哪些？

六、论述题

29. 药物在体内的相互作用体现在药动学方面的因素有哪些？

30. 试论述药效学的个体差异及其原因。

参考答案

一、选择题

（一）A 型题

1. C 不同的给药途径对药物的吸收、分布、代谢和排泄都有较大影响，注射给药起效快于口服，其中静脉注射直接进入血液循环，无吸收过程，起效最快。药效出现时间从快到慢的顺序依次为静脉注射>肌内注射>皮下注射>口服。

2．B 快速耐受性是指在短期内连续用药数次后立即发生耐受现象。

3．E 协同作用是指药物合用后原有作用或毒性增加。

4．C 个体差异的原因是广泛而复杂的，病人药酶活性的高低是主要原因之一。

5．A 个别病人服药后出现特异质反应是由于遗传缺陷所致。

6．B 高敏性是指药物的反应特别敏感，很小量就能产生其他人常用量时产生的作用。

（二）B 型题

7．B 药物的用药时间应从药物性质、对胃肠道刺激性、病人的耐受能力和需要药物产生作用的时间来考虑。

8．C 同上。

9．A 快乙酰化型由于灭活快，药物作用弱且时间短。

10．C 慢乙酰化型由于灭活慢，药物作用强且时间长。

（三）X 型题

11．AB 药物的相互作用在药效学方面表现为协同作用和拮抗作用。

12．ABCDE 联合用药妨碍吸收主要表现在改变胃肠道 pH，吸附、络合或结合，影响胃排空和肠蠕动，改变肠壁功能。

13．ACDE 新生儿由于肝肾功能未发育完全、血浆蛋白含量少、血脑屏障发育不完善、对影响水盐代谢和酸碱平衡的药物特别敏感等原因，用药时与成人有很大不同。小儿用药除按年龄、体重或体表面积计算外，还需考虑其生理特点。

二、名词解释

14. 化疗药长时间使用后，病原体或肿瘤细胞对药物的敏感性降低，称为耐药性或抗药性。

15. 指机体在连续多次用药后反应性降低。增加剂量可恢复反应，停药后耐受性可消失。

16. 增敏作用是指一药可使组织或受体对另一药的敏感性增强。

17. 少数人对药物反应特别不敏感，需加大剂量才能产生其他人常用量时产生的作用。

三、填空题

18. 年龄；性别；个体差异；种族；精神因素

19. 协同作用；拮抗作用

20. 相加；增强；增敏

21. 药理性拮抗；生理性拮抗；化学性拮抗；生化性拮抗

22. 月经；妊娠；分娩；哺乳

四、判断说明题

23. 不正确。一般而言，联合用药种类越多，不良反应发生率也越高。

24. 不正确。营养不良可使血浆蛋白含量下降，血中游离型药物浓度增加，病人对药物的敏感性增加。

25. 不正确。肝功能不全的病人，肝脏对药物的代谢减慢。对那些需要在肝脏转化失活的药物，其作用加强，持续时间延长；但对那些需在肝脏转化后才有效的药物，则作用减弱。

26. 正确。长期适量饮酒或抽烟可诱导肝药酶，加速药物代谢；但急性酒精中毒可改变肝血流或抑制药酶活性而抑制药物代谢。

五、简答题

27. 影响药物效应的药物因素有：①剂量。②剂型、生物利用度。③给药途径。④给药时间、给药间隔时间及疗程。⑤反复用药。⑥联合用药等。

28. 病理因素主要有：①严重肝功能不全。②肾功能不全。③心衰。④其他功能失调：神经功能、内分泌功能等。⑤营养不良。⑥酸碱平衡失调。⑦电解质紊乱。

六、论述题

29. 包括以下几个方面：①影响胃肠道吸收：溶解度、解离度、胃肠蠕动、肠壁功能。②竞争血浆蛋白结合：药物作用增强或减弱。③影响生物转化：影响肝药酶或非微粒体酶。④影响药物排泄：改变尿液 pH 或竞争转运载体。

30. 个体差异是指基本情况相同时，大多数病人对同一药物的反应是相近的，但也有少数人会出现与多数人在性质和数量上有显著差异的反应，如高敏性反应、低敏性反应、特异质反应。个体差异可因个体的先天（遗传）或后天（获得性）性因素对药物的药效学发生质或量的改变。产生个体差异的原因是广泛而复杂的，主要是药物在体内的过程存在差异，相同剂量的药物在不同个体内的血药浓度不同，以致作用强度和持续时间有很大差异。故临床上对作用强、安全范围小的药物，应根据病人情况及时调整剂量，实施给药方案个体化。

第二篇　作用于传出神经系统的药物

第五章　传出神经系统药理概论 ▷▷▷

一、选择题

（一）A 型题

1. 在神经末梢，去甲肾上腺素消除的主要方式是（　　　）
   - A. 被单胺氧化酶破坏
   - B. 被儿茶酚氧位甲基转移酶破坏
   - C. 进入血管被带走
   - D. 被胆碱酯酶水解
   - E. 被突触前膜重新摄取

2. 去甲肾上腺素生物合成的限速酶是（　　　）
   - A. 酪氨酸羟化酶
   - B. 单胺氧化酶
   - C. 多巴脱羧酶
   - D. 多巴胺 β 羟化酶
   - E. 儿茶酚氧位甲基转移酶

3. 乙酰胆碱作用的消失主要依赖于（　　　）
   - A. 摄取-1
   - B. 摄取-2
   - C. 胆碱乙酰转移酶
   - D. 胆碱酯酶水解
   - E. 摄取-1 与摄取-2

4. N_2受体阻滞产生的效应是（　　　）
   - A. 骨骼肌松弛
   - B. 血管扩张
   - C. 内脏平滑肌松弛
   - D. 支气管平滑肌松弛
   - E. 心肌收缩力减弱

5. β_1受体阻滞产生的效应是（　　　）
   - A. 骨骼肌松弛
   - B. 血管扩张
   - C. 内脏平滑肌松弛
   - D. 支气管平滑肌松弛

E. 心肌收缩力减弱

(二)B 型题

A. 瞳孔扩大   B. 支气管平滑肌松弛
C. 腺体分泌减少   D. 胃肠道平滑肌收缩
E. 骨骼肌收缩

6. N_2 受体兴奋可引起（   ）

7. β_2 受体兴奋可引起（   ）

A. 胃肠蠕动减慢   B. 心肌收缩力增强
C. 腺体分泌减少   D. 胃肠道平滑肌收缩
E. 骨骼肌收缩

8. M 受体兴奋可引起（   ）

9. β_1 受体兴奋可引起（   ）

(三)X 型题

10. β_2 受体兴奋可引起的效应是（   ）

    A. 骨骼肌血管扩张   B. 胃肠道平滑肌松弛
    C. 支气管平滑肌松弛   D. 冠状动脉扩张
    E. 瞳孔开大

11. M 受体兴奋可引起的效应是（   ）

    A. 腺体分泌增加   B. 胃肠道平滑肌收缩
    C. 瞳孔缩小   D. 房室传导减慢
    E. 心率减慢

二、名词解释

12. 胆碱能神经

13. 去甲肾上腺素能神经

三、填空题

14. 胆碱受体主要分为_____及_____。

15. 肾上腺素受体可分为_____及_____。

16. 合成乙酰胆碱的酶为_____；在神经末梢水解乙酰胆碱的酶称为_____。

17. 肾上腺素能神经末梢前膜分布的肾上腺素受体为_____；支气管黏膜分布的肾上腺素受体为_____。

18. 肾上腺素能神经末梢破坏 NA 的酶主要是_____和_____。

19. 胃肠道平滑肌上分布的胆碱受体为_____；骨骼肌运动终板上分布的胆碱受

体为_____。

20. M 受体兴奋可引起心脏_____、瞳孔_____、胃肠道平滑肌_____、腺体分泌_____。

21. N_1 受体兴奋可引起神经节_____，使肾上腺髓质分泌_____。

四、判断说明题

22. 极少数交感神经节后纤维释放乙酰胆碱。

五、简答题

23. 胆碱受体的分类及其分布。
24. 抗胆碱药物的分类，并各举一例。

六、论述题

25. 传出神经系统药物的基本作用方式有哪些?

参考答案

一、选择题

（一）A 型题

1. E　NA 合成后贮存于囊胞，神经冲动到达神经末梢，NA 释放，释放到突触间隙中的 NA 75%~95% 被突触前膜再摄入神经末梢，囊泡外的 NA 则被 MAO 和 COMT 灭活。

2. A　NA 在去甲肾上腺素能神经末梢膨体内合成，是酪氨酸在酪氨酸羟化酶的催化下生成多巴脱羧→DA 羟化→NA，因此酪氨酸羟化酶是调节 NA 合成的限速酶，其反应速度的快慢决定后两步的合成。

3. D　乙酰胆碱释放后数毫秒内即被神经末梢部位的胆碱酯酶水解为胆碱和乙酸，此酶活性决定水解速度的快慢、作用消失的快慢。

4. A　骨骼肌上的受体为 N_2 受体，当其被阻滞时，骨骼肌松弛。

5. E　β_1 受体位于心脏窦房结、心室肌、房室结、心房肌，其兴奋时这些部位反应性提高，当 β_1 受体阻滞时，则反应性降低，表现为心肌收缩力减弱。

（二）B 型题

6. E　N_2 受体位于骨骼肌上，当其兴奋时骨骼肌收缩，阻滞时骨骼肌松弛。

7. B　β_2 受体位于骨骼肌血管、冠状动脉及支气管平滑肌上，当 β_2 受体兴奋时支气管平滑肌松弛。

8. D　M 受体位于胃肠道平滑肌、腺体、心脏等部位。当 M 受体兴奋时胃肠道平滑肌收缩，腺体分泌增加，心脏抑制。

9. B　β_1 受体位于心脏，当其兴奋时心肌收缩力加强，传导加快，心率加快。

（三）X 型题

10. ABCD　β_2 受体位于骨骼肌血管、胃肠道平滑肌、支气管平滑肌、冠状动脉等处，β_2 受体兴奋时，骨骼肌血管、冠状动脉扩张，胃肠平滑肌松弛，支气管平滑肌松弛。

11. ABCDE　M 受体位于胃肠道平滑肌、腺体、瞳孔、心脏等处，当其兴奋时胃肠道平滑肌收缩，腺体分泌增加，瞳孔缩小，心脏抑制，传导减慢，心率减慢。

二、名词解释

12. 当神经兴奋时，神经末梢释放乙酰胆碱的神经称为胆碱能神经。

13. 当神经兴奋时，神经末梢释放去甲肾上腺素的神经称为去甲肾上腺素能神经。

三、填空题

14. 毒蕈碱型胆碱受体（M 受体）；烟碱型胆碱受体（N 受体）

15. α 受体；β 受体

16. 胆碱乙酰化酶；乙酰胆碱酯酶

17. α_2 受体；β_2 受体

18. 儿茶酚氧位甲基转移酶（COMT）；单胺氧化酶（MAO）

19. M 受体；N_2 受体

20. 抑制；缩小；收缩；增加

21. 兴奋；增加

四、判断说明题

22. 正确。运动神经、全部副交感神经、交感神经节前纤维及极少数交感神经节后纤维，其末梢释放递质乙酰胆碱；绝大多数交感神经节后纤维末梢释放递质去甲肾上腺素。

五、简答题

23. 胆碱受体分为 M 受体和 N 受体。其中 M 受体又分为 M_1、M_2、M_3、M_4、M_5 5 种亚型，不同组织存在不同的受体亚型，5 种 M 受体亚型均可在中枢神经系统中发现，外周神经的 M 受体主要是 M_1、M_2、M_3 亚型。N 受体可分为 N_m 和 N_n 受体，N_m 受体分布于神经肌肉接头处，又称为 N_2 受体，N_n 受体分布在神经节的称为 N_1 受体，还有 N_n 受体分布在中枢。

24. 抗胆碱药分类：（1）M 受体阻断药：①非选择性 M 受体阻断药：阿托品。

②M₁受体阻断药：哌仑西平。③M₂受体阻断药：戈拉碘铵。④M₃受体阻断药：塞托溴铵、达非那新。（2）N 受体阻断药：①N₁受体阻断药：美卡拉明。②N₂受体阻断药：筒剑毒碱、琥珀胆碱。

六、论述题

25. ①直接作用于受体：结合以后如产生与递质相似的作用，称为激动药；如果结合后不产生或较少产生拟似递质的作用，相反妨碍递质与受体结合，产生与递质相反的作用，则称为阻断药。②影响递质：影响递质的生物合成；影响递质的转化，如胆碱酯酶抑制药；影响递质的释放，有些药物通过促进神经末梢释放递质而发挥作用，如麻黄碱除直接与受体结合外，还可促进 NA 在神经末梢的释放而发挥拟肾上腺素作用。

第六章 拟胆碱药 ▷▷▷▷

一、选择题

（一）A 型题

1. 毛果芸香碱对眼睛的作用包括（　　）
   A. 瞳孔缩小，升高眼内压，调节痉挛
   B. 瞳孔缩小，降低眼内压，调节痉挛
   C. 瞳孔扩大，升高眼内压，调节麻痹
   D. 瞳孔扩大，降低眼内压，调节麻痹
   E. 瞳孔缩小，降低眼内压，调节麻痹

2. 下列选项，可直接激动 M、N 胆碱受体的药物是（　　）
   A. 毛果芸香碱　　　　　　B. 新斯的明
   C. 卡巴胆碱　　　　　　　D. 毒扁豆碱
   E. 阿托品

3. 下列选项，属于醋甲胆碱的作用是（　　）
   A. 仅阻滞 M 胆碱受体　　　B. 阻滞 M、N 胆碱受体
   C. 对 M 胆碱受体具有相对选择性　　D. 仅阻滞 N 胆碱受体
   E. 抑制胆碱酯酶

4. 与扩瞳药交替滴眼治疗虹膜睫状体炎的药物是（　　）
   A. 阿托品　　　　　　　　B. 毛果芸香碱
   C. 新斯的明　　　　　　　D. 普鲁卡因
   E. 乙酰胆碱

5. 治疗术后腹气胀应选用（　　）
   A. 乙酰胆碱　　　　　　　B. 新斯的明
   C. 安贝氯铵　　　　　　　D. 阿托品
   E. 毒扁豆碱

6. 解救筒箭毒碱过量中毒，首选药物是（　　）
   A. 毒扁豆碱　　　　　　　B. 新斯的明
   C. 加兰他敏　　　　　　　D. 乙酰胆碱
   E. 烟碱

（二）B 型题

A. 毛果芸香碱
B. 烟碱
C. 乙酰胆碱
D. 氯贝胆碱
E. 毒蕈碱

7. 用于治疗青光眼的是（　　）
8. 直接激动 N 胆碱受体的是（　　）

A. 毛果芸香碱
B. 烟碱
C. 乙酰胆碱
D. 氯贝胆碱
E. 新斯的明

9. 选择性激动 M 胆碱受体的是（　　）
10. 抑制胆碱酯酶的是（　　）

（三）X 型题

11. 下列选项，属于毛果芸香碱对眼的作用的是（　　）
A. 瞳孔缩小
B. 降低眼内压
C. 睫状肌松弛
D. 调节痉挛
E. 视近物清楚

二、名词解释

12. 调节痉挛

三、填空题

13. 乙酰胆碱对心血管系统的药理作用有：_____、_____、_____、_____和_____。

14. 毛果芸香碱对眼的作用是：_____、_____、_____。

15. 毛果芸香碱可选择性激动_____受体，对_____和_____作用最明显。

16. 毛果芸香碱使睫状肌_____，悬韧带_____，晶状体_____。

四、判断说明题

17. 新斯的明可用于骨骼肌松弛药过量时的解救。

18. 毛果芸香碱滴眼时应压迫内眦。

五、简答题

19. 胆碱受体激动药分几类？并各举一代表药。

20. 新斯的明的药理作用。

六、论述题

21. 去除神经支配的眼使用毛果芸香碱和新斯的明分别会出现什么结果？为什么？

参考答案

一、选择题

（一）A 型题

1. B　毛果芸香碱使瞳孔括约肌收缩，瞳孔缩小；同时使虹膜向中心拉紧，前房角扩大，房水回流通畅，使眼内压降低；由于作用于睫状肌 M 受体，使远物难以清晰成像于视网膜上，故视近物清楚，为调节痉挛。

2. C　卡巴胆碱直接作用于 M、N 受体，作用与 Ach 相似；毛果芸香碱是直接作用于 M 受体的节后拟胆碱药；新斯的明、毒扁豆碱通过胆碱酯酶抑制作用而出现 M、N 样作用。

3. C　醋甲胆碱是直接作用于 M、N 受体的拟胆碱药，但其对 M 胆碱受体有相对选择性，作用强。

4. B　毛果芸香碱和扩瞳药阿托品交替滴眼，以防虹膜和晶状体粘连。

5. B　新斯的明为胆碱酯酶药，对膀胱和肠道作用明显，用于术后胀气和尿潴留。

6. B　筒箭毒碱能与 Ach 竞争性地与运动终板膜上的 N_2 受体结合，产生肌松作用。新斯的明是胆碱酯酶抑制药，除抑制胆碱酯酶外，还能直接兴奋骨骼肌运动终板上的 N_2 胆碱受体，以及促进运动神经末梢释放 Ach，从而减弱筒箭毒碱对 N_2 受体的竞争力，并取得优势，产生兴奋作用，可使 Ach 增多，故可对抗肌松药筒箭毒碱中毒引起的肌肉松弛。

（二）B 型题

7. A　毛果芸香碱可缩小瞳孔，使瞳孔括约肌收缩，虹膜向中心拉紧，虹膜根部变薄，导致前房角间隙扩大，易于房水流通，而使眼内压降低，而治疗青光眼。

8. B　烟碱能与 N 受体结合，直接兴奋 N 受体。

9. A　毛果芸香碱是直接激动 M 胆碱受体的药物，具有缩小瞳孔、降低眼内压、调节痉挛作用，临床用于青光眼。

10. E　新斯的明为易逆性胆碱酯酶抑制药，可使 Ach 免遭水解，而呈现 M、N 样作用。

（三）X 型题

11. ABDE　毛果芸香碱直接兴奋 M 受体，使瞳孔括约肌收缩，瞳孔缩小，同时使虹膜向中心拉紧，前房角扩大，房水易流通，降低眼内压，由于作用于睫状肌 M 受体，使远物成像于视网膜前，故看近物清楚，远物模糊，为调节痉挛。

二、名词解释

12. 拟胆碱药如毛果芸香碱，可激动眼睫状肌 M 受体，使睫状肌收缩，悬韧带松弛，晶状体变凸，屈光度增加，故不能将远处物体成像在视网膜上，视远物模糊，适于视近物，此现象称调节痉挛。

三、填空题

13. 舒张血管；减弱心肌收缩力；减慢心律；减慢房室结和浦肯野纤维传导；缩短心房不应期

14. 缩瞳；降低眼内压；调节痉挛

15. M；眼；腺体

16. 收缩；松弛；变凸

四、判断说明题

17. 不正确。新斯的明是胆碱酯酶抑制药，可使 Ach 增多，故可对抗非去极化肌松药如筒箭毒碱中毒引起的肌松弛，而不能对抗除极化肌松药如琥珀酰胆碱中毒引起的肌松弛。

18. 正确。滴眼时应压迫内眦，避免药液流入鼻腔，避免因吸收而产生副作用。

五、简答题

19. 分三类：①M 及 N 胆碱受体激动药，如乙酰胆碱。②M 胆碱受体激动药，如毛果芸香碱。③N 胆碱受体激动药，如烟碱。

20. 兴奋骨骼肌，收缩胃肠、膀胱平滑肌，对心血管、眼、腺体也有作用。

六、论述题

21. 毛果芸香碱能直接作用于副交感神经节后纤维支配的效应器官的 M 胆碱受体，因此在去除神经支配的眼中使用毛果芸香碱时，毛果芸香碱依然能引起缩瞳、降低眼内压和调节痉挛等作用。而新斯的明不能直接作用于 M 胆碱受体，它是通过抑制 Ach 活性而起作用，因此在去除神经支配的眼中滴入新斯的明，新斯的明对眼睛不能产生与毛果芸香碱一样的作用。

第七章　有机磷酸酯类及胆碱酯酶复活药 ▷▷▷

一、选择题

（一）A 型题

1. 有机磷酸酯类中毒时，主要致死的原因是（　　）
    A. 呼吸衰竭
    B. 血压骤降、休克
    C. 中枢抑制、昏迷
    D. 肾功能衰竭
    E. 心力衰竭

2. 氯解磷定不能解救的药物中毒是（　　）
    A. 马拉硫磷
    B. 内吸磷
    C. 敌百虫
    D. 乐果
    E. 对硫磷

3. 有机磷酸酯中毒时 M 样症状产生的原因是（　　）
    A. 胆碱神经递质释放增加
    B. 直接兴奋胆碱能神经
    C. 胆碱神经递质降解减少
    D. M 胆碱受体敏感性增加
    E. 增强神经递质和受体之间的亲和性

4. 某有机磷中毒患者，呈现明显 M 样症状，其他症状尚不明显，下列选项，具有较好疗效的药物是（　　）
    A. 碘解磷定
    B. 阿托品
    C. 氯解磷定
    D. 双复磷
    E. 后阿托品

（二）B 型题

    A. M 样症状
    B. M 样和 N 样症状
    C. M 样加中枢症状
    D. N 样症状
    E. M 样和 N 样加中枢症状

5. 氯解磷定主要用于有机磷中毒的（　　）
6. 阿托品主要用于有机磷中毒的（　　）

（三）X 型题

7. 下列有关解磷定解救有机磷中毒正确的是（　　）

A. 能使被抑制的胆碱酯酶复活

B. 能与游离的有机磷酸酯类的磷原子结合，使其失去毒性

C. 作用迅速而持久，一般用药一次即可

D. 缓解 N 样症状最为迅速

E. 不能直接对抗蓄积的乙酰胆碱

二、填空题

8. 有机磷酸酯类中毒时出现_____、_____和_____三大症状。

9. 常用的胆碱酯酶复活药有_____、_____和_____。

四、判断说明题

10. 胆碱酯酶复活药可解救有机磷酸酯类中毒的 M 样和 N 样症状。

五、简答题

11. 简述氯解磷定的特点。

12. 试述有机磷酸酯类中毒的机制及临床表现。

参考答案

一、选择题

(一) A 型题

1. A　有机磷酸酯类可抑制脑内胆碱酯酶，使脑内 Ach 升高，而影响神经冲动的传递，先出现兴奋、不安、谵语以及全身肌肉抽搐，进而由过度兴奋转入抑制，出现昏迷、血管运动中枢抑制所致的血压下降以及呼吸中枢麻痹所致的呼吸停止。

2. D　氯解磷定主要用于中度和重度有机磷酸酯类中毒的解救，其对酶复活的效果随不同的有机磷酸酯类而异，对内吸磷、马拉硫磷和对硫磷中毒疗效较好，对敌百虫、敌敌畏中毒的疗效稍差，对乐果中毒无效，因乐果中毒时所形成的磷酰化胆碱酯酶比较稳定，酶活性不易恢复，加之乐果乳剂还含有苯，可能同时有苯中毒。

3. C　有机磷酸酯与 AchE 牢固结合从而使体内 Ach 大量积聚而引起一系列 M、N 样症状。

4. B　阿托品为 M 受体阻断剂，为治疗急性有机磷酸酯类中毒的特异性、高效能解毒药物，能迅速对抗体内乙酰胆碱的 M 样症状。

(二) B 型题

5. D　氯解磷定恢复酶活性作用在骨骼肌的神经肌肉接头处最为明显，可使肌束颤

动消失或明显减轻，因此主要用于有机磷中毒的 N 样症状。

6. C　阿托品为 M 受体阻断剂，为治疗急性有机磷酸酯类中毒的特异性、高效能解毒药物，能迅速对抗体内乙酰胆碱蓄积引起的 M 样症状，并可兴奋呼吸中枢。

（三）X 型题

7. ABDE　胆碱酯酶复活药能与游离的有机磷酸酯类的磷原子结合；使被抑制的胆碱酯酶复活；迅速缓解 N 样症状。

二、填空题

8. M 样；N 样；中枢
9. 碘解磷定；氯解磷定；双复磷

四、判断说明题

10. 不正确。因为胆碱酯酶复活药是一类能使已被有机磷酸酯类抑制的胆碱酯酶恢复活性的药物。其恢复酶活性作用在骨骼肌的神经肌肉接头处最为明显，可使肌束颤动消失，或明显减轻，对 N 样症状能迅速缓解。由于不能直接对抗体内已积聚的乙酰胆碱，故对 M 样症状解救不明显。

五、简答题

11. 氯解磷定能使已被有机磷酸酯类抑制的胆碱酯酶恢复活性，其恢复酶活性作用在骨骼肌的神经肌肉接头处最为明显，可使肌束颤动消失，或明显减轻，对 N 样症状能迅速缓解。由于不能直接对抗体内已积聚的乙酰胆碱，故对 M 样症状解救不明显，故必须与阿托品合用。因不易透过血脑屏障，需较大剂量才对中枢中毒症状有一定疗效。由于对中毒过久的"老化"的磷酰化胆碱酯酶解毒效果差，应及早使用。其生物半衰期约 1.5 小时，抢救时应反复用药。氯解磷定复活胆碱酯酶作用强，作用出现快，水溶液较稳定，可肌注或静脉给药，不良反应较少。

12. 中毒机制：有机磷酸酯类可与胆碱酯酶牢固结合，从而抑制了胆碱酯酶的活性，使其丧失水解乙酰胆碱的能力。有机磷酸酯类进入人体以后，其亲电子性的磷原子与胆碱酯酶的酯解部位丝氨酸的羟基的亲核性的氧原子之间易于形成共价键，生成难以水解的磷酰化胆碱酯酶，因此酶难以恢复活性，使胆碱酯酶失去水解乙酰胆碱的能力，造成乙酰胆碱在体内大量堆积，引起一系列中毒症状。

临床表现：①M 样中毒症状：如缩瞳、视力模糊、流涎、口吐白沫、出汗、皮肤湿冷、恶心呕吐、腹痛腹泻、大小便失禁、支气管痉挛、心动过缓和血压下降等。②N 样中毒症状：如肌震颤、抽搐、肌无力甚至麻痹、心动过速、血压先升高后下降等。③中枢症状：如先兴奋后抑制，出现头痛、头晕、不安、失眠、谵妄、昏迷、呼吸和循环衰竭等。

轻度中毒以 M 样症状为主；中度中毒同时出现 M 和 N 样症状；重度中毒除出现 M、N 样症状外，还出现中枢症状。

第八章 抗胆碱药 ▷▷▷

一、选择性

(一) A 型题

1. 阿托品解除平滑肌痉挛效果最好的是（　　）
   A. 支气管平滑肌 　　　　　　　B. 胆道平滑肌
   C. 胃肠道平滑肌 　　　　　　　D. 胃幽门括约肌
   E. 子宫平滑肌

2. 阿托品禁用于（　　）
   A. 麻醉前给药 　　　　　　　　B. 胃肠绞痛
   C. 心动过缓 　　　　　　　　　D. 青光眼
   E. 膀胱刺激症状

3. 下列选项，可用于抗晕动病和抗震颤麻痹的药物是（　　）
   A. 山莨菪碱 　　　　　　　　　B. 东莨菪碱
   C. 哌仑西平 　　　　　　　　　D. 溴丙胺太林
   E. 阿托品

4. 东莨菪碱可用于治疗（　　）
   A. 室上性心律失常 　　　　　　B. 心动过速
   C. 晕动病 　　　　　　　　　　D. 重症肌无力
   E. 青光眼

5. 山莨菪碱治疗感染中毒性休克的主要机制是（　　）
   A. M 受体阻断作用 　　　　　　B. 收缩小血管
   C. 直接扩张血管 　　　　　　　D. 细胞保护
   E. 解除血管痉挛，改善微循环

6. 下列选项，具有明显镇静作用的 M 受体阻断药是（　　）
   A. 阿托品 　　　　　　　　　　B. 东莨菪碱
   C. 山莨菪碱 　　　　　　　　　D. 溴丙胺太林
   E. 贝那替秦

7. 下列选项，属于神经节阻断药作用靶点的受体是（　　）
   A. N_M受体 　　　　　　　　　B. N_N受体

C. M 受体   D. α₁受体

E. β₂受体

8. 下列选项，可竞争性阻断 N_M 受体的药物是（   ）

    A. 筒箭毒碱   B. 毛果芸香碱

    C. 琥珀酰胆碱   D. 东莨菪碱

    E. 美加明

9. 临床常用的除极化型肌松药为（   ）

    A. 卡巴胆碱   B. 琥珀胆碱

    C. 筒箭毒碱   D. 阿曲库铵

    E. 多库氯铵

10. 下列选项，是关于琥珀胆碱的错误叙述为（   ）

    A. 用药后常见短暂的肌束颤动

    B. 可被血浆和肝中的丁酰胆碱酯酶水解

    C. 连续用药可产生快速耐受性

    D. 肌松作用出现快，持续时间短

    E. 有神经节阻断作用

11. 某患者患有胃肠绞痛的同时，伴有眩晕症，下列选项，可作为首选的药物为（   ）

    A. 阿托品   B. 东莨菪碱

    C. 山莨菪碱   D. 樟柳碱

    E. 普鲁本辛

（二）B 型题

    A. 支气管哮喘   B. 中毒性休克

    C. 青光眼   D. 心动过缓

    E. 虹膜睫状体炎

12. 属于阿托品的禁忌证是（   ）

13. 属于山莨菪碱的禁忌证是（   ）

    A. 神经节阻断药   B. 除极化型肌松药

    C. 竞争型肌松药   D. 胆碱酯酶复活药

    E. 胆碱酯酶抑制药

14. 筒箭毒碱是（   ）

15. 琥珀酰胆碱是（   ）

（三）X 型题

16. 下列选项，对筒箭毒碱的叙述正确的是（   ）

A. 竞争性肌松药　　　　　　B. 阻滞骨骼肌 N_M 受体

C. 过量中毒可用新斯的明解救　D. 口服易吸收

E. 可阻滞神经节

17. 下列选项，对东莨菪碱的叙述正确的是（　　）

A. 中枢抑制作用较强　　　　B. 有抗晕动病和抗震颤麻痹作用

C. 有中枢抗胆碱作用　　　　D. 抑制腺体分泌作用较阿托品强

E. 对心血管的作用较阿托品强

18. 下列选项，属于阿托品的适应证为（　　）

A. 全身麻醉前给药　　　　　B. 虹膜睫状体炎

C. 缓慢型心律失常　　　　　D. 胃肠绞痛

E. 感染性休克

二、名词解释

19. 抗胆碱药

20. N_N 胆碱受体阻断药

21. N_M 胆碱受体阻断药

三、填空题

22. 合成扩瞳药有_____等；合成解痉药有_____、_____等。

23. 阿托品用于麻醉前给药，主要是利用其_____作用。

24. 解救阿托品中毒可用_____来对抗其中毒症状

25. 阿托品禁用于_____和_____等。

26. 山莨菪碱的主要用途是_____和_____；后马托品在临床主要用于_____。

27. 阿托品滴眼后，可出现_____、_____，并能_____。

28. 治疗胆绞痛、肾绞痛，宜以_____和_____合用。

四、判断说明题

29. 阿托品加快心率作用因年龄而异。

30. 除极化型肌松药过量中毒可用新斯的明解毒。

五、简答题

31. 东莨菪碱有哪些临床用途？

32. 山莨菪碱有哪些作用特点？

六、论述题

33. 阿托品的药理作用。

34. 阿托品有哪些临床用途？

35. 阿托品中毒有哪些临床表现？如何救治？

参考答案

一、选择题

（一）A 型题

1. C 阿托品为 M 受体阻断药，有抑制平滑肌收缩作用，其中解除胃肠道痉挛效果最好，对肾、胆、胃幽门、子宫、支气管平滑肌作用较弱。

2. D 阿托品通过扩瞳，可影响房水回流，使眼内压升高，故不能用于青光眼。

3. B 东莨菪碱可用于麻醉前用药，除此还有防晕、止吐作用，有中枢抗胆碱作用，还可用于缓解震颤、流涎、肌僵直。

4. C 东莨菪碱中枢抑制作用最强，散瞳作用弱，对内脏平滑肌解痉、血管解痉作用弱，因此临床用于麻醉前用药，防晕、止吐等症的治疗。

5. E 山莨菪碱大剂量可直接扩张血管，改善微循环，故对感染中毒性休克引起的微循环障碍具有直接对症治疗作用。

6. B 东莨菪碱中枢抑制作用最强，小剂量就有明显的镇静作用，产生困倦、乏力等，大剂量催眠。

7. B 神经节阻断药阻滞 N_N 受体，因为 N_N 受体位于植物神经节上。

8. A 筒箭毒碱为 N_M 胆碱受体阻断药，能与 Ach 竞争性地与运动神经终板膜上的 N_M 受体结合，产生肌松作用，为非去极化竞争性肌松药。

9. B 琥珀胆碱能与运动神经终板膜上的 N_M 受体结合，产生持久除极化作用，故为除极化肌松药。

10. E 琥珀胆碱属 N_M 受体阻断药，而神经节处存在的是 N_N 受体，故无神经节阻断作用。

11. C 山莨菪碱对平滑肌解痉作用选择性高、毒性低，用于胃肠绞痛，同时对眩晕有效。

（二）B 型题

12. C 阿托品为 M 受体阻断药，具有散瞳、升高眼压、调节麻痹作用。青光眼患者眼压高，因此青光眼忌用。

13. C 山莨菪碱为 M 受体阻断药，具有散瞳、升高眼压、调节麻痹作用，比阿托品弱，青光眼患者眼压高，因此青光眼忌用。

14. C 筒箭毒碱为竞争性肌松药，能与 Ach 竞争运动神经终板膜上的 N_2 受体，使终板膜不能去极化。

15. B 琥珀酰胆碱为除极化型肌松药，能与运动神经终板膜上的 N_2 受体结合，产生持久除极化作用。

(三)X 型题

16. ABC 筒箭毒碱与 Ach 竞争运动神经终板膜上的 N_M 受体，本身无激动作用，使终板膜不能去极化，因此其作用可被胆碱酯酶药新斯的明所对抗，故为竞争性肌松药。

17. ABCD 东莨菪碱中枢抑制作用最强，还有中枢抗胆碱作用、抑制腺体分泌作用，可用于中药麻醉、防止呕吐及震颤等的治疗。

18. ABCDE 阿托品具有抑制腺体分泌、抑制平滑肌、扩瞳、调节麻痹、兴奋心脏、扩张小血管作用。

二、名词解释

19. 是一类能与乙酰胆碱或拟胆碱药竞争胆碱受体，妨碍胆碱能神经递质乙酰胆碱或拟胆碱药与胆碱受体结合，产生抗胆碱作用的药物。

20. N_N 胆碱受体阻断药能选择性地与神经节 N_N 受体结合，阻断神经冲动在神经节中的传递，又称为神经节阻断药。

21. N_M 胆碱受体阻断药能选择性地作用于运动神经终板膜上的 N_M 受体，阻滞神经肌肉接头兴奋的正常传递，导致肌肉松弛，又称为骨骼肌松弛药。

三、填空题

22. 后马托品；溴丙胺太林；贝那替嗪
23. 抑制呼吸道腺体分泌
24. 毒扁豆碱、毛果芸香碱
25. 青光眼；前列腺肥大
26. 抗感染性休克；缓解胃肠痉挛；检查眼底
27. 瞳孔扩大；眼内压升高；调节麻痹
28. 阿托品；哌替啶

四、判断说明题

29. 正确。阿托品在外周阻滞胆碱受体，解除迷走神经对窦房结的抑制而加快心率，加快程度取决于迷走神经张力。迷走神经张力高的青壮年，心率加快显著，迷走神经张力低的幼儿及老年人，心率加快作用弱。

30. 不正确。因为除极化型肌松药能与运动神经终板膜上的 N_2 受体结合，产生持久除极化作用，使 N_2 受体对乙酰胆碱的反应减弱或消失，产生肌松作用。胆碱酯酶抑制药新斯的明不仅不能对抗除极化型肌松药的肌松作用，反而使肌松作用加强。

五、简答题

31. 主要用于：①麻醉前给药。②晕动病。③妊娠或放射病所致呕吐。④帕金森病等。

32. 平滑肌解痉作用较显著，也能解除血管痉挛，改善微循环；不易穿透血脑屏障，中枢兴奋作用很少。

六、论述题

33. 阿托品对于 M 胆碱受体的阻滞作用有相当高的选择性，但很大剂量也有阻滞神经节 N_1 受体的作用。作用广泛，依次叙述如下：①抑制腺体分泌。②对眼的作用为出现扩瞳、眼内压升高和调节麻痹。③解除平滑肌痉挛。④对心血管系统，一般治疗量影响不大，大剂量可使心率加快，扩张血管，改善微循环。⑤中枢作用，较大剂量可兴奋延脑及大脑，出现躁动不安等反应，中毒剂量可由兴奋转入抑制，出现昏迷和呼吸麻痹。

34. ①内脏平滑肌痉挛性疼痛。②全身麻醉前给药。③眼科用于虹膜睫状体炎，检查眼底、验光配镜。④缓慢型心律失常。⑤中毒性休克。⑥有机磷酸酯类中毒。

35. 阿托品的中毒表现：口干、视物不清、心悸、皮肤潮红、体温升高、排尿困难等，并出现语言不清、烦躁不安、呼吸加快、谵妄、幻觉、惊厥等，最终由兴奋转入抑制，出现昏迷、呼吸麻痹而死亡。

解救措施：如口服中毒，首先要洗胃，排出未吸收的药物；外周的症状可迅速给予拟胆碱药，如毛果芸香碱；中枢兴奋者可适量给予地西泮等镇静催眠药，呼吸抑制者可给予人工呼吸及吸氧等。

第九章 拟肾上腺素药 ▷▷▷

一、选择题

（一）A 型题

1. 儿茶酚胺结构中如去掉一个羟基（　　）
   A. 外周作用增强，作用时间延长
   B. 外周作用减弱，作用时间延长
   C. 外周作用减弱，作用时间缩短
   D. 外周作用增强，作用时间缩短
   E. 外周作用增强，作用时间不变

2. 下列选项，可应用于去甲肾上腺素所致的局部组织缺血坏死的药物为（　　）
   A. 阿托品　　　　　　　　B. 肾上腺素
   C. 酚妥拉明　　　　　　　D. 多巴胺
   E. 普萘洛尔

3. 治疗过敏性休克首选（　　）
   A. 抗组胺药　　　　　　　B. 糖皮质激素药
   C. 肾上腺素　　　　　　　D. 酚妥拉明
   E. 异丙肾上腺素

4. 肾上腺素与局麻药伍用的主要原因为（　　）
   A. 心脏兴奋作用
   B. 升压作用
   C. 延缓局麻药的吸收，延长麻醉时间
   D. 防止心脏骤停
   E. 提高机体代谢

5. 下列选项，对肾及肠系膜血管扩张作用最强的药物是（　　）
   A. 异丙肾上腺素　　　　　B. 间羟胺
   C. 麻黄碱　　　　　　　　D. 多巴胺
   E. 肾上腺素

6. 麻黄碱与肾上腺素比，其作用特点是（　　）
   A. 升压作用弱、持久，易产生耐受性

    B. 可口服，无耐受性及中枢兴奋作用

    C. 作用较弱，维持时间短

    D. 作用较强，维持时间短

    E. 无耐受性，维持时间长

7. 激动 β 受体可引起（　　）

    A. 心脏兴奋，皮肤、黏膜和内脏血管收缩

    B. 心脏兴奋，血压下降，瞳孔缩小

    C. 支气管收缩，冠状血管扩张

    D. 代谢率增高，支气管扩张，瞳孔缩小

    E. 心脏兴奋，支气管扩张，糖原分解

8. 去甲肾上腺素可引起（　　）

    A. 心脏兴奋，皮肤黏膜血管收缩　　B. 收缩压升高，舒张压降低

    C. 肾血管收缩，骨骼肌血管扩张　　D. 支气管平滑肌松弛

    E. 明显的中枢兴奋作用

9. 去甲肾上腺素减慢心率是由于（　　）

    A. 降低外周阻力　　　　　　　　　B. 直接负性频率作用

    C. 血压升高而反射性减慢心率　　　D. 传导减慢

    E. 抑制心血管中枢

10. 使用过量最易引起心律失常的药物是（　　）

    A. 多巴胺　　　　　　　　　　　　B. 间羟胺

    C. 肾上腺素　　　　　　　　　　　D. 去甲肾上腺素

    E. 麻黄碱

11. 对尿量已减少的中毒性休克最好选用（　　）

    A. 异丙肾上腺素　　　　　　　　　B. 多巴胺

    C. 去甲肾上腺素　　　　　　　　　D. 肾上腺素

    E. 麻黄碱

12. 下列关于拟肾上腺素药错误的是（　　）

    A. 肾上腺素可激动 α、β 受体

    B. 麻黄碱可激动 α、β 受体

    C. 去甲肾上腺素主要激动 α 受体，对 β_1 受体也有一定的激动作用

    D. 多巴胺可激动 α、β 受体

    E. 异丙肾上腺素可激动 α、β 受体

13. 下列关于间羟胺错误的是（　　）

    A. 可用于休克早期　　　　　　　　B. 不易产生耐受性

    C. 有直接和间接拟交感作用　　　　D. 主要激动 α 受体

    E. 对 β_1 受体作用较弱

14. 下列关于去甲肾上腺素、肾上腺素、异丙肾上腺素共同作用错误的是（　　）

    A. 扩张冠状血管　　　　　　　　B. 收缩压升高

    C. 心肌收缩力增强　　　　　　　D. 具有平喘作用

    E. 过量可见心律失常

（二）B 型题

    A. 异丙肾上腺素　　　　　　　　B. 多巴胺

    C. 麻黄碱　　　　　　　　　　　D. 肾上腺素

    E. 酚妥拉明

15. 心肌收缩力减弱、尿量减少而血容量已补足的休克应选用（　　）

16. 鼻黏膜充血引起的鼻塞应选用（　　）

    A. 收缩压和舒张压均缓慢而持久升高，对肾血流影响较小

    B. 收缩压升高，舒张压不变或少量下降

    C. 收缩压升高，舒张压升高，脉压变小

    D. 收缩压升高，舒张压上升不多，脉压变大

    E. 收缩压升高，舒张压下降，脉压变大

17. 大剂量肾上腺素静滴，血压变化是（　　）

18. 小剂量去甲肾上腺素静滴，血压变化是（　　）

（三）X 型题

19. 肾上腺素可用于（　　）

    A. 心脏骤停　　　　　　　　　　B. 急性上消化道出血

    C. 支气管哮喘急性发作　　　　　D. 甲状腺功能亢进

    E. 过敏性休克

20. β 受体兴奋效应包括（　　）

    A. 支气管平滑肌松弛　　　　　　B. 肾素分泌

    C. 心脏兴奋　　　　　　　　　　D. 瞳孔扩大

    E. 脂肪分解

21. 肾上腺素禁用于（　　）

    A. 高血压　　　　　　　　　　　B. 器质性心脏病

    C. 心脏骤停　　　　　　　　　　D. 糖尿病

    E. 过敏性休克

22. 下列选项，既能直接激动 α、β 受体，又能促进去甲肾上腺素释放的药物是（　　）

    A. 肾上腺素　　　　　　　　　　B. 异丙肾上腺素

    C. 麻黄碱　　　　　　　　　　　D. 间羟胺

E. 多巴酚丁胺

23. 下列选项，属于肾上腺素抢救过敏性休克的作用机制有（　　　）

　　A. 增加心输出量　　　　　　　B. 升高外周阻力和血压

　　C. 松弛支气管平滑肌　　　　　D. 抑制组胺等过敏物质释放

　　E. 减轻支气管黏膜水肿

24. 下列选项，关于多巴胺的正确叙述为（　　　）

　　A. 激动多巴胺受体，舒张肾血管

　　B. 激动 β₁ 受体，增加心输出量

　　C. 激动 α 受体，升高血压

　　D. 具有排钠利尿作用

　　E. 易通过血脑屏障，有中枢兴奋作用

25. 下列选项，具有反复给药易产生快速耐受性特点的药物是（　　　）

　　A. 肾上腺素　　　　　　　　　B. 甲氧明

　　C. 间羟胺　　　　　　　　　　D. 麻黄碱

　　E. 多巴酚丁胺

二、名词解释

26. 拟交感胺类药物

三、填空题

27. 去甲肾上腺素临床主要用于_____、_____、_____。

28. 去甲肾上腺素的主要不良反应是_____、_____、_____。

29. 肾上腺素的临床应用主要是_____、_____、_____、_____及_____。

30. 肾上腺素的临床禁忌证主要是_____、_____、_____、_____、_____等。

31. 麻黄碱临床主要用于_____、_____、_____及_____等过敏反应的皮肤黏膜症状等。

32. 异丙肾上腺素的临床应用包括_____、_____和_____等。

33. 多巴胺可兴奋心脏的_____受体，激动血管的_____受体和_____受体，兴奋肾血管的_____受体。

34. 去甲肾上腺素对_____受体有强大的激动作用，对心脏_____受体作用较弱，对_____受体几乎没有作用。

35. 多巴胺与利尿药联合应用于_____。

36. 麻黄碱有以下特点：_____、_____、_____和_____。

四、判断说明题

37. 肾上腺素一般以皮下注射为宜。

38. 大剂量或快速静滴肾上腺素可反射性引起心率减慢。

39. 肾上腺素静脉注射的典型血压变化是升压。

40. 去甲肾上腺素因强烈收缩血管，从而使冠脉流量减少。

41. 去甲肾上腺素有强烈的收缩血管的作用，因此可用于休克早期和上消化道出血。

42. 麻黄碱产生快速耐受性的机制认为与受体逐渐饱和、递质逐渐耗损有关。

五、简答题

43. 肾上腺素受体激动药按其对受体作用的选择性可分为几大类？各举一个代表药。

44. 儿茶酚胺类包括那些药物？为什么被称之为"儿茶酚胺类"？它们都是体内的神经递质吗？

45. 去甲肾上腺素的临床应用、注意事项。

46. 肾上腺素治疗支气管哮喘的机制。

47. 肾上腺素治疗过敏性休克的机制。

六、论述题

48. 试述肾上腺素的临床应用及其主要作用机制。

49. 麻黄碱与肾上腺素比较有哪些特点？有何临床用途及不良反应？

50. 可用于治疗支气管哮喘的肾上腺素受体激动药都有哪些？试述其作用机制，并评价其优缺点。

参考答案

一、选择题

（一）A 型

1. B　儿茶酚胺类的外周作用较中枢作用为强，但作用时间短暂，儿茶酚核上去掉一个羟基，外周作用强度减弱，作用时间延长，如间羟胺；去掉二个羟基，中枢作用增强，外周作用相应减弱，作用时间更长，如麻黄碱。

2. C　酚妥拉明能使血管舒张，拮抗 NA 过度缩血管所致组织坏死。

3. C　肾上腺素能激动 α、β_1、β_2 受体，收缩血管，兴奋心脏，升高血压。同时舒张支气管平滑肌，消除黏膜水肿，缓解呼吸困难，故能迅速解除休克症状。

4. C　在局麻药注射液中，加入少量肾上腺素可使注射局部血管收缩，从而减少局麻药的吸收，延长局麻时间，减少毒副反应。

5. D　多巴胺主要激动肾血管、肠系膜血管等部位的多巴胺受体，使其血管阻力下降。

6．A　麻黄碱能激动 α 及 β 受体，与肾上腺素作用基本相似，但作用较肾上腺素弱而持久，可口服，有中枢兴奋作用，短期内反复给药，作用可逐渐减弱，产生快速耐受。

7．E　心脏分布有 β_1 受体，激动 β_1 受体可引起心脏收缩加强；皮肤、黏膜及内脏血管主要分布的是 α 受体；瞳孔括约肌上主要是 M 受体；支气管、冠状血管分布的主要是 β_2 受体，故激动 β 受体可引起心脏兴奋，支气管扩张，糖原分解。

8．A　去甲肾上腺素激动血管的 α_1 受体，使血管收缩，其中使皮肤、黏膜血管收缩最明显；激动心脏的 β_1 受体，使心脏兴奋。

9．C　去甲肾上腺素可收缩外周小动脉血管，使外周阻力增加，血压升高，可反射性兴奋迷走神经，使心率减慢。

10．C　肾上腺素能激动 α、β 受体，使心脏兴奋，正性心率作用较强，剂量过大易引起心律失常。

11．B　多巴胺在低浓度时作用于 D_1 受体，能扩张肾血管，使肾血流量增加，肾小球滤过率增加，同时多巴胺还具有排钠利尿作用，故尤其适用于尿量减少的中毒性休克。

12．E　异丙肾上腺素是经典 β_1、β_2 受体激动剂。

13．B　间羟胺收缩血管，升高血压作用较去甲肾上腺素弱但较持久，且易产生快速耐受性。

14．D　去甲肾上腺素不能选择性地激动支气管平滑肌上的 β_2 受体，不能使支气管平滑肌舒张，无平喘作用。

（二）B 型题

15．B　多巴胺作用于 D_1 受体，使肾血管舒张、肾血流量增加、肾小球滤过率增加，同时还具有排钠利尿作用，尤其适于少尿、无尿的休克病人。

16．C　麻黄碱对皮肤、黏膜、肾和内脏血管的收缩作用较肾上腺素弱而持久，可用于治疗鼻黏膜充血肿胀引起的鼻塞，可用 0.5% 溶液滴鼻，作用时间长，且无继发性血管扩张作用。

17．C　大剂量静滴肾上腺素，收缩血管效应强，使收缩压、舒张压均升高。

18．D　小剂量去甲肾上腺素静滴血管收缩作用尚不十分剧烈，由于心脏兴奋使收缩压升高，而舒张压升高不明显，故脉压加大。

（三）X 型题

19．ACE　去甲肾上腺素可用于急性上消化道出血；甲状腺功能亢进是肾上腺素应用的禁忌证。

20．ABCE　α 受体兴奋可使瞳孔扩大。

21．ABD　心脏骤停、过敏性休克是肾上腺素的适应证。

22. CD 麻黄碱兴奋 α、β 受体，同时促进 NA 释放；间羟胺兴奋 α 受体，对 β_1 受体作用较弱，可促进囊泡中的 NA 释放。

23. ABCDE 所列各项均为肾上腺素抢救过敏性休克的机制。

24. ABCD 多巴胺主要兴奋 α、β、多巴胺受体，尚有排钠利尿作用。麻黄碱有中枢兴奋作用。

25. CD 间羟胺、麻黄碱均易产生快速耐受性。

二、名词解释

26. 即拟肾上腺素药。是一类化学结构和药理作用与肾上腺素相似的胺类药物，本类药物通过激活肾上腺素受体或促进肾上腺素能神经末梢释放递质，而发挥与肾上腺素能神经兴奋相似的作用。

三、填空题

27. 休克；药物中毒性低血压；上消化道出血

28. 局部组织坏死；急性肾功能衰竭；停药后的血压下降

29. 心脏骤停；过敏性休克；支气管哮喘；与局麻药伍用；局部止血

30. 高血压；脑动脉硬化；器质性心脏病；糖尿病；甲状腺功能亢进

31. 支气管哮喘；鼻黏膜充血引起的鼻塞；防止某些低血压状态；缓解荨麻疹和血管神经性水肿

32. 支气管哮喘；房室传导阻滞；心脏骤停

33. β_1；α；多巴胺；多巴胺

34. α；β_1；β_2

35. 急性肾衰竭

36. 化学性质稳定，口服有效；拟肾上腺素作用弱而持久；中枢兴奋作用较显著；易产生快速耐受性

四、判断说明题

37. 正确。肾上腺素皮下注射因能收缩血管，吸收缓慢，维持时间长，约 1 小时；肌内注射吸收快，作用强但维持时间短，为 30 分钟。故一般以皮下注射为宜。

38. 正确。大剂量或快速静滴肾上腺素时，除了强烈兴奋心脏外，还使 α 受体的作用占优势，皮肤、黏膜以及内脏血管的强烈收缩超过对骨骼肌血管的扩张，外周阻力明显升高，因而收缩压和舒张压均升高，并反射性地引起心率减慢。

39. 不正确。肾上腺素静脉注射的典型血压变化是双向反应，即给药后迅速出现明显的升压作用，而后出现微弱的降压作用，后者作用持续时间较长。

40. 不正确。去甲肾上腺素使血管收缩，血压升高。由于血压升高，提高了冠状血管的灌注压力，故冠脉流量增加。

41. 正确。休克的关键是微循环血流灌注不足和有效血容量下降。去甲肾上腺素收

缩血管，可用于休克早期血压骤降，用小剂量短时间静脉滴注以保证心、脑等主要器官的血液供应；去甲肾上腺素可收缩食道或胃内黏膜血管，产生止血效果。

42. 正确。麻黄碱快速耐受性产生的机制，一般认为与受体逐渐饱和、递质逐渐耗损有关。

五、简答题

43. ①α、β 受体激动药：肾上腺素。②α 受体激动药：去甲肾上腺素。③β 受体激动药：异丙肾上腺素。④α、β 受体及多巴胺受体激动剂：多巴胺。

44. 儿茶酚胺类药物包括：肾上腺素、去甲肾上腺素、异丙肾上腺素、多巴胺、多巴酚丁胺等。因为它们在苯环上有两个邻位羟基，形成儿茶酚，故称儿茶酚类。其中肾上腺素、去甲肾上腺素、多巴胺是体内的神经递质。

45. 临床应用：①休克，主要用于神经性休克的早期和药物中毒性低血压。②上消化道出血。注意事项：①避免长时间或大剂量用于抗休克，因休克的治疗关键是改善微循环和补充血容量，去甲肾上腺素的应用仅是暂时措施，如长时间或大剂量应用反而会加重微循环障碍。②不能滴注时间过长或剂量过大，用药期间尿量至少保持在每小时25mL 以上，因可使肾脏血管剧烈收缩，产生少尿、尿闭和肾实质损伤，出现肾功能衰竭。③用于上消化道出血时一定要稀释后口服。④静注时应防止时间过长、浓度过高或药液外漏，因可引起局部组织缺血坏死。

46. 肾上腺素通过以下途径使支气管哮喘急性发作缓解：①能兴奋支气管平滑肌上的 β₂ 受体，解除哮喘时支气管平滑肌痉挛。②激动肥大细胞膜上的 β 受体，抑制过敏介质的释放。③兴奋支气管上 α 受体，使支气管黏膜血管收缩，减少渗出，减轻支气管黏膜水肿。

47. 过敏性休克主要表现为小血管扩张和毛细血管通透性增强，引起循环血量降低、血压下降，同时伴有支气管痉挛，出现呼吸困难等症状。肾上腺素可迅速有效地缓解过敏性休克的临床症状，为治疗过敏性休克的首选药。其抗休克的机制是：①肾上腺素能激动 α 受体，收缩小动脉和毛细血管前括约肌，降低毛细血管的通透性，从而升高血压，维持有效循环血量。②激动 β 受体，改善心功能。③缓解支气管痉挛及减少过敏介质的释放。

六、论述题

48.（1）心脏骤停：用于溺水、麻醉和手术过程中的意外，药物中毒、传染病和心脏传导阻滞所致的心脏骤停。

机制：①作用于心肌、窦房结和传导系统的 β₁ 受体，增强心肌收缩力，加快心率，加快传导，提高心肌的兴奋性。②因为心脏兴奋，心输出量增加，收缩压升高；由于骨骼肌血管上 β₂ 受体占优势，故骨骼肌血管舒张作用对血压的影响，抵消或超过了皮肤黏膜血管收缩作用的影响，所以舒张压不变或下降；此时身体各部位血液重新分配，更适合紧急状态下机体能量供给的需要。

（2）过敏性休克

机制：激动 α 受体，收缩小动脉和毛细血管前括约肌，降低毛细血管的通透性，维持有效循环血量；激动 β 受体，改善心功能；缓解支气管痉挛，减少过敏介质的释放。可迅速有效地缓解过敏性休克的临床症状，为治疗过敏性休克的首选药。

（3）支气管哮喘急性发作

机制：激动支气管平滑肌上 β_2 受体，使支气管舒张；激动支气管黏膜上 α 受体，减少渗出，减轻黏膜水肿；激动肥大细胞膜上的 β 受体，抑制过敏介质的释放。

（4）与局麻药伍用及局部止血

机制：利用其收缩血管的作用，可延缓麻醉药的吸收，减少中毒的可能性，同时延长局麻药的作用时间。

49. 与肾上腺素比较，麻黄碱具有以下特点：①性质稳定，口服有效。②拟肾上腺素作用弱而有效。③中枢兴奋作用较显著。④易产生快速耐受性。

临床应用：①支气管哮喘：用于预防发作和轻症的治疗。②鼻黏膜充血引起的鼻塞。③防治某些低血压状态，如硬膜外和蛛网膜下腔麻醉所引起的低血压。④缓解荨麻疹和血管神经性水肿所致的皮肤黏膜症状。

不良反应：中枢兴奋所致的不安、失眠等。

50. 用于平喘的肾上腺素受体激动药主要有 3 个：肾上腺素、麻黄碱、异丙肾上腺素。

作用机制：激动支气管平滑肌上 β_2 受体，使支气管舒张；激动肥大细胞膜上的 β 受体，抑制过敏介质的释放；肾上腺素、麻黄碱尚可激动 α 受体，使支气管黏膜血管收缩，减少渗出，减轻黏膜水肿。

优缺点评价：①肾上腺素、异丙肾上腺素起效快，可用于控制哮喘的急性发作，但口服无效，选择性低，易引起心悸、心律失常等不良反应。②麻黄碱优点是口服有效，作用维持时间较长；缺点是起效缓慢和易引起中枢兴奋的不良反应，所以多用于预防哮喘发作及与其他平喘药伍用。

第十章 抗肾上腺素药 ▷▷▷

一、选择题

(一) A 型

1. 下列选项，具有内在拟交感活性的药物是（　　）
   A. 普萘洛尔　　　　　　　　B. 吲哚洛尔
   C. 噻吗洛尔　　　　　　　　D. 阿替洛尔
   E. 纳多洛尔

2. β 受体阻断药对下列哪种心律失常疗效最好（　　）
   A. 心房颤动　　　　　　　　B. 心房扑动
   C. 室性心动过速　　　　　　D. 窦性心动过速
   E. 室上性心动过速

3. 下列选项，可用于外周血管痉挛性疾病的药物是（　　）
   A. 普萘洛尔　　　　　　　　B. 酚妥拉明
   C. 肾上腺素　　　　　　　　D. 吲哚洛尔
   E. 阿替洛尔

4. 口服个体差异大，给药应剂量个体化的药物是（　　）
   A. 阿托品　　　　　　　　　B. 阿替洛尔
   C. 吲哚洛尔　　　　　　　　D. 美托洛尔
   E. 普萘洛尔

5. 给予普萘洛尔后可使（　　）
   A. 心率减慢　　　　　　　　B. 血压先降后升
   C. 血压升高　　　　　　　　D. 血压先升高后下降
   E. 心肌收缩力增强

6. 下列选项，可翻转肾上腺素的升压作用的药物为（　　）
   A. M 受体阻断剂　　　　　　B. N 受体阻断剂
   C. α 受体阻断剂　　　　　　D. H 受体阻断剂
   E. β 受体阻断剂

7. 酚妥拉明扩血管的机制是（　　）
   A. 单纯阻滞 α 受体　　　　　B. 兴奋 β 受体

    C. 直接扩张血管，同时阻滞 α 受体   D. 兴奋 M 受体

    E. 兴奋 H 受体

8. 下列选项，可用于顽固性心衰的药物为（   ）

    A. 阿托品   B. 多巴胺

    C. 肾上腺素   D. 酚妥拉明

    E. 异丙肾上腺素

9. 下列关于普萘洛尔药理作用错误的是（   ）

    A. 有膜稳定作用   B. 有内在拟交感作用

    C. 抑制肾素的释放   D. 增加支气管阻力

    E. 减少心输出量

10. 对 α 受体有强大而持久的阻滞作用的药物是（   ）

    A. 酚妥拉明   B. 妥拉唑林

    C. 酚苄明   D. 哌唑嗪

    E. 育亨宾

（二）B 型题

    A. 体位性低血压   B. 胃酸过多

    C. 药疹   D. 诱发或加重哮喘

    E. 药物热

11. 酚苄明的不良反应有（   ）

12. 普萘洛尔的不良反应有（   ）

    A. 抑制心肌收缩力，减慢心率，降低心肌耗氧量

    B. 阻滞血管平滑肌上的 β_2 受体

    C. 扩张外周小动脉，减轻心脏后负荷

    D. 对抗肾上腺素的升压作用

    E. 阻滞 α_2 受体

13. 酚妥拉明治疗顽固型心衰的机制是（   ）

14. 普萘洛尔治疗心绞痛的机制是（   ）

（三）X 型题

15. β 受体阻断药的严重不良反应为（   ）

    A. 抑制心脏功能

    B. 诱发或加重支气管哮喘

    C. 长期应用突然停药可使原有病情加重

    D. 失眠

    E. 偏头痛

16. 普萘洛尔常用于下列哪些病的治疗（　　）
   A. 心律失常　　　　　　　　　　B. 心绞痛
   C. 高血压　　　　　　　　　　　D. 抑郁症
   E. 甲状腺功能亢进

17. 酚妥拉明临床应用于（　　）
   A. 外周血管痉挛性疾病　　　　　B. 休克
   C. 心律失常　　　　　　　　　　D. 肾上腺嗜铬细胞瘤的鉴别诊断
   E. 充血性心衰

18. 酚苄明临床应用于（　　）
   A. 外周血管痉挛性疾病　　　　　B. 心动过速
   C. 嗜铬细胞瘤　　　　　　　　　D. 良性前列腺增生
   E. 防止组织坏死

二、名词解释

19. 肾上腺素升压作用的翻转
20. 内在拟交感活性
21. 膜稳定作用

三、填空题

22. 选择性 α_1 受体阻断药是_____。
23. 选择性 α_2 受体阻断药是_____。
24. 可局部应用治疗青光眼的 β 受体阻断药是_____。
25. 选择性 β_1 受体阻断药是_____、_____。
26. 常见的 α_1、α_2 受体阻断药有_____、_____、_____。
27. 酚妥拉明扩张血管有_____和_____两种机制。
28. _____可选择性阻断 α_2 受体
29. 常见具有内在拟交感活性的 β 受体阻断药有_____、_____、_____。
30. 普萘洛尔因对_____、_____受体的选择性低，故没有内在拟交感活性。
31. β 受体阻断药因阻滞_____而使支气管平滑肌收缩，呼吸道阻力增加。
32. 当静脉滴注去甲肾上腺素发生外漏时常选用_____做局部浸润注射防止组织坏死。

四、判断说明题

33. 普萘洛尔是消旋品。
34. 普萘洛尔口服不易吸收，故口服利用度较低。
35. 酚妥拉明因能扩张血管，故可用于抗休克。
36. 普萘洛尔因对 β_1、β_2 受体的选择性低，故有内在拟交感活性。

37. 普萘洛尔在临床常用剂量即有膜稳定作用。
38. β 受体阻断药通过阻滞肾小球旁器细胞的 β_1 受体而抑制肾素的释放。
39. 普萘洛尔、美托洛尔口服容易吸收，但生物利用度低。
40. 普萘洛尔临床应用应注意剂量个体化。
41. β 受体阻断药抑制心血管系统既是其主要的药理作用，也是其主要的不良反应。

五、简答题

42. 肾上腺素受体阻断药可分为哪几类？请举出代表药。
43. 普萘洛尔的临床应用。

六、论述题

44. 试述酚妥拉明的临床应用及其作用机制。
45. 试述 β 受体阻断药的药理作用和临床应用的共同特点。

参考答案

一、选择题

（一）A 型题

1. B 常见 β 受体阻断药中氧烯洛尔、吲哚洛尔、阿普洛尔有内在拟交感活性。
2. D β 受体阻断药虽对多种过速型心律失常有效，但对窦性心动过速疗效最好。
3. B 酚妥拉明通过阻滞血管平滑肌上的 α_1 受体扩张血管，也可直接舒张血管。
4. E 口服同剂量普萘洛尔的病人，其血药浓度可相差 4~25 倍，故临床应用必须注意剂量个体化。
5. A 普萘洛尔具较强的 β 受体阻滞作用，用药后使心率减慢，心肌收缩力降低，血压下降。
6. C α 受体阻断剂能选择性地阻滞与血管收缩有关的 α 受体，而不影响与血管舒张有关的 β 受体，所以能激动 α 和 β 受体的肾上腺素的血管收缩作用被抵消，而血管舒张作用得以充发表现，故将肾上腺素的升压作用被翻转为降压作用。
7. C 酚妥拉明扩血管的机制是对血管平滑肌 α_1 受体的阻滞作用和直接舒张血管作用。
8. D 酚妥拉明可扩张血管，降低外周血管阻力，降低心肺前后负荷及左心室充盈压，增加心输出量，使心衰症状得以改善。
9. B 普萘洛尔具较强的 β 受体阻滞作用，没有内在拟交感活性。
10. C 酚苄明阻滞 α 受体作用强，且排泄缓慢，故作用持久，一次用药，作用可维持 3~4 天。

（二）B 型题

11. A　酚苄明能舒张血管，降低外周阻力、降低血压，尤其是在直立时可引起明显的血压下降。

12. D　普萘洛尔对 β_1、β_2 受体的阻滞作用选择性较低，可阻滞支气管的 β_2 受体而增加呼吸道阻力，故诱发或加重哮喘。

13. C　酚妥拉明可扩张血管，降低外周血管阻力，降低心肺前后负荷及左心室充盈压，增加心输出量，使心衰症状得以改善。

14. A　普萘洛尔阻滞 β 受体，使心率减慢、心肌收缩力和心输出量减低，心肌耗氧量明显减少，故可治疗心绞痛。

（三）X 型题

15. ABCD　β 受体阻断药可用于偏头痛的治疗。
16. ABCE　普萘洛尔有时可引起抑郁症状。
17. ABDE　酚妥拉明静脉给药时可引起心律失常。
18. ACD　酚苄明可引起心律失常。防治静脉滴注去甲肾上腺素发生外漏时的组织坏死常用酚妥拉明。

二、名词解释

19. 当肾上腺素与 α 受体阻断药联合应用时，α 受体阻断药选择性地阻滞了与血管收缩有关的 α 受体，但不影响与血管舒张有关的 β_2 受体，而使肾上腺素激动 β_2 受体后产生的血管舒张作用充分表现出来，这种血压不升反降的现象称为肾上腺素升压作用的翻转。

20. 有的 β 肾上腺素受体阻断药与 β 受体结合后除能阻滞受体外，对 β 受体还具有部分激动作用，称内在拟交感活性。

21. 有些 β 受体阻断药具有局部麻醉作用和奎尼丁样作用，因这两种作用都是由于降低了细胞膜对离子的通透性所致，故称膜稳定作用。

三、填空题

22. 哌唑嗪
23. 育亨宾
24. 噻吗洛尔
25. 阿替洛尔；美托洛尔
26. 酚妥拉明；妥拉唑林；酚苄明
27. 阻断血管平滑肌 α_1 受体；直接扩张血管
28. 育亨宾
29. 吲哚洛尔；氧烯洛尔；阿普洛尔

30. β_1；β_2
31. β_2受体
32. 酚妥拉明

四、判断说明题

33. 正确。普萘洛尔是等量的左旋和右旋异构体的消旋品。

34. 不正确。普萘洛尔口服易吸收，有明显的"首过效应"，故口服利用度低。

35. 正确。酚妥拉明能扩张血管，降低外周阻力，增加心输出量，可改善休克时的内脏血液灌注，解除微循环障碍，并降低肺循环阻力，防止肺水肿的发生，故可用于抗休克。

36. 不正确。普萘洛尔对 β_1 和 β_2 受体的选择性低，没有内在拟交感活性。

37. 不正确。有些 β 受体阻断药具有局部麻醉作用和奎尼丁样作用，这两种作用都由于其降低细胞膜对离子的通透性所致，故称膜稳定作用。普萘洛尔对心肌细胞的膜稳定作用在高于临床有效浓度几十倍时才有可能发挥。

38. 正确。β 受体阻断药通过阻滞肾小球旁器细胞的 β_1 受体而抑制肾素的分泌。

39. 正确。普萘洛尔、美托洛尔口服易吸收，但生物利用度低。

40. 正确。临床应用普萘洛尔必须注意剂量个体化，口服同剂量普萘洛尔的病人，其血药浓度可相差 4~25 倍。

41. 正确。抑制心血管系统是 β 受体阻断药的主要作用，同时也是其主要的不良反应。

五、简答题

42. 按其对不同肾上腺素受体的选择性而分为两类：

（1）α 受体阻断药：①非选择性 α 受体阻断药：酚妥拉明。②α_1受体阻断药：哌唑嗪。③α_2受体阻断药：育亨宾。

（2）β 受体阻断药：①非选择性 β 受体阻断药：普萘洛尔、拉贝洛尔。②选择性 β_1 受体阻断药：美托洛尔、倍他洛尔。

43. 治疗高血压、心律失常、心绞痛和心肌梗死、甲状腺功能亢进及甲状腺中毒危象等。

六、论述题

44. ①外周血管痉挛性疾病。其机制是：直接扩张血管作用，阻滞 α 受体，外周血管扩张。②对抗静滴去甲肾上腺素外漏，避免引起组织缺血坏死。机制：直接扩张血管，阻滞 α 受体。③用于肾上腺嗜铬细胞瘤的诊断和此病骤发高血压危象以及手术前的准备。机制：阻滞 α 受体，对抗肾上腺素的升压作用，另外其也有直接扩张血管的作用。④抗休克。机制：舒张血管，降低外周血管阻力，从而改善休克状态时的内脏血液灌注，解除微循环障碍，增加心输出量，降低肺循环阻力。⑤治疗其他药物无效的急性心肌梗死及充血性心脏病所致的心力衰竭。机制：扩张血管，降低外周阻力，使心脏前后负荷明显降低，左室舒张末期压与肺动脉压下降，心搏出量增加，心力衰竭得以减轻。

45. 药理作用：①β 受体阻滞作用：心血管系统：阻滞心脏 β_1 受体，可使心率减慢，心肌收缩力减弱，心输出量减少，心肌耗氧量下降。支气管平滑肌：阻滞支气管平滑肌上的 β_2 受体，增加呼吸道阻力，可诱发或加剧支气管哮喘。代谢：可抑制交感神经兴奋所引起的脂肪分解，部分拮抗肾上腺素的升高血糖作用，可掩盖低血糖症状。肾素：抑制肾素的释放。②内在拟交感作用。③膜稳定作用。

临床应用：①心律失常：对多种原因引起的快速型心律失常有效。②高血压。③心绞痛和心肌梗死。④尚用于治疗甲状腺功能亢进、偏头痛。⑤也可用于青光眼，降低眼内压。

第十一章　局部麻醉药 ▷▷▷▷

一、选择题

(一) A 型题

1. 局麻药的作用机制是（　　）
    A. 阻滞 Na^+ 内流
    B. 阻滞 K^+ 外流
    C. 阻滞 Cl^- 内流
    D. 阻滞 Ca^{2+} 内流
    E. 降低静息电位

2. 为延长浸润麻醉的作用时间并减少局麻药吸收，宜采用的措施是（　　）
    A. 增加局麻药的用量
    B. 加大局麻药的浓度
    C. 加入少量的去甲肾上腺素
    D. 加入少量肾上腺素
    E. 调节药物的 pH 至弱酸性

3. 丁卡因不宜用于（　　）
    A. 浸润麻醉
    B. 表面麻醉
    C. 传导麻醉
    D. 硬膜外麻醉
    E. 腰麻

(二) B 型题

    A. 普鲁卡因
    B. 丁卡因
    C. 利多卡因
    D. 罗哌卡因
    E. 普鲁卡因胺

4. 局麻作用最强，可用于表面麻醉的药物是（　　）
5. 相对毒性较大的局麻药是（　　）
6. 可用于治疗室性心律失常的局麻药是（　　）

(三) X 型题

7. 下列选项，属于局麻药吸收过量导致的不良反应是（　　）
    A. 血压上升
    B. 心脏传导减慢
    C. 中枢神经系统先兴奋后抑制
    D. 心肌收缩力减弱
    E. 呼吸抑制

二、填空题

8. 常用局麻方法包括_____、_____、_____、_____和_____。

9. 局麻药对心血管系统的作用是_____、_____、_____和血压下降。

三、简答题

10. 简述局麻药的局麻作用机制。

参考答案

一、选择题

(一)A 型题

1. A　局麻药作用与阻滞细胞膜 Na^+ 通道有关，局麻药穿透神经细胞膜，在细胞膜内侧其结构中两个带正电核的氨基通过静电引力与细胞膜之分子中带负电核的磷酸基连成横桥，阻滞了 Na^+ 通道的闸门，使神经细胞膜不能除极化而产生局麻作用。

2. D　肾上腺素能收缩血管，可延缓局麻药的吸收，减少吸收中毒的可能性，同时又可延长局麻药的麻醉时间，一般局麻药中肾上腺素的浓度为 1：250000，一次用量不宜超过 0.3mg。

3. A　丁卡因毒性大，一般不用于浸润麻醉

(二)B 型题

4. B　丁卡因麻醉程度比普鲁卡因强 10 倍，对黏膜穿透力强，故常用于表面麻醉。

5. B　丁卡因毒性较其他药大。

6. C　利多卡因主要作用于浦肯野纤维，可降低心肌自律性，提高心室致颤阈。

(三)X 型题

7. BCDE　局麻药剂量或浓度过高，可使中枢先兴奋后抑制，抑制心血管系统，降低心肌兴奋性，减慢传导，扩张血管，使血压下降等。

二、填空题

8. 表面麻醉；浸润麻醉；传导麻醉；蛛网膜下腔麻醉；硬脊膜麻醉

9. 心肌收缩力减弱；传导减慢；不应期延长

三、简答题

10. 局麻药在低浓度时能阻滞感觉神经冲动的产生和传导，较高浓度时，对任何神经都有阻滞作用。局麻药作用与阻滞细胞膜 Na^+ 通道有关，局麻药穿透神经细胞膜，在细胞膜内侧结构中两个带正电核的氨基通过静电引力与细胞膜分子中带负电核的磷酸基连成横桥，阻滞了 Na^+ 通道的闸门，使神经细胞膜不能除极化而产生局麻作用。

第三篇　作用于中枢神经系统的药物

第十二章　全身麻醉药 ▷▷▷

一、选择题

（一）A 型题

1. 下列各项具有肝毒性的药物是（　　　）
   - A. 氧化亚氮
   - B. 硫喷妥钠
   - C. 恩氟烷
   - D. 异氟烷
   - E. 氟烷

2. 硫喷妥钠静脉麻醉的最大缺点是（　　　）
   - A. 作用时间短
   - B. 镇痛作用差
   - C. 肌松不完全
   - D. 麻醉深度不够
   - E. 易产生呼吸抑制

（二）B 型题

   - A. 咳嗽、喉头痉挛
   - B. 升高颅内压
   - C. 支气管痉挛
   - D. 肝毒性
   - E. 惊厥

3. 异氟烷主要的不良反应是（　　　）
4. 恩氟烷主要的不良反应是（　　　）

   - A. 起效慢，作用弱
   - B. 快而短，镇痛作用差
   - C. 维持时间长，肌松作用差
   - D. 起效慢，肌松作用强
   - E. 维持时间短，可增强肌张力

5. 氯胺酮的主要作用特点（　　）

6. 丙泊酚的主要作用特点（　　）

（三）X 型题

7. 影响吸入麻醉药吸收和分布的主要因素是（　　）

    A. 肺通气量　　　　　　　　　B. 药物脂溶性

    C. 血/气分配系数　　　　　　D. 脑/血分配系数

    E. 吸入气体中麻醉剂的浓度

8. 关于氯胺酮正确的叙述是（　　）

    A. 可出现"分离麻醉"　　　　B. 使心率加快

    C. 维持时间短　　　　　　　　D. 增加肌张力

    E. 升高血压

9. 麻醉前给药可达到的目的是（　　）

    A. 预防反射性心律失常　　　　B. 提高痛阈值

    C. 消除紧张情绪　　　　　　　D. 防止吸入性肺炎

    E. 增加肌松作用

10. 硫喷妥钠可用于（　　）

    A. 催眠　　　　　　　　　　　B. 镇静

    C. 抗焦虑　　　　　　　　　　D. 基础麻醉

    E. 诱导麻醉

二、名词解释

11. 复合麻醉

12. 麻醉前给药

三、填空题

13. 根据给药途径不同，全麻药可分为_____和_____。

四、判断说明题

14. 静脉麻醉药只适用于短时小手术及某些外科处置。

五、简答题

15. 简述吸入麻醉药的作用机制。

16. 复合麻醉的方法有哪些？

参考答案

一、选择题

(一)A 型题

1. E　氟烷对肝脏有损害，可致氟烷性肝炎，发生率在 1/10000 左右。异氟烷和恩氟烷体内代谢量远低于氟烷，肝肾毒性小。氧化亚氮、硫喷妥钠，无肝肾毒性。

2. E　硫喷妥钠作用快而短，镇痛作用差，肌松不完全，但抑制呼吸中枢，可致支气管痉挛。

(二)B 型题

3. A　异氟烷的心血管不良反应小，但刺激性较强，可致咳嗽、分泌物增加和喉头痉挛等。

4. E　恩氟烷浓度过高或过度通气时可致惊厥，有癫痫病史者禁用。

5. E　氯胺酮作用维持时间短，可增加肌张力，可使心率、血压及心排出量增加，术后常见幻觉、噩梦。

6. B　丙泊酚具有良好的镇静、催眠作用，起效快，作用时间短，苏醒迅速，无明显蓄积作用。能抑制咽喉反射，有利于插管。能降低颅内压及眼压，减少脑耗氧量及脑血流量，镇痛、肌松作用均很微弱。

(三)X 型题

7. ABCDE　吸入性麻醉药经肺泡吸收入血而到达脑组织。影响吸入性麻醉药吸收和分布的主要因素有药物的脂溶性、肺通气量、吸入气体内药物浓度、血/气分配系数、脑/血分配系数等。药物脂溶性越高、肺通气量越大、吸入气体内药物浓度越高、血/气分配系数越高时，药物的吸收速率就越快。通常以最小肺泡浓度（minimal alveolar concentration，MAC）来反映吸入性麻醉药的作用强度。MAC 数值越小，表示该药麻醉作用越强。血/气分配系数是血中药物浓度与吸入气体中药物浓度达平衡时的比值。该系数大，诱导缓慢，苏醒期较长。脑/血分配系数可反映吸入性麻醉药与脑组织的亲和力，该系数是指脑中药物浓度与血中药物浓度达到平衡时的比值。该系数越大时，药物愈易进入脑组织，麻醉作用也愈强。

8. ABCDE　氯胺酮维持时间短，可增加肌张力，出现梦幻般的感觉和烦躁不安等浅麻醉状态，称之为"分离麻醉"。使心率加快，血压升高，意识模糊，常有梦幻。

9. ABCD　如手术前夜用苯巴比妥或地西泮消除病人紧张情绪。次晨再服地西泮使短暂缺失记忆。注射阿片类镇痛药，以增强麻醉效果，注射阿托品预防唾液及支气管分泌所致的吸入性肺炎，并预防反射性心律失常。

10. DE　硫喷妥钠常用于基础麻醉、诱导麻醉。

二、名词解释

11. 复合麻醉是指同时或先后应用两种以上麻醉药物或其他辅助药物，以达到手术中和术后镇痛及满意的外科手术条件，同时减少麻醉药的用量而减少不良反应

12. 使用麻醉药之前为减轻患者精神及身体的不适和紧张不安、精神兴奋，以及抑制呼吸道分泌物、止吐、提高痛觉阈值等而使用一些药物。常用有各种镇静剂、镇痛剂、抗胆碱药、氯丙嗪等。

三、填空题

13. 吸入麻醉药；静脉麻醉药

四、判断说明题

14. 正确。本类药直接进入血液，产生麻醉作用快，且麻醉方法简便易行。但本类药一旦过量，无法很快地排出体外，不易调节麻醉深度，因此多作为其他麻醉药的辅助用药，单独应用时，只适用于短时小手术及某些外科处置。

五、简答题

15. 脂溶性假说认为，吸入性麻醉药进入中枢神经系统神经细胞膜的脂质层内，药物分子与蛋白质分子的疏水部分相结合，扰乱了双层脂质分子排列，使膜蛋白变构，阻断了神经冲动的传递，造成中枢神经系统广泛抑制，导致全身麻醉。配体门控离子通道假说认为，绝大多数吸入性麻醉药可干扰神经细胞膜配体门控离子通道的功能，如 $GABA_A$ 受体和 N-甲基-D-天门冬氨酸（NMDA）受体等，增强抑制性突触传递功能和（或）抑制兴奋性突触传递功能，使神经细胞膜超极化而产生中枢神经系统的广泛抑制作用，导致全身麻醉。

16. 复合麻醉的方法有：①麻醉前给药。②基础麻醉。③诱导麻醉。④合用肌松药。⑤低温麻醉。⑥控制性降压。⑦神经安定镇痛术。

第十三章 镇静催眠药 ▷▷▷▷

一、选择题

（一）A 型题

1. 地西泮作用机制是（　　）
   A. 不通过受体，直接作用于中枢
   B. 诱导生成一种新蛋白质而起作用
   C. 使氯离子通道开放时间延长而发挥作用
   D. 作用于苯二氮䓬受体，引起 Cl⁻ 通道开放频率增加，Cl⁻ 内流增加
   E. 直接作用于 GABA 受体，增强体内抑制性递质的作用

2. 在治疗剂量下地西泮对睡眠时相的影响是（　　）
   A. 延长快波睡眠　　　　　　　B. 缩短快波睡眠
   C. 明显延长慢波睡眠　　　　　D. 对睡眠时相无明显影响
   E. 缩短慢波睡眠，对快波睡眠不明显

3. 不属于苯二氮䓬类的药理作用是（　　）
   A. 镇静　　　　　　　　　　　B. 抗焦虑
   C. 麻醉　　　　　　　　　　　D. 抗惊厥
   E. 催眠

4. 不属于地西泮的应用是（　　）
   A. 焦虑症　　　　　　　　　　B. 诱导麻醉
   C. 高热惊厥　　　　　　　　　D. 麻醉前给药
   E. 癫痫持续状态

5. 癫痫持续状态，首选的药物是（　　）
   A. 地西泮　　　　　　　　　　B. 硝西泮
   C. 三唑仑　　　　　　　　　　D. 氟西泮
   E. 氟硝西泮

6. 苯巴比妥过量中毒，为了促使其快速排泄，应（　　）
   A. 碱化尿液，使其解离度增大，增加肾小管再吸收
   B. 碱化尿液，使其解离度减小，增加肾小管再吸收
   C. 碱化尿液，使其解离度增大，减少肾小管再吸收

D. 酸化尿液，使其解离度增大，减少肾小管再吸收

E. 酸化尿液，使其解离度减小，减少肾小管再吸收

7. 兼有镇静、催眠、抗惊厥、麻醉作用的药物是（　　）

    A. 扑米酮   B. 地西泮

    C. 水合氯醛   D. 苯妥英钠

    E. 巴比妥类

8. 患者服用大量的苯巴比妥引起昏迷，呼吸极弱，被家人发现后急送医院。抢救措施错误的是（　　）

    A. 维持呼吸   B. 碱化尿液

    C. 酸化尿液   D. 静注呋喃苯氨酸

    E. 使用中枢兴奋药

（二）B 型题

    A. 苯巴比妥   B. 水合氯醛

    C. 硫喷妥钠   D. 地西泮

    E. 氟西泮

9. 明显诱导肝药酶的药物是（　　）

10. 用作静脉麻醉的镇静催眠药是（　　）

    A. 地西泮   B. 硫酸镁

    C. 水合氯醛   D. 苯妥英钠

    E. 丙戊酸钠

11. 既有镇静催眠，又有抗癫痫、抗惊厥作用的药物是（　　）

12. 既有镇静催眠又有抗惊厥作用，但无抗癫痫作用的药物是（　　）

（三）X 型题

13. 苯二氮䓬类的不良反应有（　　）

    A. 嗜睡   B. 头晕

    C. 乏力   D. 精神不振

    E. 共济失调

14. 巴比妥类的戒断症状是（　　）

    A. 便秘   B. 失眠

    C. 惊厥   D. 激动

    E. 焦虑

15. 水合氯醛具有下列哪些特点（　　）

    A. 口服易吸收   B. 长期服用可成瘾

    C. 大剂量有抗惊厥作用   D. 对胃黏膜刺激性强

E. 长期服用疗效逐渐减弱

二、名词解释

16. 宿醉

三、填空题

17. 按化学结构可将镇静催眠药分为三类_____、_____和_____。

18. 苯二氮䓬类_____睡眠诱导时间, _____睡眠持续时间。

19. 作为镇静催眠药, 苯二氮䓬类基本取代巴比妥类, 这是因为前者具有_____、_____和_____等优点。

20. 苯巴比妥类随剂量增加, 可依次出现_____、_____、_____和_____作用。

21. 巴比妥类药物起效快慢主要决定于药物的_____。

22. 巴比妥类致死的主要原因是_____, 异戊巴比妥在体内消除的主要方式是_____。

四、判断说明题

23. 由于地西泮不良反应较少, 在镇静催眠的临床应用方面已取代巴比妥类临床应用。

24. 连续应用巴比妥类药可产生耐药性。

五、简答题

25. 简述苯二氮䓬类药物的药理作用。

26. 巴比妥类药物可分几类? 各类列举一代表药物。

六、论述题

27. 试述苯二氮䓬类的作用机制。

28. 为什么地西泮可以用于麻醉前给药?

29. 试述苯巴比妥产生耐受性的原因。

参考答案

一、选择题

(一) A 型题

1. D 作用于苯二氮䓬受体, 引起 Cl^- 通道打开, Cl^- 内流增加, 导致突触后膜超极化，从而抑制神经系统的过度活动。

2. E 地西泮缩短慢波睡眠，对快波睡眠不明显，基本不影响慢波睡眠和快波睡眠出现的频率，停药后"反跳"现象较轻。

3. C 苯二氮䓬类药有抗焦虑、镇静催眠、抗惊厥、抗癫痫和中枢性肌松作用，增加剂量无麻醉作用；而巴比妥类剂量由小到大依次出现镇静、催眠、抗惊厥、麻醉、中枢麻痹作用。

4. B 地西泮可用于焦虑症、麻醉前给药、失眠、惊厥和癫痫、肌肉痉挛等。麻醉前给药可减轻患者对手术的恐惧情绪，减少麻醉药用量，增强麻醉药的作用及增加安全性，但不能诱导麻醉。

5. A 癫痫持续状态首选地西泮。该药能抑制大脑皮层、丘脑、边缘系统等癫痫病灶异常放电的扩散，其起效快，安全性大。

6. C 巴比妥类是弱酸性药物，碱化尿液可使其解离度增大，减少肾小管再吸收，促进药物自尿中排出。

7. E 巴比妥类对整个中枢系统均有抑制作用，其作用特点是随着剂量由小到大，依次出现镇静、催眠、抗惊厥、麻醉作用。

8. C 静注氯化铵酸化尿液，促进药物重吸收加重中毒。

（二）B 型题

9. A 苯巴比妥是肝药酶诱导剂，提高药酶活性，不仅加速自身代谢，还可加速其他药物经肝代谢。

10. D 硫喷妥钠脂溶性大，作用快，维持时间短，可用作静脉麻醉。

11. A 地西泮是镇静、催眠、抗惊厥药，同时是治疗癫痫持续状态的首选药，静脉注射显效快，且较其他药物安全。

12. C 水合氯醛是镇静、催眠、抗惊厥药，但无抗癫痫作用。

（三）X 型题

13. ABCDE 此类药安全范围大，少有严重不良反应。主要有嗜睡、头晕、乏力、精神不振、共济失调、动作能力低下等；短效类由于一过性血药浓度升高，易引起健忘。长期使用可产生耐受性，久服突然停药可出现反跳症状，如失眠。

14. BCDE 长期用药形成躯体依赖性后，一旦突然停药，可出现严重的戒断症状，表现为兴奋、失眠、焦虑、震颤、肌肉痉挛，甚至惊厥发作。

15. ABCDE 水合氯醛作用特点是口服易吸收，迅速分布到脑组织，引起接近自然睡眠，大剂量有抗惊厥作用，长期服用可有耐受性及成瘾性，刺激性强，对胃黏膜有刺激性。

二、名词解释

16. 服用催眠剂量镇静催眠药后，次晨可出现头晕、困倦、嗜睡、精神不振及定向障碍等症状。

三、填空题

17. 巴比妥类；苯二氮䓬类；其他镇静催眠药（醛类）
18. 缩短；延长
19. 安全范围广；反跳现象较轻；不引起麻醉
20. 镇静；催眠；抗惊厥；麻醉
21. 脂溶性的高低
22. 呼吸衰竭；经肝药酶代谢

四、判断说明题

23. 正确。苯二氮䓬类原属于抗焦虑药，可有效地解除焦虑病人的精神紧张及恐惧等症状，并有良好的镇静催眠作用，且安全范围大，目前在镇静催眠的临床应用方面已基本取代了巴比妥类药。

24. 不正确。巴比妥类药连续应用可产生耐受性。耐药性是指细菌对抗菌药不敏感。

五、简答题

25. ①抗焦虑。②镇静催眠。③抗惊厥和抗癫痫。④中枢性肌松作用。
26. 有三类。①长效类，如苯巴比妥。②中效类，如异戊巴比妥。③短效类，如司可巴比妥。

六、论述题

27. 目前认为苯二氮䓬类药物对中枢的抑制作用与脑内递质 γ-氨基丁酸（GABA）受体的亚型 $GABA_A$ 受体密切相关。苯二氮䓬类药物与其相应位点（苯二氮䓬受体）结合后，可促进 GABA 与 $GABA_A$ 受体的结合，导致 Cl^- 离子通道开放的频率增加，大量 Cl^- 内流引起细胞膜超极化，导致神经兴奋性降低。苯二氮䓬类药物的抗焦虑作用是通过含有 α_2 亚基的 $GABA_A$ 受体介导的，而镇静催眠作用是通过含有 α_1 亚基的 $GABA_A$ 受体介导的。作用部位：抗焦虑在大脑皮质、边缘系统和中脑，镇静催眠在脑干。

28. 地西泮用于麻醉前给药，可减轻患者对手术恐惧导致的焦虑和紧张情绪，并加强麻醉药的作用。

29. 苯巴比妥是肝药酶诱导剂，可诱导肝脏细胞微粒体药物代谢酶合成并增加其活性，连续应用可加快自身的生物转化，使其作用降低。必须加大剂量，才能达到治疗的目的。

第十四章 抗癫痫药与抗惊厥药 ▷▷▷▷

一、选择题

（一）A 型题

1. 具有广谱抗癫痫作用的药物是（　　）
    A. 地西泮　　　　　　　　B. 乙琥胺
    C. 苯妥英钠　　　　　　　D. 丙戊酸钠
    E. 卡马西平

2. 治疗三叉神经痛和舌咽神经痛的首选药物是（　　）
    A. 阿司匹林　　　　　　　B. 苯巴比妥
    C. 苯妥英钠　　　　　　　D. 卡马西平
    E. 去痛片

3. 长期应用，易致青少年齿龈增生的药物是（　　）
    A. 地西泮　　　　　　　　B. 乙琥胺
    C. 苯妥英钠　　　　　　　D. 丙戊酸钠
    E. 氟西汀

4. 治疗癫痫失神性发作（小发作）的首选药物是（　　）
    A. 地西泮　　　　　　　　B. 乙琥胺
    C. 氯丙嗪　　　　　　　　D. 戊巴比妥
    E. 苯妥英钠

5. 有关苯妥英钠的正确叙述是（　　）
    A. 口服吸收慢而不规则，肌注生效快
    B. 抗癫痫作用与 Na^+、K^+、Ca^{2+} 通道的开放有关
    C. 血药浓度过高按零级动力学消除，不易中毒
    D. 无诱导肝药酶作用
    E. 无镇静催眠作用

6. 适于治疗癫痫小发作的药物是（　　）
    A. 地西泮　　　　　　　　B. 硝西泮
    C. 苯巴比妥　　　　　　　D. 苯妥英钠
    E. 卡马西平

7. 苯妥英钠的临床适应证是（　　　）

    A. 癫痫小发作　　　　　　　　　B. 癫痫大发作

    C. 癫痫失神性发作　　　　　　　D. 癫痫大发作和局限性发作

    E. 癫痫局限性发作和持续状态

（二）B 型题

    A. 中枢性肌肉松弛作用　　　　　B. 反射性兴奋呼吸作用

    C. 外周性肌肉松弛作用　　　　　D. 阻滞多巴胺受体作用

    E. 抑制 PG 合成作用

8. 注射硫酸镁有（　　　）

9. 注射地西泮有（　　　）

    A. 乙琥胺　　　　　　　　　　　B. 地西泮

    C. 扑米酮　　　　　　　　　　　D. 苯妥英钠

    E. 丙戊酸钠

10. 只对失神性发作有效，对其他无效的药物是（　　　）

11. 除失神性发作以外，对各型癫痫均有效的药物是（　　　）

12. 对所有癫痫都有效的药物是（　　　）

    A. 苯妥英钠　　　　　　　　　　B. 苯巴比妥

    C. 卡马西平　　　　　　　　　　D. 丙戊酸钠

    E. 乙琥胺

13. 具有抗心律失常作用的抗癫痫药物是（　　　）

14. 具有广谱抗癫痫作用的药物是（　　　）

    A. 卡马西平　　　　　　　　　　B. 地西泮

    C. 丙戊酸钠　　　　　　　　　　D. 硫酸镁

    E. 乙琥胺

15. 可用于三叉神经痛的药物是（　　　）

16. 可用于治疗子痫的药物是（　　　）

    A. 肌阵挛性发作　　　　　　　　B. 癫痫精神运动性发作

    C. 癫痫失神性发作　　　　　　　D. 癫痫持续状态

    E. 癫痫大发作

17. 苯妥英钠用于治疗（　　　）

18. 硝西泮用于治疗（　　　）

（三）X 型题

19. 苯妥英钠的不良反应有（　　）

    A. 胃肠道反应　　　　　　　B. 齿龈增生

    C. 过敏反应　　　　　　　　D. 抑制造血

    E. 低钙血症

20. 抗癫痫药的用药原则是（　　）

    A. 正确合理选药　　　　　　B. 剂量由小渐增

    C. 不能突然停药或更换药物　　D. 毒性相似的药物不宜合用

    E. 症状控制后维持用药至少两年

21. 可用于治疗癫痫大发作的药物有（　　）

    A. 乙琥胺　　　　　　　　　B. 卡马西平

    C. 丙戊酸钠　　　　　　　　D. 苯巴比妥

    E. 苯妥英钠

二、填空题

22. 苯妥英钠主要用于除_____以外的各种癫痫，是_____的首选药；还用于治疗_____和_____。

23. 硫酸镁注射产生_____和_____作用，口服则产生_____作用。

24. 硫酸镁过量中毒时应缓慢注射_____来对抗。

三、判断说明题

25. 苯妥英钠抗癫痫的作用原理主要与稳定膜电位有关。

26. 苯妥英钠可用于癫痫大发作、小发作和室性心律失常。

27. 苯妥英钠有镇痛作用，可用于外周神经痛。

28. 丙戊酸钠对各种类型的癫痫均有一定的疗效。

29. 应用硫酸镁导泻，可同时出现血压骤降。

四、简答题

30. 硫酸镁抗惊厥作用的机制是什么？

31. 苯妥英钠的临床用途是什么？

五、论述题

32. 苯妥英钠体内过程的特点是什么？

33. 苯妥英钠作用的分子机制是什么？

参考答案

一、选择题

(一)A 型题

1. D　丙戊酸钠为广谱抗癫痫药,可用于各型癫痫。
2. D　卡马西平对中枢神经痛的作用优于苯妥英钠,而其他药物作用有限。
3. C　为苯妥英钠特有的不良反应,与该药从唾液排出,刺激胶原组织增生有关。
4. B　首选乙琥胺,因其不良反应少。苯妥英钠对癫痫失神性发作无效,且可诱发其发作,机制不明。
5. E　苯妥英钠无中枢抑制作用,故无镇静催眠效应。
6. B　硝西泮主要用于失神性发作、阵挛性发作及幼儿阵挛性发作。
7. D　苯妥英钠为大发作、局限性发作首选药物,临床疗效显著。

(二)B 型题

8. C　硫酸镁为外周性肌肉松弛药,骨骼肌收缩均需 Ca^{2+} 参与。Mg^{2+} 可以特异地拮抗 Ca^{2+} 的作用,从而抑制骨骼肌的收缩。
9. A　地西泮有中枢性肌肉松弛作用,从而抑制外周骨骼肌的收缩。
10. A　乙琥胺是治疗失神性发作的常用药,对其他类型癫痫无效。
11. D　苯妥英钠是治疗癫痫强直-阵挛性发作和单纯部分性发作的首选药;对复杂部分性发作亦有效;但对失神性发作无效。
12. E　丙戊酸钠用于各型癫痫。对失神性发作疗效优于乙琥胺;对强直-阵挛性发作有效,但不及苯妥英钠和卡马西平;对非典型失神性发作的疗效不及氯硝西泮;对复杂部分性发作的疗效近似卡马西平。
13. A　苯妥英钠是治疗癫痫强直-阵挛性发作和单纯部分性发作的首选药。对复杂部分性发作亦有效,但对失神性发作无效。可治疗外周神经痛和心律失常。
14. D　丙戊酸钠对各种类型的癫痫都有一定疗效。
15. A　卡马西平对中枢疼痛综合征疗效优于苯妥英钠。
16. D　硫酸镁注射给药可用于各种原因所致的惊厥,尤其是对子痫、破伤风惊厥有良好的作用。
17. E　苯妥英钠为癫痫大发作、局限性发作首选药物,临床疗效显著。
18. C　硝西泮主要用于失神性发作、阵挛性发作及幼儿阵挛性发作

(三)X 型题

19. ABCDE　以上 5 种均为苯妥英钠的主要不良反应。
20. ABCDE　以上 5 种均为抗癫痫药的用药原则。
21. BCDE　除乙琥胺外,均可用于治疗癫痫大发作。

二、填空题

22. 小发作；大发作；外周神经痛；快速型心律失常
23. 降压；抗惊厥；导泻
24. 氯化钙或葡萄糖酸钙

三、判断说明题

25. 正确。苯妥英钠抗癫痫的药理作用是具有膜稳定作用，可降低细胞膜的兴奋性，使动作电位不易产生，从而阻止病灶高频放电向周围正常脑组织扩散。

26. 不正确。苯妥英钠对癫痫小发作无效。

27. 不正确。苯妥英钠可用于外周神经痛，其机制为膜稳定作用，与镇痛作用无关。

28. 正确。丙戊酸钠为广谱抗癫痫药。

29. 不正确。硫酸镁仅在静脉滴药过量时，可引起呼吸抑制、血压骤降，以至死亡。口服导泻一般不会引起血压骤降。

四、简答题

30. 神经化学传递的分泌和骨骼肌收缩均需 Ca^{2+} 参与。Mg^{2+} 可以特异地拮抗 Ca^{2+} 的作用，从而抑制神经递质的分泌和骨骼肌的收缩，使中枢神经系统的感觉和意识暂时消失及骨骼肌松弛，从而对抗惊厥。

31. ①用于除失神性发作（小发作）以外的所有各型癫痫，尤其用于强直-阵挛性发作（大发作）和部分性发作。②神经疼痛综合征。③快速型心律失常。

五、论述题

32. ①苯妥英钠呈碱性（pH 10.4），刺激性大，不宜作肌内注射。口服吸收慢而不规则，连续服药，须经 6~10 天才达到有效血浆浓度（10~20μg/mL）。②消除速度与血药浓度有关，血药浓度低于 10μg/mL 时，按一级动力学方式消除，$t_{1/2}$ 约 20 小时；高于此浓度时，则按零级动力学方式消除，$t_{1/2}$ 延长至 20~60 小时，易于发生蓄积中毒。③本药常用量时血浆浓度的个体差异亦较大，故临床应注意剂量"个体化"，有条件时最好能在临床血药浓度监控下给药。

33. ①选择性地与失活状态的钠通道（Na^+通道）结合而阻断电压依赖性钠通道，阻止 Na^+ 内流，使 Na^+ 依赖性动作电位不能形成。②选择性阻断 L-型和 N-型钙通道，阻止 Ca^{2+} 的内流，从而降低神经细胞膜的兴奋性。③抑制钙调素激酶的活性，影响突触传递功能，通过抑制突触前膜的磷酸化过程，使 Ca^{2+} 依赖性释放过程减弱，减少谷氨酸等兴奋神经递质的释放；通过抑制突触后膜的磷酸化，减弱递质与受体结合后引起的去极化反应，加上对 Ca^{2+} 通道的阻断作用，产生稳定细胞膜的作用。④选择性地阻断突触传递的强直后增强（post tetanic potentiation，PTP）的形成，阻止病灶高频放电的扩散。

第十五章 抗精神失常药 ▷▷▷▷

一、选择题

(一)A 型题

1. 氯丙嗪临床主要用于（　　）

    A. 精神分裂症、呕吐、人工冬眠

    B. 精神分裂症、发热、帕金森病

    C. 精神分裂症、发热、晕动病

    D. 精神分裂症、休克、呕吐

    E. 呕吐、人工冬眠、抑郁症

2. 氯丙嗪抗精神病的作用机制是（　　）

    A. 阻滞中脑-边缘叶和中脑-皮质通路的 D_2 受体

    B. 抑制脑干网状结构上行激活系统

    C. 阻滞黑质-纹状体通路的 D_2 受体

    D. 阻滞结节-漏斗通路的 D_2 受体

    E. 阻滞 α-肾上腺素受体

3. 长期应用氯丙嗪时最常见的不良反应是（　　）

    A. 便秘   B. 心率减慢

    C. 过敏反应   D. 锥体外系反应

    E. 体位性低血压

4. 小剂量氯丙嗪镇吐作用机制为（　　）

    A. 抑制大脑皮层

    B. 抑制中枢胆碱能神经

    C. 直接抑制延脑呕吐中枢

    D. 阻滞胃黏膜感受器的冲动传递

    E. 阻滞延脑催吐化学感受区的 D_2 受体

5. 某工人在酷暑下工作 3 小时后，出现头痛、恶心、呕吐、谵妄，体温达 41℃。下列哪种处理方法可使病人体温迅速下降（　　）

    A. 用冷水擦浴   B. 立即注射氯丙嗪

    C. 立即用解热镇痛药   D. 转移至通风阴凉处

E. 注射氯丙嗪，同时用冷水擦浴

6. 马普替林的主要适应证为（　　）

    A. 精神分裂症　　　　　　　　B. 神经官能症

    C. 抑郁症　　　　　　　　　　D. 焦虑症

    E. 躁狂症

7. 丙咪嗪如何发挥抗抑郁作用（　　）

    A. 激活脑内 M 受体　　　　　　B. 促进 NA 和 5-HT 释放

    C. 抑制 NA 和 5-HT 释放　　　　D. 促进 NA 和 5-HT 再摄取

    E. 抑制 NA 和 5-HT 再摄取

8. 男，27 岁，近期表现悲观、自卑、少动，对周围事物漠不关心，还伴有食欲低下、失眠，并有自杀倾向。对该病人应采取何药治疗（　　）

    A. 碳酸锂　　　　　　　　　　B. 丙咪嗪

    C. 舒必利　　　　　　　　　　D. 氯氮平

    E. 冬眠灵

（二）B 型题

    A. 阻滞 M 胆碱受体　　　　　　B. 阻滞 α 肾上腺素受体

    C. 阻滞 β 肾上腺素受体　　　　D. 阻滞黑质-纹状体通路的 D_2 受体

    E. 阻滞中脑-边缘叶及中脑-皮质通路的 D_2 受体

9. 氯丙嗪引起体位性低血压是由于（　　）

10. 氯丙嗪引起的帕金森综合征是由于（　　）

    A. 丙咪嗪　　　　　　　　　　B. 舍曲林

    C. 马普替林　　　　　　　　　D. 阿米替林

    E. 三氟拉嗪

11. 选择性抑制 NA 再摄取的抗抑郁药是（　　）

12. 选择性抑制 5-HT 再摄取的抗抑郁药是（　　）

（三）X 型题

13. 冬眠合剂由哪几种药物组成（　　）

    A. 哌替啶　　　　　　　　　　B. 异丙嗪

    C. 氯丙嗪　　　　　　　　　　D. 奋乃静

    E. 三氟拉嗪

14. 丙咪嗪主要不良反应是（　　）

    A. 嗜睡乏力　　　　　　　　　B. 静坐不能

    C. 体位性低血压　　　　　　　D. 共济失调

    E. 阿托品样作用

15. 丙咪嗪的药理作用有（　　）

    A. 阿托品样作用

    B. 直接激活中枢 α 与 5-HT 受体

    C. 大剂量不影响血压

    D. 抑郁症患者用药后情绪提高，精神振奋

    E. 抑制突触前膜对 NA 与 5-HT 的再摄取

二、填空题

16. 氯丙嗪通过阻滞＿＿＿＿而抑制生长激素分泌和促进＿＿＿＿分泌。

17. 氯丙嗪小剂量能抑制＿＿＿＿，大剂量可直接抑制＿＿＿＿发挥镇吐作用，临床可用于治疗＿＿＿＿和＿＿＿＿引起的呕吐，但对刺激前庭引起的呕吐无效。

三、判断说明题

18. 氯丙嗪可阻滞 α、β 受体及 N 受体。

19. 肾上腺素可升高血压，因而可纠正氯丙嗪引起的血压降低。

20. 氯普噻吨是兼具抗焦虑、抗抑郁作用的抗精神病药。

21. 长期使用氯丙嗪治疗精神分裂症易产生耐受性。

22. 碳酸锂可引起甲状腺功能低下，出现甲状腺肿大。

23. 碳酸锂安全范围大，在治疗剂量下不良反应少。

四、简答题

24. 简述氯丙嗪产生锥体外系作用的表现。

25. 氯丙嗪过量或中毒所致血压下降，为什么不能用肾上腺素（AD）急救？

26. 氯丙嗪长期大量用药为什么会出现锥体外系反应？

五、论述题

27. 简述丙咪嗪抗抑郁作用机制。

28. 试述氯丙嗪药理作用与临床应用。

参考答案

一、选择题

（一）A 型题

1. A　氯丙嗪可用于精神分裂症、躁狂症、神经官能症、呕吐、低温麻醉及人工冬眠。通过阻滞中脑-皮质通路中突触后的 D_2 受体和抑制延髓 CTZ 的 D_2 受体发挥抗精神

病和镇吐作用。

2. A 氯丙嗪抗精神病作用主要是阻滞中脑-边缘叶和中脑-皮质通路中突触后的D_2受体。

3. D 长期大量使用氯丙嗪可致锥体外系反应，这是由于阻滞黑质-纹状体通路D_2受体，导致胆碱能神经机能亢进所引起的，可以用中枢性抗胆碱药治疗。

4. E 小剂量氯丙嗪直接阻滞延髓催吐化学感受区（CTZ）D_2受体，产生中枢性镇吐作用。

5. E 氯丙嗪能抑制下丘脑体温调节中枢，从而抑制机体的体温调节作用，使体温随环境温度的变化而升降，配合物理性降温能降低高热者的体温。

6. C 马普替林用于抑郁症患者可明显改善抑郁症状，使患者精神振奋，情绪提高。

7. E 丙咪嗪通过抑制突触前膜的胺类转运体，阻滞去甲肾上腺素及5-HT的再摄取而产生抗抑郁作用，需时较长。

8. B 丙咪嗪对内源性抑郁症有较好的疗效。

（二）B 型题

9. B 氯丙嗪阻滞α肾上腺素受体，可致血管扩张、血压下降，是产生体位性低血压的主要原因，久用易产生耐受性，且副作用多，故不适合高血压的治疗。

10. D 阻滞黑质-纹状体通路的D_2受体，使纹状体中的DA功能减弱，Ach的功能增强而引起的。

11. C 马普替林的作用机制是选择性抑制NA的再摄取。

12. B 舍曲林为选择性5-HT再摄取抑制剂。

（三）X 型题

13. ABC 氯丙嗪、异丙嗪、哌替啶组成冬眠合剂。可使患者深睡，体温和基础代谢及组织耗氧量均降低，进入人工冬眠状态。用于严重感染、高热惊厥及休克等病症的辅助治疗。

14. ACE 丙咪嗪主要不良反应有阿托品样作用、中枢神经系统反应（嗜睡、乏力等）、过敏反应。

15. ADE 丙咪嗪通过抑制突触前膜的胺类转运体，阻滞去甲肾上腺素及5-HT的再摄取而产生抗抑郁作用；并可阻滞M受体，产生阿托品样作用。

二、填空题

16. 下丘脑垂体通路的D_2受体；催乳素
17. 延髓催吐化学感受区D_2受体；呕吐中枢；癌症；放射病药物

三、判断说明题

18. 不正确。氯丙嗪可阻滞DA受体、α受体和M受体。

19. 不正确。氯丙嗪可阻滞 α 受体，可翻转肾上腺素的升压作用。故不能用肾上腺素升压，而用去甲肾上腺素升压。

20. 正确。氯普噻吨具有抗精神病作用，兼有镇静、抗抑郁作用。

21. 不正确。氯丙嗪治疗精神病不易产生耐受性。

22. 正确。碳酸锂有抗甲状腺作用，可引起甲状腺功能低下、甲状腺肿大等。

23. 不正确。碳酸锂有毒性反应，安全范围窄，不良反应多。

四、简答题

24. 应用氯丙嗪产生锥体外系反应的表现有：①急性肌张力障碍。②帕金森综合征。③静坐不能。④迟发性运动障碍。

25. 氯丙嗪中毒引起血压降低，不能用肾上腺素升压。这是因为氯丙嗪阻滞了 α 受体，当用肾上腺素时，无 α 受体升压效应，此时 β 受体效应得以充分表现，出现血压翻转作用，故不宜选用，而应选用主要激动 α 受体之去甲肾上腺素。

26. 氯丙嗪长期大量应用时由于阻断黑质-纹状体 DA 通路 D_2 受体，使胆碱能神经元功能相对亢进而产生帕金森综合征、急性肌张力障碍、静坐不能锥体外系反应。长期阻断 DA 受体后，受体上调作用导致的增敏作用，常在减量或停用氯丙嗪时出现迟发性运动障碍。

五、论述题

27. 丙咪嗪通过抑制脑内神经元对 NA 和 5-HT 的再摄取，使突触间隙中 NA 和 5-HT 浓度增高，促进突触传递功能，从而发挥抗抑郁作用。

28. （1）中枢神经系统作用：①抗精神病：用药后幻觉、妄想症状消失，情绪安定，理智恢复，用于各型精神分裂症，对急性者疗效较好，无根治作用，需长期用药以维持疗效；也用于躁狂症及其他精神病伴有兴奋、紧张及妄想者。②镇吐：对各种原因引起的呕吐（除晕动病外）都有效。③影响体温调节：用药后体温随环境温度而升降。用于低温麻醉与冬眠疗法。④加强中枢抑制药作用，合用时宜减量。⑤镇静。

（2）植物神经系统作用：阻滞 α、M 受体，主要引起血压下降、口干等副作用。

（3）内分泌系统作用：阻断结节-漏斗 DA 通路的 D_2 样受体，使下丘脑催乳素释放抑制因子、卵泡刺激素释放因子、黄体生成素释放因子及 ACTH 的分泌受到抑制，增加催乳素的分泌，抑制促性腺激素。

第十六章　治疗中枢神经系统退行性疾病药 ▷▷▷▷

一、选择题

（一）A 型题

1. 关于左旋多巴的叙述，错误的是（　　）
   A. 治疗肝昏迷
   B. 治疗震颤麻痹
   C. 不宜与维生素 B_6、利血平合用
   D. 治疗氯丙嗪引起的锥体外系反应
   E. 在脑内转化为多巴胺后呈现药理作用

2. 下列哪项是左旋多巴治疗帕金森病的重要辅助药（　　）
   A. 卡比多巴
   B. 氯丙嗪
   C. 利血平
   D. 苯丙乙肼
   E. 维生素 B_6

3. 左旋多巴治疗帕金森病的机制是（　　）
   A. 阻滞胆碱能受体
   B. 增强脑内 DA 的含量
   C. 抑制外周脱羧酶活性
   D. 增强多巴胺受体的敏感性
   E. 直接激动中枢的多巴胺受体

4. 下列关于左旋多巴的描述错误的是（　　）
   A. 轻症及年轻患者疗效好
   B. 卡比多巴可增强左旋多巴的抗帕金森病作用
   C. 对肌肉震颤症状疗效较差
   D. 可用于抗精神病药引起的帕金森综合征
   E. 对肌肉僵直和运动困难疗效好

5. 具有抗病毒作用的抗帕金森病药物是（　　）
   A. 左旋多巴
   B. 卡比多巴
   C. 金刚烷胺
   D. 司来吉兰
   E. 溴隐亭

6. 下列有关左旋多巴的论述，正确的是（　　）
   A. 大剂量静注可诱发肝昏迷

B. 与氯丙嗪合用于帕金森病能增加疗效

C. 与单胺氧化酶抑制剂合用对高血压有效

D. 维生素 B_6 能增加左旋多巴抗帕金森病的疗效

E. 实际进入中枢神经系统来发挥作用的不到用量的 1%

7. 下列有关左旋多巴的论述，不正确的是（　　　）

A. 口服易吸收

B. 主要在小肠经被动转运迅速吸收

C. 大量蓄积在外周的 DA 可引起不良反应

D. 仅约1%的左旋多巴进入中枢而发挥作用

E. 吸收后，迅速在外周被多巴脱羧酶脱羧转化为 DA

8. 不属于胆碱酯酶抑制剂的是（　　　）

A. 毒扁豆碱 B. 加兰他敏
C. 美曲膦酯 D. 占诺美林
E. 石杉碱甲

9. 中国学者发现的高选择性胆碱酯酶（AchE）抑制剂是（　　　）

A. 美金刚 B. 多奈哌齐
C. 占诺美林 D. 石杉碱甲
E. 毒扁豆碱

10. 占诺美林兴奋的 M 受体是（　　　）

A. M_1受体 B. M_2受体
C. M_3受体 D. M_4受体
E. M_5受体

（二）B 型题

A. 卡比多巴 B. 金刚烷胺
C. 溴隐亭 D. 苄丝肼
E. 安坦

11. 单独应用对帕金森病基本无作用的药物是（　　　）

12. 常与左旋多巴制成复方制剂的药物是（　　　）

（三）X 型题

13. 左旋多巴的不良反应是（　　　）

A. 肝昏迷 B. 开-关现象
C. 精神障碍 D. 胃肠道反应
E. 心血管反应

14. 以下关于金刚烷胺描述正确的是（　　　）

A. 抗胆碱作用较弱 B. 起效快，维持时间短

C. 可提高 DA 受体的敏感性　　　　D. 与左旋多巴合用有协同作用

E. 可促进 DA 释放，抑制 DA 再摄取

15. 可用于治疗震颤麻痹的药物有（　　　）

A. 溴隐亭　　　　　　　　　　　B. 氯丙嗪

C. 苯海索　　　　　　　　　　　D. 左旋多巴

E. 东莨菪碱

二、填空题

16. 左旋多巴的不良反应大多是由于左旋多巴在_____生成的_____大量堆集所引起的。

17. 左旋多巴的不良反应主要有_____、_____、_____、_____。

18. 阿尔茨海默病（AD）患者脑中胆碱能神经功能_____是认知、记忆功能障碍的主要原因之一。

19. 神经生长因子增强剂是一些具有_____和_____作用的蛋白质。

三、判断说明题

20. 99% 的左旋多巴可进入中枢神经系统产生作用。

21. 左旋多巴可直接激动 DA 受体产生抗震颤麻痹的作用。

22. 用左旋多巴治疗帕金森病如同服维生素 B_6 会增大不良反应，降低疗效。

23. 单用卡比多巴也有抗震颤麻痹作用。

24. AD 的特点是渐进性的认知、行为、智能三方面的减退，理想的治疗应针对上述三方面。

四、简答题

25. 目前临床常用治疗帕金森病的药物主要分哪两类？请各列举 1~2 个代表药物。

26. 简述当前普遍认为 AD 发病的主要原因。主要治疗药物包括哪两类？

五、论述题

27. 左旋多巴对帕金森病的治疗，在疗效上有何特点？

参考答案

一、选择题

（一）A 型题

1. D　左旋多巴对吩噻嗪类抗精神病药引起的锥体外系症状无效，因吩噻嗪类药物

已阻滞了中枢 DA 受体，使 DA 无法发挥作用。

2. A　卡比多巴是左旋多巴治疗帕金森病的重要辅助药。氯丙嗪能引起帕金森综合征，又能阻断中枢多巴胺受体，对抗左旋多巴作用；利血平可耗竭纹状体中的 DA，降低左旋多巴疗效；苯丙乙肼抑制单胺氧化酶，使 DA 和 NA 降解减慢，导致高血压危象，禁止与左旋多巴合用；维生素 B_6 加速左旋多巴在外周脱羧转化成 DA，加重其外周的不良反应，降低其疗效。

3. B　左旋多巴容易通过血脑屏障进入脑组织，而在脑内脱羧酶的作用下生成 DA，增强脑内 DA 的含量，补充了纹状体中多巴胺的不足，而治疗帕金森病。

4. D　对吩噻嗪类抗精神病药引起的锥体外系症状无效，因吩噻嗪类药物已阻滞了中枢 DA 受体，使 DA 无法发挥作用。

5. C　金刚烷胺可用于预防 A_2 型流感。

6. E　大部分左旋多巴在外周被脱羧酶脱羧代谢，实际进入中枢神经系统来发挥作用的不到用量的 1%。

7. B　主要在小肠经主动转运迅速吸收，而不是被动转运吸收。

8. D　占诺美林是选择性 M_1 受体激动药。

9. D　石杉碱甲是中国学者从天然植物中提取的一种生物碱。

10. A　占诺美林对 M_1 受体选择性最高。

（二）B 型题

11. A　卡比多巴为较强的脱羧酶抑制剂，不能通过血脑屏障而进入脑内，单独应用也无药理作用。

12. A　卡比多巴和左旋多巴合用时，可减少左旋多巴的用量和提高左旋多巴的疗效，故常以 1∶10 的比例关系与左旋多巴制成复方制剂合用。

（三）X 型题

13. BCDE　左旋多巴可用于急性肝功能衰竭所致的肝昏迷，纠正神经传导功能的紊乱，使患者由昏迷转为苏醒，而不是引起肝昏迷。

14. ABDE　金刚烷胺作用机制为促进 DA 能神经末梢释放 DA，作用快、短、弱。

15. ACDE　氯丙嗪长期大剂量使用可引起震颤麻痹，而非可治疗震颤麻痹。

二、填空题

16. 外周；多巴胺

17. 肠道反应；心血管反应异常；运动障碍；精神障碍

18. 降低

19. 促进神经系统发育；维持神经系统功能

三、判断说明题

20. 不正确。仅有 1% 的左旋多巴可进入中枢神经系统产生作用。

21. 不正确。左旋多巴必须转化为 DA，才能激动 DA 受体产生抗震颤麻痹的作用。

22. 正确。维生素 B$_6$为多巴脱羧酶的辅基，可增加左旋多巴的外周副作用，降低疗效。

23. 不正确。卡比多巴仅为脱羧酶抑制剂，不能通过血脑屏障而进入脑内激动 DA 受体产生抗震颤麻痹的作用。

24. 正确。但目前所有的治疗手段却只能缓解某些症状，却无法阻止痴呆的发展。

四、简答题

25. ①拟多巴胺药，如左旋多巴、卡比多巴，是应用最多的药物；②中枢抗胆碱药，如苯海索、苯扎托品。

26. 当前普遍认为 AD 发病的主要原因是胆碱能神经的功能不足。胆碱酯酶抑制剂和替代性胆碱类药物是目前 AD 治疗的主要药物。

五、论述题

27. 左旋多巴对约 75% 的帕金森病患者具有良好疗效，其特点为：①疗效与黑质-纹状体多巴胺能神经变性严重程度有关，对轻症及年轻患者疗效较好，而对重症及年老患者疗效较差。②对肌肉强直及运动徐缓患者疗效较好，而对肌肉震颤患者疗效较差。③起效慢，用药初期疗效显著，用药 2~3 周后患者体征明显改善，用药 1~6 个月后可获得最大疗效，但 3~5 年后疗效已不显著，其原因可能与黑质-纹状体多巴胺能神经进行性变性、缺失，受体下调或其他补偿机制有关。此外，左旋多巴对吩噻嗪类等抗精神病药引起的锥体外系不良反应无效，因吩噻嗪类药物阻断了中枢多巴胺受体，使脑内生成的 DA 无法发挥作用。

第十七章 解热镇痛抗炎药与抗痛风药 ▷▷▷▷

一、选择题

（一）A 型题

1. 小剂量阿司匹林预防血栓生成的机制是（　　）
    A. 抑制白三烯的生成　　　　　B. 抑制 PGE_2 的生成
    C. 抑制 PGF_2 的生成　　　　　D. 抑制 PGI_2 的生成
    E. 抑制 TXA_2 的生成

2. 阿司匹林可用于（　　）
    A. 月经痛　　　　　　　　　　B. 胆绞痛
    C. 心绞痛　　　　　　　　　　D. 术后剧痛
    E. 胃肠痉挛绞痛

3. 对乙酰氨基酚用于治疗（　　）
    A. 急性痛风　　　　　　　　　B. 感冒发热
    C. 急性风湿热　　　　　　　　D. 预防血栓形成
    E. 类风湿关节炎

4. 不属于阿司匹林不良反应的是（　　）
    A. 水钠潴留　　　　　　　　　B. 出血时间延长
    C. 听力减退、耳鸣　　　　　　D. 荨麻疹等过敏反应
    E. 诱发胃溃疡和胃出血

5. 抑制环氧酶最强的药物是（　　）
    A. 布洛芬　　　　　　　　　　B. 保泰松
    C. 阿司匹林　　　　　　　　　D. 吲哚美辛
    E. 吡罗昔康

6. 阿司匹林可抑制（　　）
    A. 环氧酶　　　　　　　　　　B. 脂氧酶
    C. 磷脂酶 A_2　　　　　　　　D. 氧化物酶
    E. 腺苷酸环化酶

7. 治疗急性痛风效果较好的药物是（　　）
    A. 阿司匹林　　　　　　　　　B. 甲酚那酸

  C. 秋水仙碱   D. 吲哚美辛

  E. 舒林酸

8. 可抑制黄嘌呤氧化酶，减少尿酸生成的药物是（ ）

  A. 别嘌醇   B. 丙磺舒

  C. 秋水仙碱   D. 磺吡拉宗

  E. 苯溴马隆

9. 患者急性痛风发作，关节疼痛症状明显，应首选的药物是（ ）

  A. 秋水仙碱   B. 布洛芬

  C. 保泰松   D. 别嘌醇

  E. 丙磺舒

（二）B 型题

  A. 对乙酰氨基酚   B. 阿司匹林

  C. 塞来昔布   D. 非那西丁

  E. 布洛芬

10. 属于选择性环氧合酶-2 抑制剂的是（ ）

11. 能引起胃溃疡的是（ ）

（三）X 型题

12. 下列关于阿司匹林叙述正确的是（ ）

  A. 属于有机酸类   B. 用于头疼、牙疼等

  C. 主要以原形经尿排出   D. 能缓解风湿病的症状

  E. 大剂量时按零级动力学消除

13. "阿司匹林哮喘"产生的原因有（ ）

  A. 抗原-抗体反应   B. PG 的生物合成减少

  C. 白三烯等物质合成增加   D. 与 β_2 受体的功能无关

  E. 因 5-HT 生成增多

二、填空题

14. 阿司匹林的不良反应包括 _____、_____、_____、_____、_____等。

15. 阿司匹林的药理作用是_____、_____、_____、_____。

16. 阿司匹林属于非_____类抗炎药，其作用机制是抑制_____，使_____生成减少。

17. 内源性 PG 对胃黏膜具有_____，阿司匹林抑制胃黏膜合成，故可诱发_____与_____。

18. 治疗急性痛风的药物种类主要有_____和_____。

三、判断说明题

19. 阿司匹林与双香豆素合用，能降低双香豆素的血药浓度，而易致凝血。
20. 秋水仙碱是治疗急性痛风的最常用药物。

四、简答题

21. 简述解热镇痛抗炎药的分类及其代表药。

五、论述题

22. 试述小剂量阿司匹林防止血栓形成的机制。
23. 试述对乙酰氨基酚的作用特点及不良反应。

参考答案

一、选择题

（一）A 型题

1. E　小剂量阿司匹林抑制 TXA_2 合成酶，减少 TXA_2 的合成，因而抑制血小板聚集，防止血栓形成。
2. A　阿司匹林与吗啡类镇痛药不同，仅有中等程度镇痛作用，对各种严重创伤性剧痛及内脏绞痛无效，只适于慢性钝痛，如月经痛、牙痛等。
3. B　对乙酰氨基酚解热镇痛作用缓和持久，解热作用与阿司匹林相似，镇痛作用较强，抗炎作用很弱，无预防血栓作用。
4. A　阿司匹林系水杨酸类药，具有胃肠道反应、凝血障碍、水杨酸反应、过敏反应等不良反应。
5. D　吲哚美辛为作用最强的环氧合酶抑制药之一，不良反应多见：胃肠道反应、头疼、眩晕、精神异常、造血功能抑制及过敏反应。
6. A　阿司匹林能使血小板中环氧酶活性中心丝氨酸乙酰化而失活，从而减少血栓的生成。
7. C　秋水仙碱能抑制急性发作时粒细胞浸润、代谢及吞噬功能，对急性痛风性关节炎有选择性作用，疗效极佳。
8. A　别嘌醇抑制黄嘌呤氧化酶，减少尿酸生成。
9. A　应首选秋水仙碱用于急性痛风性关节炎

（二）B 型题

10. C　塞来昔布是选择性环氧合酶-2 抑制药。

11. B　阿司匹林直接刺激胃黏膜，引起胃黏膜损害。

（三）X 型题

12. ABDE　阿司匹林吸收后水解为水杨酸，后者主要经肝代谢，与甘氨酸或葡萄糖醛酸结合后从肾排泄。

13. BCD　阿司匹林哮喘是由于阿司匹林抑制环氧酶，使 PG 合成受阻，使白三烯及其他脂氧酶代谢产物增多，内源性支气管收缩物质居于优势，导致支气管痉挛，诱发哮喘。

二、填空题

14. 胃肠道反应（胃溃疡、出血）；凝血障碍；水杨酸反应；过敏反应（阿司匹林哮喘）；瑞夷综合征

15. 解热；镇痛；抗炎抗风湿；抑制血小板聚集

16. 甾体；环氧酶；前列腺素

17. 保护作用 PG；胃溃疡；胃出血

18. 秋水仙碱类；非甾体抗炎药

三、判断说明题

19. 不正确。阿司匹林与双香豆素合用时，可从血浆蛋白结合部位置换后者，使游离型双香豆素的血浓度提高，增强其抗凝血作用，易致出血。

20. 正确。秋水仙碱是治疗急性痛风的经典药物，能迅速控制急性痛风性关节炎。

四、简答题

21. 常用解热镇痛抗炎药按化学结构可分为：①水杨酸类，如阿司匹林。②苯胺类，如对乙酰氨基酚。③吡唑酮类，如保泰松。④丙酸类，如布洛芬。⑤乙酸类，如吲哚美辛。⑥灭酸类，如甲灭酸。⑦昔康类，如吡罗昔康。

五、论述题

22. 血小板产生的血栓烷 A_2（TXA_2）是强大的血小板释放及聚集的诱导物，它可直接诱发血小板释放 ADP，进一步加速血小板的聚集过程。小剂量阿司匹林可抑制 TXA_2 合成酶，减少 TXA_2 的合成，从而抑制血小板聚集，防止血栓形成。但阿司匹林在大剂量时也能抑制血管壁内环氧酶，减少前列环素（PGI_2）的合成。PGI_2 是 TXA_2 的生理对抗剂，其合成减少可能促进凝血及血栓形成。

23. ①作用特点是解热镇痛作用缓和持久，解热作用与阿司匹林相似，镇痛作用较强，而抗炎抗风湿作用很弱，对凝血功能几乎无影响。②不良反应较少，对胃无刺激，偶见过敏反应，大剂量可致肝损害，久用致肾损害。

第十八章　镇痛药 ▷▷▷▷

一、选择题

（一）A 型题

1. 不属于吗啡的作用是（　　）
   A. 镇痛　　　　　　　　　B. 镇静
   C. 镇咳　　　　　　　　　D. 止吐
   E. 止泻

2. 治疗胆绞痛，吗啡需合用阿托品的目的是（　　）
   A. 减弱吗啡的成瘾性　　　　B. 对抗吗啡的呼吸抑制作用
   C. 对抗吗啡引起的瞳孔缩小　　D. 对抗吗啡引起嗜睡的副作用
   E. 解除吗啡所致的胆道括约肌痉挛

3. 吗啡一般不用于治疗（　　）
   A. 肺水肿　　　　　　　　B. 急性锐痛
   C. 心肌梗死　　　　　　　D. 心源性哮喘
   E. 急、慢性消耗性剧烈腹泻

4. 下列关于哌替啶的描述错误的是（　　）
   A. 可用于麻醉前给药　　　B. 可用于支气管哮喘
   C. 可用于治疗肺水肿　　　D. 可代替吗啡用于各种剧痛
   E. 可与氯丙嗪、异丙嗪组成冬眠合剂

（二）X 型题

5. 吗啡与哌替啶的共性有（　　）
   A. 产生依赖性　　　　　　B. 用于人工冬眠
   C. 激动中枢阿片受体　　　D. 引起体位性低血压
   E. 提高胃肠平滑肠及括约肌张力

6. 哌替啶的临床应用为（　　）
   A. 心源性哮喘　　　　　　B. 冬眠疗法
   C. 各种剧痛　　　　　　　D. 麻醉前用药
   E. 剧烈咳嗽

7. 属于非麻醉品（BCE）的药物是（　　）
 A. 芬太尼   B. 喷他佐辛
 C. 罗通定   D. 哌替啶
 E. 美沙酮
8. 可缓解心源性哮喘症状的药物有（　　）
 A. 毒毛花苷 K   B. 呋塞米
 C. 哌替啶   D. 氨茶碱
 E. 吗啡
9. 吗啡的不良反应有（　　）
 A. 便秘   B. 成瘾性
 C. 排尿困难   D. 恶心、呕吐
 E. 粒性白细胞减少
10. 吗啡的药理作用有（　　）
 A. 镇痛   B. 镇静
 C. 镇咳   D. 镇吐
 E. 扩张脑血管
11. 哌替啶的药理作用有（　　）
 A. 镇痛   B. 镇静
 C. 镇咳   D. 缩瞳
 E. 扩张脑血管

二、填空题

12. _____为最常用的阿片受体激动药；_____是阿片受体部分激动药；_____是阿片受体拮抗药。
13. 吗啡可用于_____哮喘，而禁用于_____哮喘。
14. 哌替啶在 CNS 方面与吗啡不同的作用是_____和_____。

三、判断说明题

15. 吗啡和喷他佐辛合用可增强吗啡的镇痛作用。
16. 分娩止痛可用吗啡或哌替啶，因为它们均不易通过胎盘抑制新生儿呼吸。
17. 哌替啶对呼吸中枢有抑制作用，故支气管哮喘禁用。
18. 哌替啶中毒时发生的呼吸抑制、昏迷等症状，可注射纳洛酮解救。

四、简答题

19. 哌替啶的主要用途是什么？

五、论述题

20. 哌替啶、阿司匹林、阿托品各用于什么性质的疼痛？各药的主要不良反应是

什么?

21. 吗啡为什么可以用于治疗心源性哮喘,而禁用于支气管哮喘?

22. 请叙述哌替啶的作用特点。

参考答案

一、选择题

(一)A 型题

1. D 吗啡无止吐作用,反可因兴奋催吐化学感受器而致吐。

2. E 吗啡可兴奋胆道括约肌,诱发和加重胆绞痛,而阿托品有对抗吗啡所致的胆道括约肌痉挛的作用。

3. C 心肌梗死时,多伴有低血压的情况,而吗啡扩张外周血管,可加重低血压,甚至引发休克。

4. B 哌替啶可收缩支气管平滑肌,诱发支气管哮喘,且对呼吸中枢有抑制作用,故禁用于支气管哮喘的病人。

(二)X 型题

5. ACDE 吗啡不用于人工冬眠。

6. ABCD 哌替啶不能用于剧烈咳嗽,因为哌替啶无镇咳作用。

7. BCE 因为该三药无明显的依赖性(成瘾性)。

8. ABCDE 因为该五药均可从不同方面解除左心衰,缓解心源性哮喘症状。

9. ABCD 吗啡无粒性白细胞减少作用。

10. ABCE 吗啡无镇吐作用,反可因兴奋催吐化学感受器而致吐。

11. ABE 哌替啶无镇咳作用,也不引起缩瞳。

二、填空题

12. 哌替啶;喷他佐辛(烯丙吗啡);纳洛酮(纳曲酮)

13. 心源性;支气管

14. 无镇咳作用;不引起缩瞳

三、判断说明题

15. 不正确。喷他佐辛(镇痛新)为阿片受体部分激动剂,当与激动剂吗啡合用可呈现部分拮抗作用,减弱吗啡的镇痛作用。

16. 不正确。吗啡可对抗催产素兴奋子宫的作用,延缓产程,不可用于分娩止痛。哌替啶无抗催产素兴奋子宫的作用,故一般不延缓产程,可用于分娩止痛,但临产前

2~4小时内禁用。

17. 正确。哌替啶可收缩支气管平滑肌，诱发支气管哮喘，且对呼吸中枢有抑制作用，故禁用于支气管哮喘的病人。

18. 正确。因为哌替啶也是阿片受体激动剂，中毒可用阿片受体拮抗剂纳洛酮解救。

四、简答题

19. ①镇痛：代替吗啡用于各种原因所致的剧痛；还可用于分娩止痛，临产前2~4小时内不宜使用。②麻醉前给药。③人工冬眠。④治疗心源性哮喘。

五、论述题

20. ①哌替啶中枢镇痛作用强大，用于各种急性锐痛与癌性疼痛，主要不良反应为依赖性及呼吸抑制。②阿司匹林具外周性镇痛作用，作用较弱，主要用于慢性钝痛，如感冒头痛、关节痛、肌肉痛、月经痛等，主要不良反应为胃肠道反应（诱发溃疡）、凝血障碍、水杨酸反应等。③阿托品是 M 受体阻断药，对痉挛性平滑肌有解痉作用，主要用于胃肠绞痛，对胆、肾绞痛等剧烈疼痛，须与哌替啶合用，主要不良反应为口干、视力模糊、心悸、皮肤潮红等。

21. 吗啡可以用于治疗心源性哮喘是因为：①降低呼吸中枢对 CO_2 的敏感性，使急促浅表的呼吸得以缓解。②扩张外周血管，减少回心血量，减轻心脏负担，有利于肺水肿的消除。③镇静作用，可减轻患者的焦虑情绪，间接减轻心脏的耗氧量。吗啡禁用于支气管哮喘的原因是：因吗啡抑制呼吸中枢，并兴奋支气管平滑肌，使呼吸更加困难。

22. 哌替啶的作用特点为：①镇痛效力为吗啡的 1/10，而且维持时间短。②等效镇痛剂量时呼吸抑制作用同吗啡。③无明显镇咳作用，也不引起缩瞳。④对平滑肌兴奋作用时间短，一般不引起便秘，也无止泻作用。⑤无对抗催产素兴奋子宫的作用，故一般不延缓产程，可用于分娩止痛，但临产前 2~4 小时内禁用。⑥提高胆道括约肌张力，引起体位性低血压和致颅内压升高三种作用，与吗啡相似。⑦欣快感及成瘾性较吗啡轻。

第十九章　中枢兴奋药 ▷▷▷▷

一、选择题

（一）A 型题

1. 咖啡因舒张支气管平滑肌的机制是（　　　）
   - A. 激动 α 受体
   - B. 阻滞 H 受体
   - C. 阻滞 M 受体
   - D. 激动 β 受体
   - E. 阻滞腺苷受体

2. 吗啡急性中毒引起的呼吸抑制，首选的中枢兴奋药是（　　　）
   - A. 回苏灵
   - B. 咖啡因
   - C. 哌醋甲酯
   - D. 山梗菜碱
   - E. 尼可刹米

3. 新生儿窒息、CO 中毒首选（　　　）
   - A. 山梗菜碱
   - B. 尼可刹米
   - C. 氯酯醒
   - D. 回苏灵
   - E. 哌甲酯

4. 小儿遗尿症，应选用的药物是（　　　）
   - A. 尼可刹米
   - B. 哌甲酯
   - C. 匹莫林
   - D. 洛贝林
   - E. 咖啡因

（二）B 型题

   - A. 儿童多动症
   - B. 新生儿窒息
   - C. 一氧化碳中毒
   - D. 严重传染病中毒引起的昏睡
   - E. 颅脑外伤昏迷所致的意识障碍

5. 哌甲酯临床主要用于（　　　）
6. 咖啡因临床主要用于（　　　）

（三）X 型题

7. 咖啡因的药理作用是（　　　）

  A. 利尿作用   B. 促进胃酸分泌

  C. 中毒量可兴奋脊髓   D. 小剂量可减轻疲劳，振奋精神

  E. 较大剂量可间接兴奋延脑呼吸中枢

二、填空题

8. 中枢兴奋药根据作用部位的不同可分为_____、_____和_____三类。

9. 咖啡因有收缩脑血管作用，常与_____配伍治疗偏头痛，并可与_____配伍治疗感冒头痛。

10. 主要兴奋延髓呼吸中枢的药物有_____、_____、_____等。

11. 尼可刹米兴奋呼吸是由于_____和_____。

12. 山梗菜碱兴奋呼吸是由于_____和_____的化学感觉器。

三、判断说明题

13. 中枢兴奋药过量中毒均可出现惊厥。

四、简答题

14. 中枢兴奋药按作用部位可分几类？各类列举一个代表药。

参考答案

一、选择题

（一）A 型题

1. E 咖啡因直接与神经元突触后膜上 A_1 型腺苷受体结合，阻滞腺苷的抑制性效应。

2. E 吗啡中毒引起死亡的主要原因是呼吸深度抑制。尼可刹米可直接兴奋延髓呼吸中枢，并能刺激颈动脉体和主动脉体化学感觉器，反射性地兴奋呼吸中枢，使呼吸加深加快。

3. A 山梗菜碱治疗量时对呼吸中枢无直接兴奋作用，主要刺激颈动脉体和主动脉体化学感觉器，反射性地兴奋呼吸中枢，作用快、短而弱。临床上常用于新生儿窒息、小儿感染性疾病引起的呼吸衰竭及一氧化碳中毒等。

4. B 哌甲酯可使皮层处于活跃状态，易被尿意唤醒。

（二）B 型题

5. A 哌甲酯可用于小儿多动综合征。

6. D 咖啡因直接与神经元突触后膜上 A_1 型腺苷受体结合，阻滞腺苷的抑制性效

应，可用于严重传染病和中枢抑制药中毒所引起的昏睡、呼吸、循环抑制等。

（三）X 型题

7. ABCD　咖啡因小剂量可减轻疲劳，振奋精神，较大剂量可直接兴奋延脑呼吸中枢，中毒量可兴奋脊髓，还有利尿作用及促进胃酸分泌。

二、填空题

8. 主要兴奋大脑皮质的药物；主要兴奋延髓呼吸中枢的药物；主要兴奋脊髓的药物

9. 麦角胺；解热镇痛药

10. 尼可刹米；回苏灵；洛贝林（或贝美格等）

11. 直接兴奋延脑呼吸中枢；刺激颈动脉体和主动脉体化学感觉器。

12. 刺激颈动脉体；主动脉体

三、判断说明题

13. 正确。中枢兴奋药随着用药剂量的增加，最后都会兴奋整个中枢神经系统，导致惊厥。

四、简答题

14. 可分为三类：①主要兴奋大脑皮质的药物，如咖啡因。②主要兴奋延髓呼吸中枢的药物，如尼可刹米。③主要兴奋脊髓的药物，如士的宁。

第四篇 影响自身活性物质的药物

第二十章 组胺及抗组胺药 ▷▷▷▷

一、选择题

（一）A 型题

1. 抗组胺药的作用机制是（　　）
   A. 加速组胺代谢
   B. 抑制组胺合成
   C. 抑制组胺释放
   D. 竞争性阻滞组胺受体
   E. 与组胺结合，使组胺失去活性

2. 苯海拉明与阿司咪唑共有的药理作用是（　　）
   A. 对抗组胺引起的血管扩张
   B. 抑制中枢神经
   C. 抑制胃酸分泌
   D. 防晕、止吐
   E. 抗胆碱

3. 中枢抑制作用最强的 H_1 受体阻断药是（　　）
   A. 异丙嗪
   B. 曲吡那敏
   C. 氯苯那敏
   D. 氯雷他定
   E. 美克洛嗪

4. 西咪替丁治疗十二指肠溃疡的机制是（　　）
   A. 中和胃酸
   B. 抗幽门螺杆菌
   C. 抑制胃蛋白酶活性
   D. 在胃内形成保护膜，覆盖溃疡面
   E. 阻滞胃壁细胞 H_2 受体，抑制胃酸分泌

5. 某驾驶员患有过敏性鼻炎，工作期间宜使用（　　）

    A. 羟嗪 　　　　　　　　B. 异丙嗪

    C. 苯海拉明 　　　　　　D. 西替利嗪

    E. 布克利嗪

（二）B 型题

    A. 组胺 　　　　　　　　B. 法莫替丁

    C. 特非那定 　　　　　　D. 苯海拉明

    E. 阿司咪唑

6. 治疗胃、十二指肠溃疡的药物是（　　）

7. 防晕动病的药是（　　）

（三）X 型题

8. 组胺的作用是（　　）

    A. 心脏兴奋 　　　　　　　　　　B. 使胃酸分泌增加

    C. 使支气管、胃肠平滑肌收缩 　　D. 使血管扩张，血管通透性增加

    E. 刺激感觉神经末梢，出现皮肤瘙痒

9. H_1受体阻断药的适应证是（　　）

    A. 荨麻疹 　　　　　　　　B. 过敏性鼻炎

    C. 过敏性休克 　　　　　　D. 过敏性哮喘

    E. 血管神经性水肿

二、名词解释

10. 三重反应

三、填空题

11. 大多数 H_1受体阻断剂常见的不良反应是＿＿＿＿，无此作用的药物有＿＿＿＿。

12. H_2受体阻断药用于治疗＿＿＿＿、＿＿＿＿和＿＿＿＿。

四、判断说明题

13. H_1受体阻断药均可引起中枢抑制。

14. 组胺可使血管平滑肌收缩，非血管平滑肌舒张。

五、简答题

15. 第二代 H_1受体阻断药有何特点？有哪些药物？

六、论述题

16. 为什么合用 H_1 受体阻断剂和 H_2 受体阻断剂才能完全对抗组胺引起的心血管效应？

17. 为什么西咪替丁能影响华法林、苯妥英钠、普萘洛尔和钙通道阻断药等药物的作用？

参考答案

一、选择题

（一）A 型题

1. D　抗组胺药化学结构与组胺相似，能竞争性与组胺受体亲和，但没有内在活性，呈现抗组胺作用。

2. A　苯海拉明和阿司咪唑都是 H_1 受体阻断药，能对抗组胺引起的血管扩张，使血管通透性增加。但是，后者是第二代药物，不能通过血脑屏障，几乎无抑制中枢、防晕、止吐和抗胆碱作用。

3. A　这些 H_1 受体阻断药的中枢抑制作用强弱依次为：异丙嗪、曲吡那敏、美克洛嗪、氯苯那敏、氯雷他定。氯雷他定是第二代药物。

4. E　西咪替丁治疗十二指肠溃疡的机制是阻滞胃壁细胞 H_2 受体，抑制胃酸分泌。

5. D　第一代 H_1 受体阻断药可通过血脑屏障，有不同程度的中枢抑制作用，表现为镇静、嗜睡、乏力等中枢抑制现象，因此，驾驶员或高空作业者工作期间不宜使用。第二代药物如阿司咪唑和西替利嗪等不易透过血脑屏障，故无中枢抑制作用。

（二）B 型题

6. B　法莫替丁是 H_2 受体阻断药，能阻滞胃壁细胞 H_2 受体，抑制胃酸分泌，用于治疗胃、十二指肠溃疡。特非那定、苯海拉明和阿司咪唑（息斯敏）是 H_1 受体阻断药。组胺能促进胃酸分泌。

7. D　特非那定、苯海拉明和阿司咪唑（息斯敏）虽都是 H_1 受体阻断药，但是，特非那定和阿司咪唑为第二代药物，不能通过血脑屏障，几无防晕、止吐作用。苯海拉明防晕动病作用强。

（三）X 型题

8. ABCDE　组胺能激动组胺 H_1 受体和 H_2 受体，兴奋心脏；使血管扩张，血管通透性增加；刺激感觉神经末梢，出现皮肤瘙痒；使胃酸分泌增加；使支气管、胃肠平滑肌收缩。

9. ABE H$_1$受体阻断药主要用于皮肤黏膜变态反应性疾病，对荨麻疹、花粉症、过敏性鼻炎等疗效较好，作为首选药，通常选用镇静作用弱的第二代 H$_1$ 受体阻断药。对昆虫咬伤性皮肤瘙痒和水肿以及药疹和接触性皮炎有效。对变态反应性支气管哮喘效果很差，对过敏性休克无效。

二、名词解释

10. 小剂量组胺皮内注射，可出现"三重反应"，首先毛细血管扩张出现红斑；接着毛细血管通透性增加，在红斑上形成水肿性丘疹；最后通过轴索反射致降钙素基因相关肽（CGRP）释放，CGRP 扩张局部血管，在丘疹周围形成红晕。

三、填空题

11. 嗜睡、乏力等；第二代药物如阿司咪唑等

12. 胃和十二指肠溃疡；胃食管反流病；预防应激性溃疡

四、判断说明题

13. 不正确。第二代 H$_1$受体阻断药如阿司咪唑等不易透过血脑屏障，故无中枢抑制作用。苯茚胺则有弱的中枢兴奋作用。

14. 不正确。组胺激动 H$_1$受体，舒张血管平滑肌，使支气管、胃肠道平滑肌收缩。

五、简答题

15. 第二代 H$_1$受体阻断药有吡啶类（阿司咪唑、特非那定等）和西替利嗪、氯雷他定等。作用特点是不易透过血脑屏障，无中枢抑制作用或较弱，作用持久，被广泛应用，对驾驶员或高空作业者工作期间更宜。

六、论述题

16. 心脏和血管平滑肌上同时有 H$_1$、H$_2$受体的分布。组胺激动 H$_1$和 H$_2$受体，使小动脉、小静脉扩张，外周阻力降低，血压下降。激动 H$_1$受体扩张毛细血管，导致局部水肿。注射大剂量组胺，可发生强而持久的血压下降，甚至休克。组胺引起的心率加快是由于血压降低后反射性反应和组胺对心脏 H$_2$受体直接激动作用引起的。因此，组胺引起的心血管效应用 H$_1$受体阻断剂和 H$_2$受体阻断剂才能完全对抗。

17. 西咪替丁能抑制细胞色素 P$_{450}$药物氧化酶系统，具有药酶抑制作用，从而影响华法林、苯妥英钠、普萘洛尔和钙通道阻断药等通过这一酶系代谢药物的代谢，使它们的消除减慢，作用增强。

第二十一章　其他影响自体活性物质的药物 ▷▷▷▷

一、填空题

1. 花生四烯酸代谢产物有_____、_____、_____和_____等。

2. 天然 PGs 具有_____的缺点。

3. 齐留通可抑制_____活性，用于支气管哮喘的防治。

4. 抑肽酶是一种由 58 个氨基酸组成的_____抑制剂。

5. 5-HT 含量及功能异常可能与_____多种疾病的发病有关。

6. 西沙必利通过激动胃肠平滑肌 5-HT$_4$ 受体，促进_____释放，进而促进胃肠蠕动。

7. 麦角胺通过激动 5-HT$_{1D}$ 受体，_____血管，用于缓解偏头痛急性发作。

8. 硝酸酯类为 NO 前药，在体内经过代谢生成 NO 而发挥_____血管作用。

二、简答题

9. 人工合成的前列腺素类似物有何用途？

参考答案

一、填空题

1. 前列腺素类；血栓素类；白三烯类；环氧二十碳三烯酸

2. 代谢快、选择性差、不良反应多

3. 5-脂氧酶

4. 激肽释放酶

5. 精神病和偏头痛等

6. 乙酰胆碱

7. 收缩

8. 扩张

二、简答题

9. ①用于心血管病的 PGs 类药物，如前列地尔、依前列醇、伊洛前列素，用于高血压、血栓病、缺血性心脏病等。②抗消化性溃疡的 PGs 类药物品种较多，能抑制胃酸分泌，对胃黏膜有良好的保护作用，但口服无效，作用时间短，选择性差，副作用多。③用于生殖系统的 PGs 类药物，如 PGE_2 和 $PGF_{2\alpha}$ 及其衍生物能收缩子宫平滑肌，用于催产、引产和人工流产。

第五篇 作用于心血管系统的药物

第二十二章 作用于心血管系统离子通道的药物 ▷▷▷▷

一、选择题

（一）A 型题

1. 下列选项中，属于二氢吡啶类钙通道阻断药的是（　　）
   A. 卡罗维林和维拉帕米　　　　　B. 氨氯地平和硝苯地平
   C. 米贝地尔和地尔硫䓬　　　　　D. 地尔硫䓬和氟桂利嗪
   E. 氟桂利嗪和苯妥英钠

2. 下列选项中，不属于维拉帕米药理作用的是（　　）
   A. 负性肌力　　　　　　　　　　B. 正性传导
   C. 负性传导　　　　　　　　　　D. 扩张血管
   E. 保护缺血心肌

3. 下列选项中，硝苯地平作用的钙通道亚型属于（　　）
   A. L 型　　　　　　　　　　　　B. T 型
   C. P 型　　　　　　　　　　　　D. N 型
   E. C 型

4. 下列选项中，不宜用硝苯地平的是（　　）
   A. 高血压　　　　　　　　　　　B. 心绞痛
   C. 雷诺病　　　　　　　　　　　D. 阵发性室上性心动过速
   E. 充血性心力衰竭

5. 下列钙通道阻断药，半衰期最长的是（　　）
   A. 硝苯地平　　　　　　　　　　B. 氨氯地平

  C. 尼莫地平   D. 尼群地平

  E. 地尔硫䓬

6. 下列选项中，治疗变异型心绞痛疗效最佳的是（ ）

  A. 硝苯地平   B. 氨氯地平

  C. 尼莫地平   D. 维拉帕米

  E. 地尔硫䓬

7. 下列选项中，钙通道阻断药作用最明显的是（ ）

  A. 血管平滑肌   B. 子宫平滑肌

  C. 支气管平滑肌   D. 输尿管平滑肌

  E. 胆道平滑肌

8. 下列药物，对脑血管选择性扩张作用较强的是（ ）

  A. 硝苯地平   B. 氨氯地平

  C. 尼莫地平   D. 维拉帕米

  E. 地尔硫䓬

9. 下列选项中，属于钾通道阻断药的是（ ）

  A. 氯胺酮   B. 地西泮

  C. 格列本脲   D. 米诺地尔

  E. 二氮嗪

10. 下列钙通道阻断药，心脏抑制作用最强的是（ ）

  A. 硝苯地平   B. 氨氯地平

  C. 尼莫地平   D. 维拉帕米

  E. 地尔硫䓬

11. 下列关于钙通道阻断药对血管作用的描述不正确的是（ ）

  A. 阻滞 Ca^{2+} 内流

  B. 主要舒张静脉

  C. 能改善外周血管痉挛

  D. 可增加冠脉流量及侧支循环血流量

  E. 尼莫地平对脑血管舒张作用较强

12. 下列选项中，不宜用于治疗心绞痛的药物是（ ）

  A. 氟桂嗪   B. 氨氯地平

  C. 硝苯地平   D. 地尔硫䓬

  E. 维拉帕米

（二）B 型题

  A. 尼可地尔   B. 氟桂利嗪

  C. 尼莫地平   D. 硝苯地平

  E. 维拉帕米

13. 对心脏抑制作用最强的钙通道阻断药是（　　　）
14. 对脑血管平滑肌松弛作用最强的钙通道阻断药是（　　　）
15. 能有效预防偏头痛的药物是（　　　）
16. 治疗肥厚性心肌病疗效较好的药物是（　　　）
17. 一般不用于心律失常治疗的药物是（　　　）

（三）X 型题

18. 下列选项中，属于钙通道阻断药的药理作用的是（　　　）
  A. 负性肌力作用
  B. 负性频率和负性传导作用
  C. 降低血压
  D. 使整体动物交感神经活性降低
  E. 保护缺血心肌
19. 下列选项中，关于钙通道阻断药对红细胞和血小板的作用正确的是（　　　）
  A. 抑制血小板聚集
  B. 减少红细胞内 Ca^{2+} 量
  C. 降低红细胞变形能力
  D. 降低血液黏滞度
  E. 稳定血小板膜
20. 下列选项中，与钙通道阻断药抗动脉粥样硬化有关的药理作用有（　　　）
  A. 抑制血管平滑肌增殖
  B. 抑制血小板聚集
  C. 减少细胞内的 Ca^{2+} 超负荷
  D. 减轻血管痉挛性收缩
  E. 减少组织胺释放

二、判断题

21. 尼群地平属于第三代钙通道阻断药，具有半衰期长、作用持久的特点。
22. 钙通道阻断药对于各型心绞痛都有不同程度的疗效。
23. 对于变异型心绞痛维拉帕米疗效最好。
24. 钙通道阻断药主要舒张动脉，对静脉影响较小。
25. 格列苯脲为非选择性钾通道阻断药，临床可用于轻中度糖尿病。
26. 目前合成的钾通道开放药均作用于 K_{ATP} 通道，常用药有尼可地尔、吡那地尔、地尔硫草等。

三、填空题

27. 钾通道开放药常与_____和_____合用，治疗中、重度高血压。
28. 治疗阵发性室上性心动过速的首选钙通道阻断药是_____。
29. 三类钙通道阻断药中，_____和_____减慢心率作用明显，_____可反射性引起心率加快。
30. 钾通道开放药可舒张阻力血管而用于_____的治疗；可降低心室负荷而用于_____的治疗；可改善冠脉供血，保护心肌而用于_____的治疗。

四、简答题

31. 简述钙通道阻断药的扩血管作用及作用特点。

五、论述题

32. 试论述钙通道阻断药对心血管系统疾病的治疗作用及应用。

参考答案

一、选择题

（一）A 型题

1. B　钙通道阻断药的分类。

2. B　窦房结和房室结等慢反应细胞的传导速度和自律性由 Ca^{2+} 所决定，钙通道阻断药可降低窦房结的自律性，同时减慢房室结的传导速度。

3. A　钙通道阻断药的分类。

4. D　硝苯地平可反射性引起心率加快，故一般不用于治疗心律失常。

5. B　钙通道阻断药的药动学参数。

6. A　硝苯地平扩张冠状动脉作用强，可解除冠脉痉挛，对变异型心绞痛效果好。

7. A　因血管平滑肌的肌浆网发育较差，血管收缩时所需要的 Ca^{2+} 主要来自细胞外，故对钙通道阻断剂的作用很敏感。

8. C　脑血管对钙通道阻断药较敏感，尼莫地平舒张脑血管作用强，增加脑血流量。

9. C　作用于钾通道的药物。

10. D　钙通道阻断药可降低窦房结自律性，同时减慢房室结的传导速度，对心脏的负性频率和负性传导为维拉帕米最强。

11. B　钙通道阻断药明显舒张血管，主要舒张动脉，对静脉影响较小。

12. A　氟桂利嗪对脑血管有选择性舒张作用，主要用于治疗脑血管功能障碍。

（二）B 型题

13. E　维拉帕米对心脏的负性频率和负性传导作用最强。

14. C　尼莫地平对脑血管有明显的舒张作用。

15. E　维拉帕米对偏头痛有较好的预防作用。

16. E　维拉帕米治疗肥厚性心肌病可改善运动耐量及舒张功能，减轻心肌缺血。

17. D　硝苯地平在降压的同时能反射性的兴奋交感神经，引起心率加快，一般不用于心律失常。

（三）X 型题

18. ABCE　钙通道阻断药抑制心血管的作用在整体动物可使交感神经的活性反射性增高。

19. ABDE　钙通道阻断药减轻 Ca^{2+} 超负荷对红细胞的损伤，增强红细胞的变形能力，降低血液黏度。

20. ABCD　钙通道阻断药抑制组织胺释放与其松弛支气管平滑肌的作用有关。

二、判断说明题

21. 不正确。钙通道阻断药的分类。

22. 正确。钙通道阻断药的负性肌力，负性频率，负性传导作用能降低心肌耗氧量，对于各型心绞痛都有不同程度的疗效。

23. 不正确。硝苯地平对变异性心绞痛疗效最好。

24. 正确。各类血管平滑肌对钙通道阻断药敏感程度不同，钙通道阻断药主要舒张动脉，对静脉影响较小。

25. 不正确。格列本脲是选择性性阻断 ATP 敏感钾通道。

26. 不正确。地尔硫草属于钙离子通道阻断药。

三、填空题

27. β-受体阻断药；利尿药

28. 维拉帕米

29. 维拉帕米；地尔硫草；硝苯地平

30. 高血压；充血性心力衰竭；心绞痛（心肌梗死）

四、简答题

31. ①钙通道阻断药主要舒张动脉，对静脉影响较小。②动脉中又以冠状血管较为敏感，能舒张大的输送血管和小的阻力血管，增加冠脉流量及侧支循环血流量。③脑血管对钙通道阻断药也较敏感，尼莫地平舒张脑血管作用强，能增加脑血流量。④钙通道阻断药也能舒张外周血管，解除痉挛，故可用于外周血管痉挛性疾病的治疗。

五、论述题

32. 钙通道阻断药可用于高血压、心绞痛、心律失常、充血性心力衰竭、肥厚性心肌病、动脉粥样硬化等心血管系统疾病。

（1）高血压：钙通道阻断药能扩张外周血管，可用于治疗轻、中、重度高血压。其中二氢吡啶类药物如硝苯地平、尼莫地平等扩张外周血管作用较强，用于治疗中、重度高血压，长期用药外周阻力和肺循环阻力明显下降，尤其适用于并发心源性哮喘的高血压危象患者。维拉帕米和地尔硫草可用于轻、中度高血压。

（2）心绞痛：钙通道阻断药对于各型心绞痛都有不同程度的疗效。对于变异型心绞痛硝苯地平疗效最好，维拉帕米和地尔硫䓬均可用于稳定型心绞痛，对不稳定型心绞痛也有较好疗效，硝苯地平宜与β受体阻断药合用。

（3）心律失常：钙通道阻断药通过减慢房室传导速度和延长不应期，取消折返，对室上性心动过速及后除极触发活动引起的心律失常效果良好。维拉帕米和地尔硫䓬减慢心率作用明显，其中维拉帕米是治疗阵发性室上性心动过速的首选药，硝苯地平可反射性引起心率加快，故一般不用于治疗心律失常。

（4）充血性心力衰竭：因钙通道阻断药具有负性肌力作用和反射性兴奋交感神经的作用，对心力衰竭不利，故临床用于心衰有争议。但当充血性心力衰竭合并心绞痛或高血压时，可与硝酸酯类或利尿药、ACEI 类药物合用，对心室舒张功能障碍型心衰的疗效较收缩功能障碍型好。

（5）肥厚性心肌病：维拉帕米疗效确切，可改善运动耐量及舒张功能，减轻心肌缺血。不宜用于梗阻型心肌病的治疗。

（6）动脉粥样硬化：钙通道阻断药能防止新的血管损伤形成，可延缓动脉粥样硬化的发展。

第二十三章　治疗慢性心功能不全的药物 ▷▷▷▷

一、选择题

(一) A 型题

1. 下列选项中，关于强心苷的叙述错误的是（　　）

    A. 对正常人和心功能不全患者的心脏都有正性肌力作用

    B. 对正常人和心功能不全患者的心脏都能增加心输出量

    C. 对衰竭的心脏，可降低心肌耗氧量

    D. 具有兴奋迷走神经的作用

    E. 中毒量强心苷增强交感神经兴奋性

2. 下列选项中，不可用于治疗心源性哮喘的是（　　）

    A. 西地兰　　　　　　　　B. 异丙肾上腺素

    C. 吗啡　　　　　　　　　D. 呋喃苯胺酸

    E. 硝普钠

3. 地高辛的 $t_{1/2}$ 为 36 小时，每日给予维持量，达到稳态血药浓度需（　　）

    A. 1.5~2 天　　　　　　　B. 2.5~3.5 天

    C. 4~5 天　　　　　　　　D. 6~7 天

    E. 8~9 天

4. 强心苷中毒最早出现且最多见的心律失常是（　　）

    A. 房性早搏　　　　　　　B. 心房颤动

    C. 室性早搏　　　　　　　D. 室性心动过速

    E. 心室颤动

5. 下列选项中，不属于治疗量强心苷对心电图影响的是（　　）

    A. T 波倒置　　　　　　　B. S–T 段降低

    C. P–R 间期延长　　　　　D. Q–T 间期缩短

    E. 室性早搏

6. 下列选项中，能用于治疗强心苷中毒引起的严重房室传导阻滞的药物是（　　）

    A. 氯化钾　　　　　　　　B. 异丙肾上腺素

    C. 利多卡因　　　　　　　D. 阿托品

    E. 维拉帕米

7. 下列选项中，是强心苷治疗心房颤动的机制为（　　）

A. 抑制心房肌的自律性

B. 抑制心房内的传导，消除折返

C. 增强心房肌的收缩力

D. 抑制房室传导，减慢心室率

E. 增强心室肌的收缩力

8. 下列选项中，是强心苷疗效最好的适应证为（　　）

A. 肺源性心脏病引起的心衰

B. 二尖瓣狭窄引起的心衰

C. 高血压、先天性心脏病引起的心衰

D. 严重贫血引起的心衰

E. 甲状腺功能亢进引起的心衰

9. 下列选项中，可用于伴高血压、心绞痛的慢性心功能不全的为（　　）

A. 硝苯地平

B. 氨氯地平

C. 尼莫地平

D. 维拉帕米

E. 地尔硫䓬

10. 下列选项中，关于氨氯地平治疗慢性心功能不全的叙述错误的是（　　）

A. 可增强心肌收缩力

B. 扩张外周动脉，减轻心脏后负荷

C. 降低心肌细胞的钙负荷，改善心室舒张功能

D. 抗左室肥厚

E. 抗心肌缺血，可用于治疗伴心绞痛的慢性心功能不全

11. 低血钾对强心苷治疗心功能不全的影响是（　　）

A. 提高强心苷在心脏的浓度

B. 影响强心苷的消除过程

C. 增强强心苷的正性肌力作用

D. 对抗强心苷的正性肌力作用

E. 诱发强心苷中毒

12. 下列选项中，对动、静脉均有扩张作用，适用于高血压危象合并心力衰竭治疗的扩血管药是（　　）

A. 硝酸甘油

B. 硝普钠

C. 肼屈嗪

D. 哌唑嗪

E. 硝苯地平

13. 下列选项中，可逆转心肌肥厚、显著降低病死率的抗慢性心功能不全药是（　　）

A. 地高辛

B. 氢氯噻嗪

C. 卡托普利

D. 哌唑嗪

E. 米力农

14. 下列选项中，具有改善心室舒张功能的抗慢性心功能不全药是（　　）

A. 地高辛

B. 米力农

C. 哌唑嗪

D. 氨氯地平

E. 肼屈嗪

15. 患者，女，18 岁。10 天前因系统性红斑狼疮性心肌病合并心力衰竭入院，给予地塞米松和地高辛治疗。近日出现频发性室性早搏，应充分考虑（　　）

    A. 地高辛的用量不足　　　　　　B. 地塞米松的用量不足

    C. 低血钾诱发强心苷中毒　　　　D. 高血钾诱发强心苷中毒

    E. 低血钙诱发强心苷中毒

16. 下列选项中，为强心苷心脏毒性发生机制的是（　　）

    A. 兴奋心脏细胞膜 Na^+-K^+-ATP 酶

    B. 抑制心脏细胞膜 Na^+-K^+-ATP 酶

    C. 使心肌细胞内 K^+ 增加

    D. 使心肌细胞内 Na^+ 增加

    E. 增加心肌抑制因子的释放

17. 下列选项中，血浆半衰期最长的强心苷是（　　）

    A. 毒毛花苷 K　　　　　　　　B. 地高辛

    C. 毛花苷 C　　　　　　　　　D. 洋地黄毒苷

    E. 铃兰毒苷

18. 下列选项中，不是治疗量的强心苷引起的心电图变化的是（　　）

    A. Q-T 间期缩短　　　　　　　B. P-R 间期缩短

    C. P-P 间隔增大　　　　　　　D. T 波倒置

    E. S-T 段下降呈鱼钩状

19. 下列选项中，是强心苷强心作用机制的为（　　）

    A. 兴奋心肌细胞膜 Na^+-K^+-ATP 酶

    B. 抑制心肌细胞膜 Na^+-K^+-ATP 酶

    C. 使心肌细胞内 K^+ 增加

    D. 使心肌细胞内 Na^+ 增加

    E. 增加心肌抑制因子的释放

20. 下列选项中，为强心苷降低心房纤颤患者心室率的原因是（　　）

    A. 降低心室肌自律性　　　　　B. 改善心肌缺血状态

    C. 降低心房的自律性　　　　　D. 增加房室结传导

    E. 抑制房室结传导

21. 下列选项中，为诊断洋地黄中毒最常见的有价值的体征是（　　）

    A. 恶心呕吐　　　　　　　　　B. 黄视症、绿视症

    C. 室性早搏　　　　　　　　　D. 心率过缓

    E. 联律

22. 下列选项中，关于强心苷中毒引起快速型心律失常的治疗错误的是（　　）

    A. 停药　　　　　　　　　　　B. 注射氯化钾

    C. 口服苯妥英钠　　　　　　　D. 注射呋喃苯胺酸促进强心苷排出

    E. 注射利多卡因

23. 下列选项中，强心苷中毒时引起窦性心动过缓宜选用的药物是（　　　）

    A. 氯化钾   B. 氨茶碱

    C. 吗啡   D. 阿托品

    E. 肾上腺素

24. 下列选项中，能增强地高辛毒性的药物是（　　　）

    A. 氯化钾   B. 螺内酯

    C. 苯妥英钠   D. 消胆胺

    E. 奎尼丁

25. 下列选项中，为非强心苷类正性肌力药的是（　　　）

    A. 氯化钾   B. 地高辛

    C. 吗啡   D. 多巴酚丁胺

    E. 肾上腺素

26. 下列选项中，与血管紧张素转化酶抑制剂治疗心衰无关的作用是（　　　）

    A. 能纠正心衰时神经-内分泌过度代偿

    B. 增加缓激肽的水平

    C. 能控制室性心律失常

    D. 延长心衰病人存活时间

    E. 有利于防止心脏肥大

27. 下列选项中，为 β 受体阻断药治疗 CHF 的错误描述是（　　　）

    A. 使衰竭心肌细胞 β 受体密度上调

    B. 抑制 RAAS

    C. 降低血中儿茶酚胺水平

    D. 降低心肌耗氧量

    E. 增加心输出量

(二) B 型题

    A. 硝酸甘油   B. 肼屈嗪

    C. 硝普钠   D. 哌唑嗪

    E. 呋塞米

28. 以扩张动脉、减轻心脏后负荷为主的是（　　　）

29. 以扩张静脉、减轻心脏前负荷为主的是（　　　）

    A. 西地兰   B. 毒毛花苷 K

    C. 地高辛   D. 洋地黄毒苷

    E. 多巴酚丁胺

30. 需静脉给药，起效最快，但 $t_{1/2}$ 最短的强心苷类药物是（　　　）

31. 需口服给药，适用于"每日给予维持量法"给药的强心苷类药物是（　　）

    A. 多巴酚丁胺　　　　　　　　B. 米力农

    C. 卡托普利　　　　　　　　　D. 美托洛尔

    E. 氨氯地平

32. 选择性激动 β_1 受体的是（　　）

33. 抑制心肌细胞内磷酸二酯酶Ⅲ的是（　　）

    A. 氨氯地平　　　　　　　　　B. 卡托普利

    C. 美托洛尔　　　　　　　　　D. 多巴酚丁胺

    E. 米力农

34. 与地高辛、利尿药合用，广泛用于治疗慢性心力衰竭的是（　　）

35. 具有恢复 β 受体对正性肌力药敏感性作用的是（　　）

    A. 氨力农　　　　　　　　　　B. 依那普利

    C. 地高辛　　　　　　　　　　D. 维拉帕米

    E. 阿托品

36. 抑制血管紧张素Ⅰ转化酶，可消除 CHF 症状，降低病死率的是（　　）

37. 心房纤颤首选（　　）

（三）X 型题

38. 强心苷与异丙肾上腺素对心脏作用的不同之处有（　　）

    A. 能增强心肌收缩力　　　　　B. 能增加心输出量

    C. 能降低衰竭心脏的耗氧量　　D. 能减慢房室传导

    E. 可引起心律失常的不良反应

39. 诱发强心苷中毒的因素有（　　）

    A. 低血钾　　　　　　　　　　B. 低血镁

    C. 高血钙　　　　　　　　　　D. 肾功能不全

    E. 心肌缺血、缺氧

40. 可用于治疗充血性心力衰竭的药物有（　　）

    A. 地高辛　　　　　　　　　　B. 多巴酚丁胺

    C. 异丙肾上腺素　　　　　　　D. 雷米普利

    E. 哌唑嗪

41. 下列心律失常可用强心苷治疗的是（　　）

    A. 房性早搏　　　　　　　　　B. 室性早搏

    C. 心房颤动　　　　　　　　　D. 心室颤动

    E. 阵发性室上性心动过速

42. 下列强心苷中毒引起的心律失常不可用氯化钾治疗的是（　　　）

    A. 窦性心动过缓　　　　　　　B. 室上性心动过速

    C. 室性早搏　　　　　　　　　D. 室性心动过速

    E. 房室传导阻滞

43. 与血管紧张素 I 转化酶抑制剂治疗慢性心功能不全有关的作用包括（　　　）

    A. 增强心肌收缩力　　　　　　B. 增加心输出量

    C. 减轻心脏的负荷　　　　　　D. 逆转心肌肥厚

    E. 降低慢性心功能不全的病死率

44. 强心苷中毒时可出现（　　　）

    A. 恶心、呕吐　　　　　　　　B. 头痛

    C. 视黄症、视绿症和视力模糊　D. 低血糖反应

    E. 心律失常

45. 可抗心室肥厚，改善心室舒张功能的药物有（　　　）

    A. 地高辛　　　　　　　　　　B. 雷米普利

    C. 米力农　　　　　　　　　　D. 氨氯地平

    E. 哌唑嗪

二、填空题

46. 强心苷对心肌电生理的主要影响有：使房室传导_____，心房不应期_____，浦肯野纤维的自律性_____。

47. 治疗量强心苷对心电图的影响是：_____段下降；_____波低平或倒置；_____间期缩短；_____间期及_____间期延长。

48. 对于病情不急的心衰患者，应用强心苷治疗时，可采用_____法给药，应用的药物是_____，该药的 $t_{1/2}$ 约为_____，给药____天可获得满意疗效。该给药法的优点是_____。

49. 强心苷给药的全效量法是在短期内先给_____，而后每日补充_____。

50. 非强心苷类正性肌力药主要包括_____、_____及近年来研究的_____。

51. 治疗心衰的药物中，具有减轻心脏负荷作用的药物有_____、_____、_____及_____。

52. 强心苷中毒引起的室性心律失常用_____解救。

三、判断说明题

53. 强心苷对心房颤动的治疗作用不是通过终止房颤或减慢房颤频率而发挥的。

54. 强心苷可用于治疗阵发性室上性心动过速，对其本身引起的室上性心动过速亦有效。

55. 对合并肾功能不全的慢性心功能不全患者，应用强心苷时禁用负荷量。

56. 强心苷在治疗量和中毒量下均可抑制交感神经。

57. 强心苷通过抑制肾素-血管紧张素-醛固酮系统，对心脏产生保护作用。

58. 强心苷对慢性心功能不全患者的利尿作用，仅与其增加心输出量，从而增加肾血流量有关。

59. 强心苷与肾上腺素、异丙肾上腺素都具有正性肌力作用，故都可用于心力衰竭的治疗。

60. 钙通道阻断剂和 β 受体阻断剂因可抑制心肌收缩力，故绝不可用于慢性心功能不全的治疗。

61. β 受体阻断药抑制心肌收缩力，应禁用于 CHF。

四、简答题

62. 简述诱发强心苷类药物中毒的因素。

63. 简述强心苷类药物的不良反应。

64. 简述强心苷正性肌力作用的作用机制及作用特点。

五、论述题

65. 比较强心苷类药物对正常心脏和衰竭心脏在心肌收缩力、心输出量、心率、心肌耗氧量方面作用的异同点。

参考答案

一、选择题

（一）A 型题

1. B　强心苷可使心功能不全患者的心输出量增加，但对正常人，因可收缩外周血管，加大射血阻力，虽可使心肌收缩力加大，却不能增加心输出量。

2. B　异丙肾上腺素不可用于治疗心源性哮喘，因其可加快心率，增加心肌耗氧量。

3. D　地高辛的 $t_{1/2}$ 为 36 小时，每日给予维持量，达到稳态血药浓度需 6~7 天。

4. C　强心苷中毒最早出现且最多见的心律失常是室性早搏。

5. E　室性早搏是强心苷中毒最早出现且最多见的心律失常，不属于治疗量强心苷对心电图的影响。

6. D　治疗强心苷中毒引起的房室传导阻滞，应选用阿托品。

7. D　强心苷治疗心房颤动的机制是抑制房室传导，减慢心室率。

8. C　对各种疾病引起的心衰，强心苷疗效最好的是高血压、先天性心脏病引起的心衰。

9. B　在钙通道阻断剂中，氨氯地平起效慢，作用持久，不引起交感神经兴奋和

RAAS 激活，已用于伴高血压、心绞痛的慢性心功能不全的治疗。

10. A　氨氯地平不具有增强心肌收缩力的作用。

11. E　低血钾可诱发强心苷中毒。

12. B　硝普钠对动、静脉均有扩张作用，适用于高血压危象合并心力衰竭的治疗。

13. C　卡托普利属于血管紧张素转化酶 I 抑制剂，用于慢性心功能不全的治疗，具有逆转心肌肥厚、显著降低病死率的作用。

14. D　氨氯地平可减轻心肌细胞内钙负荷，具有改善心室舒张功能的作用。

15. C　地塞米松可引起低血钾，后者可诱发强心苷中毒。

16. B　强心苷中毒时 Na^+-K^+-ATP 酶活性受到明显抑制，此时心肌细胞内钙超载，Na^+ 外流及 K^+ 内流明显减低，细胞内低 K^+ 导致膜电位减小，自律性增加，引起各种心律失常。

17. D　洋地黄毒苷血浆半衰期 5~7 天

18. B　强心苷中毒引起 P-R 间期延长

19. B　强心苷中毒时心脏细胞膜 Na^+-K^+-ATP 酶活性收到明显抑制，细胞内低 K^+ 导致膜电位减小，自律性增加，可引起各种心律失常。

20. E　强心苷兴奋迷走神经增加房室结的隐匿性传导，可使较多的心房冲动不能通过房室结下达到心室，从而减慢心室率。

21. B　黄视症、绿视症是强心苷中毒时的特有症状，是停药指征。

22. D　呋喃苯胺酸不能促进强心苷的排出。

23. D　阿托品能增加窦性心律。

24. E　奎尼丁能提高强心苷的血药浓度。

25. D　非强心苷正性肌力药物包括磷酸二酯酶 III 抑制药、β 受体激动药，多巴酚丁胺属于 β 受体激动药。

26. C　血管紧张素转化酶（ACE）抑制药对室性心律失常没有作用。

27. E　β 受体阻断药不能增加心输出量。

（二）B 型题

28. B　肼屈嗪以扩张动脉、减轻心脏后负荷为主。

29. A　硝酸甘油以扩张静脉、减轻心脏前负荷为主。

30. B　毒毛花苷 K 口服吸收不良，需静脉给药，起效最快，$t_{1/2}$ 最短。

31. C　地高辛是可口服给药，适用于"每日给予维持量法"给药的强心苷类药物。

32. A　多巴酚丁胺的作用机制是选择性激动 $β_1$ 受体。

33. B　米力农的作用机制是抑制心肌细胞内磷酸二酯酶 III。

34. B　血管紧张素转化酶 I 抑制剂如卡托普利已作为基础药物，与地高辛、利尿药合用，广泛用于慢性心力衰竭的治疗。

35. C　美托洛尔属于 β 受体阻断剂，具有恢复 β 受体对正性肌力药敏感性的作用。

36. B　依那普利属于血管紧张素 I 转化酶抑制剂。

37. C　强心苷增加房室结的隐匿传导，使较多的心房冲动不能通过房室结下达到心室，从而减慢心室率。

（三）X 型题

38. CD　强心苷能降低衰竭心脏的耗氧量，而异丙肾上腺素使耗氧量增加；强心苷减慢房室传导，而异丙肾上腺素加快房室传导。

39. ABCDE　诱发强心苷中毒的因素有：低血钾、低血镁、高血钙、肾功能不全、心肌缺血缺氧等。

40. ABDE　除异丙肾上腺素外，其他药物都可用于治疗充血性心力衰竭。

41. CE　心房颤动、阵发性室上性心动过速可用强心苷治疗。

42. AE　强心苷中毒引起的过缓性心律失常不可用氯化钾治疗。

43. CDE　血管紧张素Ⅰ转化酶抑制剂治疗慢性心功能不全的作用包括减轻心脏的负荷、逆转心肌肥厚、降低慢性心功能不全的病死率。

44. ABCE　强心苷中毒时可出现恶心、呕吐、头痛、黄视、绿视、视物模糊、心律失常，无低血糖反应。

45. BD　雷米普利、氨氯地平具有抗心室肥厚，改善心室舒张功能的作用。

二、填空题

46. 减慢；缩短；提高

47. S-T；T；Q-T；P-R；P-P

48. 每日给予维持量；地高辛；36 小时；6~7；明显降低了传统的全效量法的高中毒率

49. 全效量（负荷量）；维持量

50. β受体激动剂；磷酸二酯酶Ⅲ抑制剂；钙增敏剂

51. 利尿药；血管扩张药；血管紧张素Ⅰ转化酶抑制剂；钙通道阻断剂

52. 苯妥英钠

三、判断说明题

53. 正确。强心苷是通过抑制房室传导、延长房室结的有效不应期、减慢心室率而发挥对心房颤动的治疗作用的。

54. 不正确。强心苷可用于治疗阵发性室上性心动过速，但禁用于强心苷本身引起的室上性心动过速。

55. 正确。对合并肾功能不全的慢性心功能不全患者，应用强心苷时禁用负荷量。

56. 不正确。强心苷在治疗量下抑制交感神经，在中毒量下兴奋交感神经。

57. 正确。强心苷可通过抑制肾素-血管紧张素-醛固酮系统，对心脏产生保护作用。

58. 不正确。强心苷对慢性心功能不全患者的利尿作用，不仅与其增加心输出量，从而增加肾血流量有关，而且通过抑制肾小管上皮细胞的 Na^+-K^+-ATP 酶，抑制肾小管对 Na^+ 的重吸收，产生排 Na^+ 利尿的作用。

59. 不正确。强心苷与肾上腺素、异丙肾上腺素都具有正性肌力作用，但肾上腺素、异丙肾上腺素使心率加快，心肌耗氧量增加，不可用于心力衰竭的治疗。

60. 不正确。钙通道阻断剂氨氯地平和 β 受体阻断剂卡维地洛等已用于慢性心功能不全的治疗。

61. 不正确。β 受体阻断药可以用于 CHF 的治疗。

四、简答题

62. 低血钾、低血镁、高血钙、心肌缺血缺氧、肾功能不全等。

63. ①胃肠道反应：厌食、恶心、呕吐、腹泻、腹痛。②中枢神经系统反应：眩晕、头痛、疲倦、失眠、谵妄及视力模糊、黄视症、绿视症等症状。③心脏反应：可出现各种过速性或过缓性心律失常，室性早搏及联律最多见且早见，室性心动过速最严重（可发展为室颤）。

64. 强心苷加强心肌收缩力的作用特点是：①治疗剂量下可选择性地直接作用于心脏。②心肌收缩时最高张力提高。③加快心肌收缩速度，表现为左心室压力上升最大速率（$+dp/dt_{max}$）增大，心肌最大缩短速率（V_{max}）加快，即达到某一程度的最高张力所需的时间减少，增加心输出量。④降低衰竭心脏心肌耗氧量的影响。作用机制为抑制心肌细胞膜上的 Na^+-K^+-ATP 酶，从而抑制 Na^+-K^+ 交换，导致细胞内 Na^+ 量增多，K^+ 量减少。进而通过 Na^+-Ca^{2+} 交换机制，减少 Na^+ 内流，增加 Ca^{2+} 内流，使细胞内 Ca^{2+} 量增加，增加的细胞内 Ca^{2+} 激活肌浆网上的 Ca^{2+} 依赖性钙通道的开放，使肌浆网内储存的 Ca^{2+} 进入心肌细胞内，使心肌细胞内 Ca^{2+} 含量进一步增加，心肌收缩力增强。

五、论述题

65. ①强心苷类药物对正常的心脏使心肌收缩力增强，心输出量不增加（因收缩外周血管，射血阻力加大），心率减慢，心肌耗氧量增加。②强心苷类药物对衰竭的心脏使心肌收缩力增强，心输出量增加，加快的心率减慢，心肌耗氧量减少（因心率减慢，心室壁肌张力降低）。

第二十四章 抗高血压药 ▷▷▷

一、选择题

(一)A 型题

1. 下列抗高血压药中，属于作用于中枢部位的交感神经抑制药的是（　　）
   - A. 利血平
   - B. 莫索尼定
   - C. 肼屈嗪
   - D. 吡那地尔
   - E. 哌唑嗪

2. 下列选项中，可引起"首剂现象"的降压药是（　　）
   - A. 哌唑嗪
   - B. 硝普钠
   - C. 氢氯噻嗪
   - D. 可乐定
   - E. 硝苯地平

3. 下列选项中，长期大剂量应用可引起系统性红斑狼疮样综合征的抗高血压药是（　　）
   - A. 哌唑嗪
   - B. 硝普钠
   - C. 氢氯噻嗪
   - D. 卡托普利
   - E. 肼屈嗪

4. 下列选项中，关于利血平的叙述不正确的是（　　）
   - A. 是国产萝芙木中的主要生物碱
   - B. 不良反应较多
   - C. 降压机制是耗竭递质
   - D. 起效缓慢，作用温和而持久
   - E. 现仅作为抗高血压复方制剂的成分

5. 下列选项中，为硝苯地平扩张血管机制的是（　　）
   - A. 激动血管 β_2 受体
   - B. 阻滞血管 α 受体
   - C. 抑制 Ca^{2+} 进入细胞内
   - D. 抑制 Na^+ 进入细胞内
   - E. 直接兴奋迷走神经

6. 下列选项中，非卡托普利不良反应的是（　　）
   - A. 低血钾
   - B. 血管神经性水肿
   - C. 低血压
   - D. 咳嗽

E. 味觉及嗅觉的改变

7. 下列选项中，兼有溃疡病的中度高血压病人宜选用的抗高血压药是（　　）
   A. 胍乙啶　　　　　　　　　B. 可乐定
   C. 利血平　　　　　　　　　D. 肼屈嗪
   E. 卡托普利

8. 下列选项中，半衰期最长的钙拮抗药是（　　）
   A. 硝苯地平　　　　　　　　B. 尼莫地平
   C. 氨氯地平　　　　　　　　D. 尼群地平
   E. 地尔硫䓬

9. 下列选项中，可用于高血压危象的药物是（　　）
   A. 硝普钠　　　　　　　　　B. 可乐定
   C. 吲达帕胺　　　　　　　　D. 尼群地平
   E. 氢氯噻嗪

10. 下列选项中，伴有心肌缺血的高血压患者不宜用（　　）
    A. 普萘洛尔　　　　　　　　B. 氢氯噻嗪
    C. 卡托普利　　　　　　　　D. 可乐定
    E. 硝苯地平

11. 68岁的男性良性前列腺肥大患者，近日体检发现血压偏高（150/100mmHg），对其两种疾病都有效的抗高血压药是（　　）
    A. 可乐定　　　　　　　　　B. 普萘洛尔
    C. 肼屈嗪　　　　　　　　　D. 特拉唑嗪
    E. 硝苯地平

12. 36岁女性患者，幼年即患糖尿病，需要胰岛素维持治疗，近来血压升高，需给予抗高血压治疗，可选择下列哪种药物（　　）
    A. 卡托普利　　　　　　　　B. 氢氯噻嗪
    C. 普萘洛尔　　　　　　　　D. 二氮嗪
    E. 利血平

13. 利尿药在降压时同时伴有（　　）
    A. 血糖降低　　　　　　　　B. 血脂降低
    C. 血钠降低　　　　　　　　D. 血钙降低
    E. 肾素活性降低

14. 下列选项中，为氢氯噻嗪降压特点的是（　　）
    A. 作用温和、短暂　　　　　B. 易产生耐受性
    C. 增高血浆肾素活性　　　　D. 单用可治疗重度高血压
    E. 可降低老年高血脂患者血压

15. 下列选项中，不属于ACEI类药物的是（　　）
    A. 西拉普利　　　　　　　　B. 雷米普利

C. 培哚普利   D. 氯沙坦

E. 福辛普利

16. 下列选项中，不属于氯沙坦不良反应的是（   ）

    A. 咳嗽   B. 体位性低血压

    C. 头晕   D. 高血钾

    E. 血管重构

17. 哌唑嗪降压同时，可引起（   ）

    A. 心率加快   B. 心肌收缩力增加

    C. 增加血中高密度脂蛋白   D. 提高血浆肾素活性

    E. 减轻冠脉病变

18. 下列选项中，有关硝普钠的叙述正确的是（   ）

    A. 具有迅速而持久的降压作用

    B. 口服吸收充分且完全

    C. 对小动脉和小静脉均有明显的舒张作用

    D. 可激活血管平滑肌中腺苷酸环化酶，使 cAMP 升高

    E. 可用轻度高血压的治疗

19. 下列选项中，不是硝苯地平的适应证的是（   ）

    A. 变异型心绞痛   B. 高血压

    C. 稳定型心绞痛   D. 快速型心律失常

    E. 脑血管病

20. 高血压伴有变异型心绞痛的患者，不宜使用的降压药是（   ）

    A. 氢氯噻嗪   B. 普萘洛尔

    C. 氯沙坦   D. 吲达帕胺

    E. 酮色林

21. 高血压伴发外周血管痉挛性疾病时，不宜使用的降压药是（   ）

    A. 利尿剂   B. β 受体阻断药

    C. α 受体阻断药   D. 钙拮抗剂

    E. ACEI

22. 下列选项中，在降压的同时能降低血脂的抗高血压药是（   ）

    A. 拉贝洛尔   B. 卡托普利

    C. 肼屈嗪   D. 哌唑嗪

    E. 吲达帕胺

23. 下列选项中，可防止和逆转高血压患者血管壁增厚的降压药为（   ）

    A. 缬沙坦   B. 硝普钠

    C. 氢氯噻嗪   D. 可乐定

    E. 美卡拉明

24. 下列选项中，既能用于高血压又能用于变异性心绞痛的降压药为（　　）
    A. 缬沙坦　　　　　　　　　B. 氨氯地平
    C. 氢氯噻嗪　　　　　　　　D. 可乐定
    E. 美卡拉明

25. 下列选项中，能降低动脉壁细胞内 Na^+ 的含量，使胞内 Ca^{2+} 量减少的降压药为（　　）
    A. 缬沙坦　　　　　　　　　B. 氨氯地平
    C. 氢氯噻嗪　　　　　　　　D. 可乐定
    E. 美卡拉明

26. 下列选项中，不是卡托普利不良反应的是（　　）
    A. 血锌升高　　　　　　　　B. 高血钾
    C. 血管神经性水肿　　　　　D. 刺激性干咳
    E. 味觉、嗅觉缺损

（二）B 型题

    A. 硝普钠　　　　　　　　　B. 利血平
    C. 普萘洛尔　　　　　　　　D. 哌唑嗪
    E. 可乐定

27. 兼有溃疡病高血压及肾性高血压宜选用（　　）
28. 高血压伴心输出量偏高或血浆肾素水平偏高者宜选用（　　）

（三）X 型题

29. 高血压伴有肾功能不良的病人，可选用（　　）
    A. 普萘洛尔　　　　　　　　B. 哌唑嗪
    C. 可乐定　　　　　　　　　D. 肼屈嗪
    E. α-甲基多巴

30. 钙通道阻断药和 β 受体阻断药的共同适应证有（　　）
    A. 高血压　　　　　　　　　B. 心律失常
    C. 心绞痛　　　　　　　　　D. 充血性心衰
    E. 支气管哮喘

31. 可逆转高血压患者心肌肥厚的药物有（　　）
    A. 钙通道阻断药　　　　　　B. 利尿降压药
    C. ACEI　　　　　　　　　　D. AT_1 受体阻断药
    E. β 受体阻断药

32. 普萘洛尔的抗高血压机制包括（　　）
    A. 阻断心脏 β_1 受体，减少心输出量
    B. 阻断肾小球旁器的 β_1 受体，减少肾素分泌

C. 阻断中枢 β 受体，降低外周交感张力

D. 阻断交感神经突触前膜 β₂ 受体，减少 NA 释放

E. 阻断血管 β₂ 受体，扩张血管

33. 可引起反射性心率加快的抗高血压药有（　　）

A. 硝苯地平

B. 肼屈嗪

C. 米诺地尔

D. 普萘洛尔

E. 氢氯噻嗪

34. 影响肾素-血管紧张素系统的抗高血压药包括（　　）

A. 普萘洛尔

B. 依那普利

C. 瑞米吉仑

D. 氯沙坦

E. 吡那地尔

二、名词解释

35. ACEI 类药物

36. AT_1 受体阻断药

37. 首剂现象

38. 剂量个体化

三、填空题

39. 中国高血压防治指南（2018 年修订版）将高血压定义为未服抗高血压药的情况下，收缩压≥_____ mmHg 或舒张压≥_____ mmHg。

40. 肾素-血管紧张素系统抑制药包括_____、_____和_____。

41. 氢氯噻嗪长期大剂量使用可使_____降低，_____、_____、_____和_____升高。

42. 目前临床常用的一线抗高血压的药物有 _____、_____、_____、_____和_____。

四、判断说明题

43. 莫索尼定的降压作用不被 α₂ 受体阻断药所阻滞。

44. 肼屈嗪降压时不伴有血浆肾素活性增高及水钠潴留。

45. 酮色林除能阻滞 5-HT₂ 受体外，对组胺 H₁ 受体和 α 受体也有较弱的阻断作用。

46. 西氯他宁为前列环素合成抑制药。

47. 哌唑嗪是 α₁ 受体阻断药，不会促进交感递质的释放。

48. 噻嗪类利尿药降压作用温和、缓慢、持久，对卧、立位血压均有降低作用。

49. 卡托普利长期用药都可致血锌降低，引起味觉缺失、脱发，宜补锌克服。

50. 氯沙坦是第一个用于临床 AT_1 受体阻断药，其降压作用缓慢、平稳、持久，可用于治疗各型高血压。

51. 硝苯地平对高血压伴有心绞痛、糖尿病、脑血管病、肾功能不良等合并症疗效好。

52. α 受体阻断药、β 受体阻断药及 α、β 受体阻断药均有治疗高血压的作用。

53. 普萘洛尔长期用药不易产生耐受性，无水钠潴留，但易引起起立性低血压。

54. 临床常用的 α_1 受体阻断药有哌唑嗪、特拉唑嗪、多沙唑嗪、西替利嗪等。

55. 硝普钠口服给药立即起效，降压作用强，降压维持时间短。

56. 轻度的高血压患者可单独选用利尿药、钙拮抗药、β 受体阻断药、ACEI、AT_1 受体阻断药中的一种治疗。

五、简答题

57. 简述 ACEI 和 AT_1 受体阻断药在治疗高血压方面有何异同点。

58. 简述通过抑制 RAAS 的降压药的分类及代表药。

59. 简述氢氯噻嗪降压作用机制。

60. 简述大剂量应用氢氯噻嗪降压有哪些不良反应，应注意哪些问题。

61. 简述 ACEI 降压作用优点。

62. 简述 AT_1 受体阻断药降压作用与 ACEI 比较有何优点。

63. 简述钙通道阻断药的降压特点。

64. 简述普萘洛尔降血压的主要作用机制。

65. 简述哌唑嗪的首剂现象？如何防止？

66. 简述硝普钠的降压机制。

67. 简述卡托普利降血压的主要作用机制。

六、论述题

68. 试分析肼屈嗪、普萘洛尔、氢氯噻嗪合用治疗高血压的协同作用。

69. 试论述抗高血压药的联合用药原则。

参考答案

一、选择题

（一）A 型题

1. B 莫索尼定主要通过激动延髓 I_1-咪唑啉受体而发挥降压作用，且不被 α_2 受体阻断药所阻滞。现将此类药物称为第二代中枢性降压药。

2. A 约有 50% 的患者首次服用哌唑嗪后的 90 分钟内出现体位性低血压，称为"首剂现象"，若首次剂量减为 0.5mg，在临睡前服用可避免其发生。

3. E 肼屈嗪大剂量长期应用可产生红斑狼疮样综合征，每日用量在 200mg 以下则很少发生。一旦发生，应停药并用皮质激素治疗。

4. A　利血平是印度萝芙木根中的主要生物碱。国产萝芙木中的主要生物碱制成的制剂称为降压灵。

5. C　硝苯地平的基本作用机制是抑制细胞外 Ca^{2+} 的内流，使血管平滑肌细胞内缺乏足够的 Ca^{2+}，导致血管平滑肌松弛、血管扩张、血压下降。

6. A　高血钾为卡托普利的主要不良反应之一，而不是低血钾。

7. B　可乐定能抑制胃肠道分泌和运动，故对兼有溃疡病的高血压尤为适宜。

8. C　氨氯地平 $t_{1/2}$ 长达 40~50 小时，为所列药物中半衰期最长者。

9. A　硝普钠起效迅速，静滴后立即起效，维持 1~3 分钟。

10. E　硝苯地平属短效制剂，降压时伴有反射性心率加快，心输出量增加，有可能加重心肌缺血，故伴心肌缺血的高血压患者慎用。

11. D　特拉唑嗪为选择性 α_1 受体阻断药，通过舒张小动脉和静脉血管平滑肌而降压；还可降低前列腺及膀胱出口平滑肌的紧张度，也可用于良性前列腺肥大。

12. A　卡托普利为 ACEI，能改善胰岛素抵抗，故适用于兼有糖尿病的高血压患者。

13. C　利尿降压药（氢氯噻嗪）通过排钠利尿，使有效血容量减少，长期用药使体内轻度缺 Na^+。

14. C　氢氯噻嗪通过排钠利尿，使有效血容量减少，心输出量减少，使血浆肾素活性增高，激活 RAAS 不利于降压。

15. D　氯沙坦属于血管紧张素 Ⅱ 受体阻断药。

16. E　氯沙坦能够减轻血管重构。

17. C　哌唑嗪长期应用有降血脂作用。

18. C　硝普钠能直接松弛全身小动脉与小静脉。

19. D　硝苯地平在降压的同时能反射性兴奋心脏，增加心率。

20. B　普萘洛尔能阻断血管平滑肌上的 β_2 受体，引起冠脉收缩，诱发心绞痛。

21. B　β 受体阻断药能阻断血管平滑肌上的 β_2 受体，引起血管收缩，加重症状。

22. D　哌唑嗪长期应用有降血脂作用。

23. A　缬沙坦在降压的同时，还能阻止 Ang Ⅱ 对心肌细胞和血管平滑肌细胞的肥大增殖作用。

24. B　钙离子拮抗剂能扩张冠状动脉。

25. C　氢氯噻嗪抑制 Na^+-Ca^{2+} 交换，是血管平滑肌内 Ca^{2+} 减少，血管张力降低而降压。

26. A　卡托普利长期用药可使血锌降低。

（二）B 型题

27. E　可乐定能抑制胃肠道分泌和运动，对肾血流量和肾小球滤过率无显著影响，故适用于兼有溃疡病高血压及肾性高血压患者。

28. C 普萘洛尔可减少心输出量，抑制肾素分泌，故适用于高血压伴心输出量偏高或血浆肾素水平偏高的患者。

（三）X 型题

29. BCE 哌唑嗪、可乐定、α-甲基多巴对肾血流量和肾小球滤过率无显著影响，均可用于肾功能不良的高血压及肾性高血压。

30. ABCD 钙通道阻断药可抑制细胞外 Ca^{2+} 的内流，使血管平滑肌细胞内缺乏足够的 Ca^{2+}，导致血管扩张、血压下降，故可用于高血压；能扩张冠脉，用于心绞痛；可改善心功能，用于充血性心衰；抑制依赖于 Ca^{2+} 的慢反应细胞的电生理活动，用于室上性心律失常。β 受体阻断药通过阻滞心肌、血管平滑肌 β 受体而用于高血压、心律失常、心绞痛及充血性心衰。

31. ACD 钙通道阻断药通过减少细胞内钙量，可逆转心肌肥厚；Ang II 能引起心肌肥大和心肌重构，ACEI 减少 Ang II 的生成，可防止或逆转高血压患者的血管壁增厚、心肌肥大和心肌重构；Ang II 受体拮抗药直接拮抗组织中 Ang II 受体，而逆转高血压患者心肌肥厚。

32. ABCD 普萘洛尔属于 β 受体阻断药，该药阻断血管 $β_2$ 受体可引起血管收缩，血压升高，故不选答案 E。

33. ABC 硝苯地平、肼屈嗪、米诺地尔降压的同时均伴有反射性交感神经兴奋，使心率加快。

34. ABCD 普萘洛尔阻断肾小球旁器部位的 $β_1$ 受体，减少肾素分泌；依那普利抑制血管紧张素转化酶，瑞米吉仑抑制肾素分泌，氯沙坦拮抗血管紧张素 II 受体，它们均通过影响肾素-血管紧张素系统而发挥抗高血压作用，而吡那地尔则通过激活钾通道而发挥抗高血压作用。

二、名词解释

35. 即血管紧张素转化酶抑制药，是一类通过抑制血管紧张素转化酶（ACE），使血管紧张素 I 转化为血管紧张素 II 减少，从而降低循环与血管组织 RAAS 活性的药物。

36. 是一类通过阻断 Ang II 受体而拮抗 Ang II 缩血管作用的药物，代表药物为氯沙坦。

37. 指病人首次服用某些抗高血压药后出现的体位性低血压现象，表现为心悸、晕厥、意识消失等。如首次服用哌唑嗪后可出现。

38. 指不同患者或同一患者在不同病程阶段所需药物和剂量不同，治疗时应根据患者各自的具体情况、相伴其他疾病及药物特点，采用个体化治疗方案。

三、填空题

39. 140；90

40. ACEI；血管紧张素 II 受体（AT_1）阻断药；肾素抑制药

41. 血钾；血脂；血糖；尿酸；血浆肾素活性

42. 利尿药；血管紧张素Ⅰ转化酶抑制药；血管紧张素Ⅱ受体阻断药；钙通道阻断药；β肾上腺素受体阻断药

四、判断说明题

43. 正确。莫索尼定为中枢性抗高血压药，主要通过激动延髓 I_1-咪唑啉受体而发挥降压作用，与可乐定不同，其降压作用不被 α_2 受体阻断药所阻滞。被称为第二代中枢性降压药。

44. 不正确。肼屈嗪为直接扩张血管药，降压后可反射性兴奋交感神经，使心率加快，心输出量增加，并伴有血浆肾素活性增高及水钠潴留。常需合用 β 受体阻断药和利尿药。

45. 正确。酮色林为 5-HT 拮抗药，除能选择性阻滞 5-HT$_2$ 受体，抑制 5-HT 诱发的血管收缩，产生降压作用外，对组胺 H$_1$ 受体和 α 受体也有较弱的阻滞作用。

46. 不正确。西氯他宁为前列环素合成促进药，可促进平滑肌细胞合成具有扩血管作用的前列环素。

47. 正确。哌唑嗪为选择性 α_1 受体阻断药，降压机制为选择性阻断突触后膜 α_1 受体，对具有负反馈作用的突触前膜 α_2 受体无影响，故不会促进交感递质的释放。

48. 正确。噻嗪类利尿药降压作用温和、缓慢、持久，对卧、立位血压均有降低作用。

49. 正确。卡托普利长期用药都可致血锌降低，引起味觉缺失、脱发。

50. 正确。氯沙坦是第一个用于临床 AT$_1$ 受体阻断药，其降压作用缓慢、平稳、持久，可用于治疗各型高血压。

51. 正确。硝苯地平能够扩张血管降低血压，对伴有心绞痛、糖尿病、脑血管病、肾功能不良等合并症疗效好。

52. 正确。均属于肾上腺素受体阻断药类降压药。

53. 不正确。普萘洛尔长期应用致受体上调，应减量停药，以免诱发或加重高血压、心绞痛。

54. 不正确。西替利嗪属于 H$_1$ 受体阻断药。

55. 不正确。硝普钠口服不吸收，需静脉滴注给药。

56. 正确。利尿药、钙拮抗药、β 受体阻断药、ACEI、AT$_1$ 受体阻断药属于一线抗高血压药，轻度高血压患者可选用其中一种治疗。

五、简答题

57. 相同点是两类药物均是通过抑制 RAAS 而发挥抗高血压作用。不同点是：①作用环节不同：ACEI 通过抑制 ACE 而使 Ang Ⅱ 生成减少，但不能抑制 Ang Ⅱ 生成的非 ACE 途径，对 Ang Ⅱ 的拮抗作用不完全；Ang Ⅱ 受体阻断药则直接阻断 AT$_1$ 受体，对 Ang Ⅱ 的阻断作用完全。②对缓激肽的影响不同：ACEI 可减少缓激肽的降解，而 Ang Ⅱ 受体阻断药对缓激肽降解无影响。③ACEI 常引起咳嗽，而 Ang II 受体阻断药则无此不良反应。

58. ①血管紧张素转化酶抑制药：卡托普利等。②血管紧张素 II 受体（AT_1）阻断药：氯沙坦等。③肾素抑制药：瑞米吉仑等。

59. ①早期用药是通过排钠利尿，使有效血容量减少、心输出量减少而降压。②长期用药使体内轻度缺 Na^+，血管平滑肌内 Na^+ 的浓度降低，通过 Na^+-Ca^{2+} 交换机制，使细胞内 Ca^{2+} 减少，从而降低血管平滑肌细胞对去甲肾上腺素等缩血管物质的反应性，血管张力下降而降压。③诱导动脉壁产生激肽、前列腺素（PGE_2）等扩血管物质，使血管扩张，血压下降。

60. ①电解质紊乱，如低血钠、低血钾、高血钙，用药时应适度限钠、注意补钾或与留钾利尿药合用。②影响糖代谢及脂质代谢，升高血糖、血脂，故高血压患者合并有糖尿病或高脂血症者慎用。③增高血浆肾素活性，激活 RAAS 而不利于降压，可与 β 受体阻断药等降低肾素活性的药物合用。④致高尿酸血症、高氮质血症，故痛风患者和肾功能减退者等慎用。

61. ①降压效果确切，对绝大多数高血压均有效。②降压同时，不伴有反射性心率加快，对心输出量亦无明显影响。③降压的同时，能防止和逆转高血压患者心肌和血管壁的重构，改善心肌和动脉顺应性，提高患者生活质量和降低死亡率。④不易引起脂质代谢紊乱和电解质紊乱，能增加肾血流量，保护肾脏。⑤久用无耐受性及停药的反跳现象。

62. ①AT_1 受体阻断药可直接阻断 Ang II 的作用，对 Ang II 的阻断作用更完全，降压作用更强，更持久。②不影响缓激肽的降解，故无咳嗽、血管神经性水肿等不良反应。

63. ①降压的同时可改善心、脑、肾等重要器官的血流量。②可改善或逆转高血压所致的心肌肥厚和血管肥厚，对缺血心肌有保护作用。③有排钠利尿作用，一般不引起水钠潴留。④不明显影响糖、脂质代谢。⑤激活交感神经活性，降压同时增加心率。

64. ①阻断心脏 $β_1$ 受体，使心肌收缩力减弱，心排血量减少。②阻断肾小球旁细胞上的 $β_1$ 受体，使肾素分泌减少，Ang II 生成减少。③阻断血管的去甲肾上腺素能神经突触前膜上的 $β_2$ 受体，抑制其正反馈作用，减少 NA 的释放。④抑制下丘脑、延髓等部位的 β 受体，抑制兴奋性神经元，降低交感神经中枢的张力。⑤降低血管壁上压力感受器的敏感性。⑥增加前列环素的合成，扩张血管。

65. 病人首次使用哌唑嗪的 90 分钟内出现体位性低血压，表现为心悸、晕厥、意识消失等症状，称为哌唑嗪的首剂现象。首次剂量减半，并在临睡前服用，可避免首剂现象的发生。在服用哌唑嗪前一天停止使用利尿药，也可减轻首剂现象。

66. 硝普钠属硝基类扩血管药，在血管平滑肌内代谢产生 NO，激活血管平滑肌中鸟苷酸环化酶（GC），使 cGMP 升高，从而导致血管平滑肌松弛。

67. 卡托普利降低血压的主要作用机制为：通过抑制 ACE，拮抗血管紧张素 I 转换为血管紧张素 II，从而产生以下作用：①扩张血管，使血压下降。②抑制肾脏组织中醛固酮的生成，水钠潴留减轻而降低血压。③抑制缓激肽水解，缓激肽是血管内皮-L-精氨酸-NO途径的重要激活剂，可发挥强大的扩张血管作用，缓激肽还可刺激前列腺素合成，增强扩张血管效应。④抑制 Ang Ⅱ 对血管和心肌的细胞生长因子的促进作用，减轻或逆转心肌肥厚及血管壁增厚，抑制心肌和血管重构。

六、论述题

68. 肼屈嗪属于直接扩张血管药，降压时可反射性兴奋交感神经，增高血浆肾素活性及产生水钠潴留，单用易出现耐受性；普萘洛尔为 β 受体阻断药，可阻断肾小球旁器细胞 β_1 受体从而抑制肾素分泌；氢氯噻嗪为利尿降压药，降压同时能增高血浆肾素活性。三药合用，普萘洛尔能对抗肼屈嗪和氢氯噻嗪引起的血浆肾素活性增高，而氢氯噻嗪可防止肼屈嗪引起的水钠潴留，故三药合用可增强疗效，相互纠正不良反应，产生协同作用。

69. ①轻、中度高血压初始采用单独用药。②单药治疗效果不理想，可采用二联用药，一般以利尿药或吡啶类 CCB 为基础，加用 β 受体阻断药、ACEI、AT_1 受体阻断药、α_1 受体阻断药和钙通道阻断药。③若二联用药仍无效，则可三联用药，即在二联用药的基础上加上中枢性降压药或血管扩张药。④同类药物一般不宜合用。

第二十五章 抗心绞痛药 ▷▷▷

一、选择题

(一) A 型题

1. 下列选项中，不是硝酸酯类药物的药理作用的是（　　）
   A. 减慢心率　　　　　　　　　B. 抑制血小板聚集
   C. 增加冠脉流量　　　　　　　D. 松弛平滑肌
   E. 降低心肌氧耗量

2. 下列选项中，属于硝酸甘油的药理作用的是（　　）
   A. 使心脏射血时间延长　　　　B. 扩张冠状动脉
   C. 舒张小动脉较小静脉强　　　D. 减慢心率
   E. 对动脉粥样硬化的血管没有扩张作用

3. 下列选项中，属于硝酸酯类临床应用注意事项的是（　　）
   A. 对急性病人应采用静脉给药
   B. 应限制用量，以免血压过度降低
   C. 为了保持疗效宜持续给药
   D. 因可降低心输出量，心衰患者禁用
   E. 为减轻不良反应，应避免与 β 受体阻断剂合用

4. 下列选项中，对硝酸甘油适应证描述不正确的是（　　）
   A. 适用于治疗各种类型的心绞痛
   B. 稳定型心绞痛的首选药
   C. 禁用于心肌梗死的治疗
   D. 不宜作为长期预防用药
   E. 用于慢性心功能不全的治疗

5. 下列选项中，属于硝酸甘油不良反应产生的主要原因是（　　）
   A. 扩血管作用　　　　　　　　B. 减少心输出量
   C. 低血钾　　　　　　　　　　D. 肝脏首关消除作用
   E. 消化道刺激作用

6. 下列选项中，属于硝酸甘油禁忌证的是（　　）
   A. 变异型心绞痛　　　　　　　B. 颅脑外伤

    C. 青光眼   D. 低血压

    E. 快速型心律失常

7. 下列选项中，不是硝酸甘油的不良反应的是（   ）

    A. 搏动性头痛   B. 眼内压降低

    C. 颜面潮红   D. 心率加快

    E. 呕吐、发绀

8. 下列选项中，为变异型心绞痛的首选药物是（   ）

    A. 普萘洛尔   B. 硝苯地平

    C. 硝酸甘油   D. 硝酸异山梨酯

    E. 美托洛尔

9. 下列选项中，为 β 肾上腺素受体阻断药禁忌证的是（   ）

    A. 阵发性室上性心动过速   B. 原发性高血压

    C. 稳定型心绞痛   D. 变异型心绞痛

    E. 甲状腺功能亢进

10. 下列选项中，没有扩张冠状动脉作用的药物是（   ）

    A. 硝酸甘油   B. 硝苯地平

    C. 维拉帕米   D. 硝酸异山梨醇酯

    E. 美托洛尔

11. 下列选项中，属于美托洛尔和硝酸甘油的共同作用的是（   ）

    A. 心率减慢   B. 心率加快

    C. 血压下降   D. 冠脉扩张

    E. 心室容积增加

12. 下列选项中，不是影响心肌耗氧量的因素的是（   ）

    A. 心室容积   B. 心室壁张力

    C. 每分射血时间   D. 心内传导速度

    E. 心肌收缩力

13. 影响心肌耗氧量的因素中，不易受药物影响的因素是（   ）

    A. 心肌基本代谢   B. 心室壁张力

    C. 射血时间   D. 心率

    E. 心肌收缩力

14. 硝酸甘油口服剂量比舌下含服大的原因为（   ）

    A. 碱性肠液破坏   B. 酸性胃液破坏

    C. 口服不吸收   D. 口服刺激性大

    E. 首过消除明显

15. 硝酸甘油治疗心绞痛的最基本作用机制是（   ）

    A. 增加供氧   B. 延长射血时间

    C. 收缩血管   D. 减慢心率

E. 促进心外膜血向心内膜转移

16. 下列选项中，与硝酸甘油舒张血管作用无关的不良反应是（　　）
    A. 搏动性头痛　　　　　　　　　B. 眼内压升高
    C. 体位性低血压　　　　　　　　D. 高铁血红蛋白症
    E. 心率加快

17. 下列选项中，不是 β 受体阻断药抗心绞痛的作用机制是（　　）
    A. 心肌收缩力下降　　　　　　　B. 心率减慢
    C. 游离脂肪酸（FFA）增加　　　D. 促进氧合血红蛋白（Hb）解离
    E. 增加缺血区供血

18. 长期使用 β 受体阻断药治疗心绞痛后突然停药可使心动过速、心绞痛加重的原因为（　　）
    A. β 受体下调　　　　　　　　　B. β 受体上调
    C. α 受体上调　　　　　　　　　D. α 受体下调
    E. 后遗效应

19. 下列选项中，不是钙通道阻断药抗心绞痛的机制是（　　）
    A. 心肌收缩力下降　　　　　　　B. 心率减慢
    C. 减轻"钙超载"　　　　　　　　D. 抗血小板聚集
    E. 促进内皮细胞合成和释放 NO

20. 下列选项中，关于硝酸甘油的叙述错误的是（　　）
    A. 扩张静脉血管，降低心脏前负荷
    B. 扩张动脉血管，降低心脏后负荷
    C. 减慢心率，减弱心肌收缩力而减少心脏做功
    D. 加快心率，增加心肌收缩力
    E. 减少心室容积，降低心室壁张力

21. 下列选项中，不利于美托洛尔抗心绞痛的因素是（　　）
    A. 减慢心率　　　　　　　　　　B. 降低心肌收缩力
    C. 增加心脏前负荷　　　　　　　D. 抑制脂肪分解
    E. 降低血压

22. 下列选项中，不适合用美托洛尔治疗的是（　　）
    A. 稳定型心绞痛　　　　　　　　B. 伴有心律失常的稳定型心绞痛
    C. 有哮喘既往史的稳定型心绞痛　D. 伴有高血压的稳定型心绞痛
    E. 心肌梗死

23. 下列选项中，关于维拉帕米的叙述不正确的是（　　）
    A. 降低心脏后负荷　　　　　　　B. 反射性的加快心率
    C. 降低心肌收缩力　　　　　　　D. 减轻钙离子超载，保护心肌细胞
    E. 抗血小板聚集

24. 下列选项中，不是维拉帕米适应证的是（　　）
　　A. 不稳定型心绞痛　　　　　　　B. 稳定型心绞痛
　　C. 伴支气管哮喘的心绞痛　　　　D. 伴心肌缺血的心绞痛
　　E. 伴心衰或房室传导阻滞的心绞痛

25. 下列选项中，不属于硝酸甘油的作用是（　　）
　　A. 扩张容量血管　　　　　　　　B. 减少回心血量
　　C. 降低心率　　　　　　　　　　D. 降低心室壁张力
　　E. 降低心肌耗氧量

26. 下列选项中，不宜与美托洛尔联合应用的抗心绞痛药物是（　　）
　　A. 硝酸甘油　　　　　　　　　　B. 硝苯地平
　　C. 维拉帕米　　　　　　　　　　D. 硝酸异山梨醇酯
　　E. 单硝酸异山梨酯

27. 某男性病人，65岁，有高血压病史15年，有心绞痛发作史，入院当天心绞痛
　　频繁发作，应当进行以下何项处理（　　）
　　A. 硝酸甘油舌下含服　　　　　　B. 硝酸异山梨醇酯口服
　　C. 硝酸戊四醇酯口服　　　　　　D. 硝酸甘油静滴
　　E. 硝酸甘油口服

28. 某男性病人，58岁，有高血压病史15年，有心绞痛发作史5年，当日须出席
　　一次历时2小时的重要会议，会前应当进行以下何项处理（　　）
　　A. 硝酸甘油舌下含服　　　　　　B. 硝酸异山梨醇酯舌下含服
　　C. 亚硝酸异戊酯吸入　　　　　　D. 硝酸甘油静滴
　　E. 硝酸异山梨醇酯口服

（二）B型题

　　A. 硝酸甘油　　　　　　　　　　B. 硝苯地平
　　C. 美托洛尔　　　　　　　　　　D. 哌唑嗪
　　E. 地尔硫草

29. 对容量血管作用强于对阻力血管作用的药物是（　　）

30. 对心脏选择性高，对缺血心肌有保护作用的药物是（　　）

　　A. 硝酸异山梨醇酯　　　　　　　B. 硝苯地平
　　C. 美托洛尔　　　　　　　　　　D. 肼屈嗪
　　E. 维拉帕米

31. 禁用于哮喘患者的药物是（　　）

32. 慎用于不稳定型心绞痛的药物是（　　）

　　A. 硝酸甘油　　　　　　　　　　B. 氢氯噻嗪

C. 美托洛尔　　　　　　　　　　　D. 肼屈嗪

E. 氨氯地平

33. 不属于常用抗心绞痛药的是（　　）

34. 不宜作为长期预防心绞痛的药物是（　　）

（三）X 型题

35. 硝酸甘油和美托洛尔合用治疗心绞痛（　　）

A. 两药都降低心肌耗氧量，合用后可产生协同抗心绞痛作用

B. 两药都可扩张冠状动脉，合用后可明显增加冠状动脉流量

C. 硝酸甘油加快心率和加强心肌收缩力可被美托洛尔取消

D. 美托洛尔收缩外周血管可被硝酸甘油取消

E. 美托洛尔使射血时间延长，心室容积增大可被硝酸甘油取消

36. 钙通道阻断药抗心绞痛作用机制（　　）

A. 抑制心肌细胞 Ca^{2+} 超载

B. 扩张血管，减轻心脏负荷

C. 抑制心肌收缩力，减慢心率

D. 改善缺血区的供血和供氧

E. 抑制血小板黏附与聚集

37. 硝酸酯类治疗心绞痛机制与下列哪些因素有关（　　）

A. 静脉扩张，降低前负荷　　　　　B. 促进心内膜血流向心外膜

C. 动脉扩张，降低后负荷　　　　　D. 增加心肌缺血区血流量

E. 舒张冠状血管

38. 下列硝酸酯类药物作用中哪些对心绞痛治疗有利（　　）

A. 心室容量下降　　　　　　　　　B. 侧支血流增加

C. 心室内压下降　　　　　　　　　D. 心肌收缩力增强

E. 心室壁张力下降

39. 下列硝酸酯类药物作用中哪些对心绞痛治疗不利（　　）

A. 心脏体积缩小　　　　　　　　　B. 心率加快

C. 心室内压下降　　　　　　　　　D. 心肌收缩力增强

E. 心室壁张力下降

40. 硝酸甘油的不良反应有（　　）

A. 高铁血红蛋白症　　　　　　　　B. 搏动性头痛

C. 体位性低血压　　　　　　　　　D. 眼内压降低

E. 大剂量加重心绞痛

41. β 受体阻断药抗心绞痛的机制有（　　）

A. 舒张冠脉　　　　　　　　　　　B. 促进氧合 Hb 解离

C. 降低心肌耗氧　　　　　　　　　D. 改善心肌代谢

E. 增加缺血区供血

42. 下列美托洛尔作用中哪些对心绞痛治疗不利（　　　）

    A. 心射血时间延长　　　　　　B. 心率减慢

    C. 心室容量增加　　　　　　　D. 心肌收缩力减弱

    E. 增加缺血区供血

二、填空题

43. 硝酸甘油治疗心绞痛的不利因素为_____。

44. β受体阻断药治疗心绞痛对心功能的不利因素为_____。

45. 不宜治疗变异型心绞痛，但可治疗稳定型心绞痛的药物为_____。

46. 硝酸酯类药物的基本药理作用是_____。

47. 决定心肌耗氧量的主要因素有_____、_____、_____。

48. 硝酸甘油治疗心绞痛的不利因素为_____和_____。

49. β受体阻断药治疗心绞痛的不利因素为_____和_____。

50. β肾上腺素受体阻断药的不良反应主要包括_____、_____、_____。

三、判断说明题

51. 硝酸甘油剂量过大可加重心绞痛发作。

52. 美托洛尔治疗变异型心绞痛疗效好。

53. 维拉帕米与β受体阻断药合用可加强心脏抑制作用。

54. 硝苯地平与β受体阻断药合用抗心绞痛可以取长补短。

55. 硝酸甘油对各种类型心绞痛都有治疗作用。

56. 硝酸甘油可引起反射性心率加快。

57. 口服硝酸甘油能迅速缓解心绞痛。

58. 治疗剂量硝酸甘油对动脉的扩张作用强于静脉。

59. 硝苯地平扩张冠状动脉的作用不如维拉帕米。

60. 美托洛尔突然停药引起的心绞痛的加剧是因为受体下调的原因。

61. 硝酸甘油等量口服和舌下给药疗效无明显差别。

62. 卡托普利可能阻止硝酸甘油的耐受性。

63. 硝酸甘油可促进心内膜的血液流向心外膜。

64. 硝酸甘油常采用舌下含服的原因为首过消除明显。

65. 硝苯地平治疗变异型心绞痛疗效好。

四、简答题

66. 简述β受体阻断药抗心绞痛的作用机制。

67. 简述钙通道阻断药抗心绞痛的作用机制。

68. 简述β受体阻断药与硝酸酯类药物合用治疗心绞痛的机制。

69. 简述 β 受体阻断药与钙通道阻断药合用治疗心绞痛机制。

五、论述题

70. 为什么硝酸甘油和美托洛尔合用于心绞痛可增强疗效？合用时应注意什么？

参考答案

一、选择题

(一) A 型题

1. A 硝酸甘油能反射性地引起交感神经兴奋，使心率加快。
2. B 硝酸甘油减轻心脏前负荷，缩小心室腔容积，降低心室壁张力，射血间期缩短。
3. B 硝酸酯类能明显扩张动脉和静脉血管，降低血压，过量易致低血压。
4. C 硝酸甘油早起应用可缩小心室容积，减少心肌梗死并发症的发生，降低病死率
5. A 硝酸甘油的不良反应主要因扩张外周血管引起。
6. C 硝酸甘油适用于治疗各种类型的心绞痛。
7. B 硝酸甘油可升高眼内压。
8. B 硝苯地平对冠状动脉扩张作用较强。
9. D β 肾上腺素受体阻断药能阻断冠状动脉上的 β_2 受体，收缩冠状动脉，诱发和加重心绞痛。
10. E 美托洛尔能阻断冠状动脉上的 β_2 受体，收缩冠状动脉。
11. C 美托洛尔和硝酸甘油合用使血压明显降低，应减量使用。
12. D 影响心肌耗氧量的因素有心室容积、心室壁张力、每分射血时间、心肌收缩力。
13. A 心肌基本代谢是心肌的生理活动，不易受药物的影响。
14. E 硝酸甘油肝脏首关消除显著，生物利用度低，所以口服剂量要远远大于舌下含服量。
15. A 硝酸甘油通过扩张血管，增加供氧，降低心肌耗氧量而抗心绞痛。
16. D 硝酸甘油大剂量可氧化红细胞中的血红蛋白变成高铁血红蛋白，形成高铁血红蛋白血症。
17. C β 受体阻断药可减少脂肪分解，抑制 FFA 生成。
18. B β 肾上腺素受体阻断药长期应用能引起受体的上增性调节。
19. E 硝酸甘油可存进内皮细胞合成和释放 NO。
20. C 硝酸甘油能反射性的兴奋交感神经，加快心率。

21. C 美托洛尔通过减慢心率，降低心肌收缩力，抑制脂肪分解和降低血压抗心绞痛。

22. C 美托洛尔能阻断支气管平滑肌上的 β_2 受体，收缩支气管平滑肌，诱发哮喘。

23. B 维拉帕米对窦房结的抑制作用较强，能够减慢心率。

24. E 维拉帕米对窦房结的抑制作用较强，能够减慢心率，减慢传导，不适合伴有心衰或房室传导阻滞的心绞痛。

25. C 硝酸甘油可反射性引起心率加快。

26. C 维拉帕米抑制心脏作用明显，与 β 受体阻断药合用需谨慎。

27. A 硝酸甘油舌下含服用于各种心绞痛的治疗。

28. E 硝酸异山梨酯口服吸收完全，主要用于预防心绞痛发作。

（二）B 型题

29. A 硝酸甘油对毛细血管后静脉（容量血管）选择性高，舒张此血管作用远较舒张小动脉（阻力血管）强。

30. E 地尔硫草对心脏作用选择性高，且因其钙拮抗作用，可避免或减轻缺血心肌细胞内"钙超载"，减轻细胞损伤，具有缺血心肌保护作用。

31. C 普萘洛尔拮抗支气管平滑肌 β 受体，可引起气管收缩。

32. B 硝苯地平可能因反射性兴奋交感神经而导致此类患者发生心肌梗死，故应慎用。

33. D 肼屈嗪为较强小动脉扩张剂，用后因血压下降极易引起反射性交感兴奋而增加心肌耗氧量，不用于抗心绞痛。

34. A 硝酸甘油作用维持时间短，不宜作为长期预防用药。

（三）X 型题

35. ACDE 美托洛尔不能扩张冠状动脉。

36. ABCDE 以上答案均是。

37. ACDE 硝酸酯类可促进心外膜（非缺血区）血流向心内膜（缺血区）转移。

38. ABCE 心肌收缩力增强可使心肌耗氧量增加。

39. BD 心率加快和心肌收缩力增强可使心肌耗氧量增加。

40. ABCE 硝酸甘油舒张血管可使眼内压升高。

41. BCDE β 受体阻断后 α 受体占优势，可收缩冠脉。

42. AC 心射血时间延长和心室容量增加可增加心肌耗氧。

二、填空题

43. 心率加快；心肌收缩力加强

44. 扩大心室容积；延长射血时间

45. 美托洛尔

46. 直接松弛各种平滑肌

47. 心室壁张力；每分射血时间；心肌收缩力

48. 心率加快；心肌收缩力加强

49. 扩大心室容积；延长射血时间

50. 抑制心脏，诱发和加重哮喘，反跳现象

三、判断说明题

51. 正确。硝酸甘油的不良反应。

52. 不正确。β肾上腺素受体阻断药抗心绞痛的临床应用。

53. 正确。抗心绞痛药物的联合应用。

54. 正确。抗心绞痛药物的联合应用。

55. 正确。硝酸甘油的临床应用。

56. 正确。硝酸甘油的不良反应。

57. 不正确。硝酸甘油的临床应用。

58. 不正确。硝酸甘油的药理作用。

59. 不正确。抗心绞痛药物的联合应用。

60. 不正确。β肾上腺素受体阻断药的不良反应、禁忌证。

61. 不正确。硝酸甘油口服易吸收，但首过消除明显，生物利用度为 10%～20%，起效慢、用药量大，故一般不采用口服。舌下含服无首过消除，起效快（1～3分钟）、作用时间短（0.5小时），为常用给药途径。

62. 正确。卡托普利与血管平滑肌内膜巯基结合，释放出 NO 扩张血管，硝酸甘油的耐受性可能与血管平滑肌内膜巯基消耗有关，卡托普利含巯基，可对抗耐受性的发生。

63. 不正确。硝酸甘油可促进心外膜的血液流向心内膜。

64. 正确。硝酸甘油口服首过消除明显，生物利用度仅为 10%～20%。

65. 正确。变异型心绞痛为冠脉痉挛所致，硝苯地平为舒张冠脉和外周血管作用最强的钙离子拮抗剂，故治疗变异型心绞痛疗效好。

四、简答题

66. ①降低心肌耗氧量：β受体阻断药通过阻断心脏上的 $β_1$ 受体，减慢心率、减弱心肌收缩力及收缩速度、降低血压等作用，明显降低心肌耗氧量。②增加缺血区供血：β受体阻断药降低心肌耗氧量使正常区域阻力血管收缩，迫使血流向代偿性扩张的缺血区灌注，缺血区血流量显著增加；减慢心率，使心脏的舒张期相对延长，从而增加心肌缺血区的血液灌注时间，有利于血液从心外膜血管流入易缺血的心内膜区。③改善心肌代谢：β受体阻断药可减少脂肪分解，抑制 FFA 生成，减少心肌对其摄取，同时通过增加心肌对葡萄糖的利用，既保证缺血心肌的能量供应，又降低心肌耗氧量。此外，本类药物可促进氧合血红蛋白解离，增加心脏及全身组织的供氧。

67. ①降低心肌耗氧量：钙通道阻断药能使心肌收缩力减弱，减慢心率，血管扩张，心脏负荷减轻，从而降低心肌耗氧量。②舒张冠状血管：对冠脉的输送血管和阻力小血管均有扩张作用，还可增加侧支循环，从而增加缺血区的血液灌注。③保护缺血心肌细胞：钙通道阻断药抑制外钙内流，减轻缺血心肌细胞的钙超载而保护心肌细胞。④抑制血小板聚集：钙通道阻断药阻滞钙离子内流，降低血小板内钙浓度，可抑制血小板聚集。

68. β受体阻断药可抑制硝酸酯类扩张外周血管所致的反射性心率加快，而硝酸酯类可降低β受体阻断药引起的心室容积扩大和外周血管阻力增高，两类药物在作用上互补，可协同降低心肌耗氧量，并相互抵消不良反应。

69. 硝苯地平扩张外周血管引起血压降低，可反射性兴奋心脏使心率加快，增加心肌耗氧量。β受体阻断药可抑制心脏，减慢心率，降低心肌耗氧量。两者合用可提高疗效，不良反应也相应减少。但维拉帕米抑制心脏的作用明显，与β受体阻断药合用需谨慎。

五、论述题

70. 硝酸甘油可扩张静脉和动脉而降低心脏的前后负荷，降低心肌耗氧量及增加心肌氧的供应，但可反射性使心率加快和心肌收缩力加强从而增加心肌耗氧量；美托洛尔阻断β受体，可抑制心肌收缩力，减慢心率而降低心肌耗氧量，但可扩大心室容积，延长射血时间。两药合用可协同降低心肌耗氧量的作用，前者可抵消后者扩大心室容积、延长射血时间的缺点；后者可抵消前者加快心率、加强心肌收缩力的不利作用，从而增强抗心绞痛的疗效。但二药均可使血压降低，合用时应注意剂量不宜过大。

第二十六章 抗心律失常药 ▷▷▷

一、选择题

（一）A 型题

1. 下列选项中，与心肌细胞动作电位 0 相去极化有关的离子活动是（　　）
   A. 钠快速外流
   B. 钠快速内流
   C. 钠缓慢内流
   D. 钾快速外流
   E. 钾快速内流

2. 下列选项中，与心肌细胞动作电位复极化 2 相（平台期）有关的主要离子活动是（　　）
   A. 钠缓慢外流
   B. 钙缓慢外流
   C. 钙缓慢内流
   D. 钾缓慢内流
   E. 无离子流入、流出细胞

3. 下列选项中，与心肌细胞动作电位复极化 3 相有关的离子活动是（　　）
   A. 钾快速外流
   B. 钾缓慢外流
   C. 钾快速内流
   D. 钾缓慢内流
   E. 钠快速外流

4. 下列选项中，不属于奎尼丁禁忌证的是（　　）
   A. 严重心肌损害
   B. 心房颤动
   C. 重度房室传导阻滞
   D. 低血压
   E. 强心苷中毒

5. 下列选项中，治疗急性心肌梗死引起的室性心律失常的首选药是（　　）
   A. 奎尼丁
   B. 普鲁卡因胺
   C. 普萘洛尔
   D. 胺碘酮
   E. 利多卡因

6. 下列选项中，关于利多卡因药理作用的叙述错误的是（　　）
   A. 降低浦肯野纤维的自律性
   B. 促进病区传导，消除单向阻滞
   C. 在心肌缺血部位，可减慢传导，变单向阻滞为双向阻滞
   D. 明显延长心室肌和浦肯野纤维的 APD 和 ERP

E. 相对延长心室肌和浦肯野纤维的 ERP

7. 下列选项中，因首过效应明显，口服无效，需通过静脉途径给药的是（ ）

    A. 利多卡因   B. 普鲁卡因胺

    C. 丙吡胺   D. 胺碘酮

    E. 普罗帕酮

8. 下列选项中，不属于利多卡因适应证的是（ ）

    A. 室性早搏

    B. 急性心肌梗死引起的室性心律失常

    C. 强心苷中毒引起的室性心律失常

    D. 心室颤动

    E. 室上性心动过速

9. 下列选项中，长期应用可引起系统性红斑狼疮样综合征的是（ ）

    A. 奎尼丁   B. 普鲁卡因胺

    C. 胺碘酮   D. 美西律

    E. 索他洛尔

10. 下列选项中，和利多卡因合用，可使利多卡因经肝代谢减慢、血浓度升高、不良反应加重的药物是（ ）

    A. 异丙肾上腺素   B. β 受体阻断剂

    C. 苯巴比妥   D. 苯妥英钠

    E. 利福平

11. 下列选项中，能引起普罗帕酮致心律失常的作用是（ ）

    A. 明显抑制窦房结的自律性

    B. 使 ERP/APD 比值减小

    C. 减慢传导的程度强于延长 ERP 的程度

    D. 延长 ERP 的程度强于减慢传导的程度

    E. 使浦肯野纤维的自律性升高

12. 下列选项中，长期应用可引起肺间质纤维化，应定期进行肺部 X 光检查的药物是（ ）

    A. 奎尼丁   B. 普鲁卡因胺

    C. 普罗帕酮   D. 维拉帕米

    E. 胺碘酮

13. 下列选项中，关于维拉帕米临床应用错误的是（ ）

    A. 是治疗阵发性室上性心动过速的首选药之一

    B. 可用于治疗心房颤动、心房扑动

    C. 尤其适用于合并预激综合征的心房颤动

    D. 对强心苷中毒引起的室性早搏有效

    E. 适用于冠心病、高血压伴发心律失常者

14. 下列选项中，抗心律失常作用与阻滞钾通道有关的药物是（　　）
    A. 利多卡因　　　　　　　　B. 美西律
    C. 普罗帕酮　　　　　　　　D. 腺苷
    E. 胺碘酮

15. 下列选项中，属于腺苷快速静脉注射的适应证的是（　　）
    A. 阵发性室上性心动过速　　B. 室性心动过速
    C. 窦性心动过速　　　　　　D. 心房颤动
    E. 房室传导阻滞

16. 下列选项中，关于胺碘酮抗心律失常作用机制的叙述错误的是（　　）
    A. 阻滞钾通道　　　　　　　B. 阻滞钠通道
    C. 阻滞钙通道　　　　　　　D. 阻断 M 受体
    E. 阻断 α、β 受体

17. 患者，女，55 岁，继往患甲状腺功能亢进 15 年，日前因心房颤动收入院，下列选项中，不宜选用的药物是（　　）
    A. 奎尼丁　　　　　　　　　B. 西地兰
    C. 胺碘酮　　　　　　　　　D. 美托洛尔
    E. 维拉帕米

18. 患者，男，40 岁，因阵发性室上性心动过速急诊入院，心电图检查显示该患者合并预激综合征，首选的治疗药物是（　　）
    A. 胺碘酮　　　　　　　　　B. 维拉帕米
    C. 西地兰　　　　　　　　　D. 普萘洛尔
    E. 奎尼丁

19. 患者，男，45 岁，有支气管哮喘病史 20 余年，因阵发性室上性心动过速急诊入院，首选的治疗药物是（　　）
    A. 腺苷　　　　　　　　　　B. 普萘洛尔
    C. 维拉帕米　　　　　　　　D. 利多卡因
    E. 美西律

20. 患者，女 25 岁，患甲状腺功能亢进 3 年，近 1 个月加重，昨日因心悸、胸闷来诊。查体心率 180 次/分，心电图显示窦性心动过速，心肌缺血，首选的治疗药物是（　　）
    A. 美西律　　　　　　　　　B. 丙吡胺
    C. 胺碘酮　　　　　　　　　D. 普萘洛尔
    E. 维拉帕米

21. 下列选项中，久用可引起金鸡纳反应的药物是（　　）
    A. 维拉帕米　　　　　　　　B. 普萘洛尔
    C. 利多卡因　　　　　　　　D. 普鲁卡因胺
    E. 奎尼丁

22. 下列选项中，关于利多卡因的叙述错误的是（　　　）
    A. 轻度阻滞钠通道
    B. 对房性心律失常疗效差
    C. 降低浦肯野纤维的自律性
    D. 明显延长心室肌和浦肯野纤维的 APD 和 ERP
    E. 相对延长心室肌和浦肯野纤维的 ERP

23. 下列选项中，用于急性心梗引起的室性心律失常，首选的治疗药物是（　　　）
    A. 奎尼丁　　　　　　　　　B. 普萘洛尔
    C. 利多卡因　　　　　　　　D. 胺碘酮
    E. 维拉帕米

24. 下列选项中，主要用于治疗室性心律失常，特别对强心苷中毒所致的室性心律失常有效的药物是（　　　）
    A. 美西律　　　　　　　　　B. 苯妥英钠
    C. 腺苷　　　　　　　　　　D. 氟卡尼
    E. 奎尼丁

25. 下列选项中，关于普罗帕酮叙述错误的是（　　　）
    A. 明显阻滞钠通道　　　　　B. 减慢心房、心室和浦肯野纤维的传导
    C. 有较弱的 β 受体阻断作用　D. 对复极的影响弱于奎尼丁
    E. 适度缩短 APD、ERP

26. 下列选项中，能显著延长 APD 的药物为（　　　）
    A. 美西律　　　　　　　　　B. 苯妥英钠
    C. 普罗帕酮　　　　　　　　D. 氟卡尼
    E. 胺碘酮

27. 下列选项中，可阻滞钠通道又可阻滞钾通道的抗心律失常药物为（　　　）
    A. 美西律　　　　　　　　　B. 苯妥英钠
    C. 普纳洛尔　　　　　　　　D. 利多卡因
    E. 胺碘酮

28. 下列选项中，关于胺碘酮抗心律失常作用机制的叙述错误的是（　　　）
    A. 阻滞钾通道　　　　　　　B. 阻滞钠通道
    C. 阻滞钙通道　　　　　　　D. 阻断 H 受体
    E. 阻断 β 受体

(二)B 型题

    A. 适度抑制 Na^+ 内流，亦促进 K^+ 外流，抑制 Ca^{2+} 内流
    B. 适度抑制 Na^+ 内流，亦抑制 K^+ 外流，抑制 Ca^{2+} 内流
    C. 明显抑制 Na^+ 内流，亦抑制 K^+ 外流，抑制 Ca^{2+} 内流
    D. 轻度抑制 Na^+ 内流，亦抑制 K^+ 外流

E. 轻度抑制 Na^+ 内流，亦促进 K^+ 外流

29. 奎尼丁的作用机制是（　　）

30. 利多卡因的作用机制是（　　）

　　A. 对室上性、室性心律失常均有效

　　B. 仅用于治疗室上性心律失常

　　C. 仅用于治疗室性心律失常

　　D. 是治疗甲亢合并房颤的首选药

　　E. 是治疗强心苷中毒引起的快速型心律失常的首选药

31. 胺碘酮的适应证是（　　）

32. 利多卡因的适应证是（　　）

　　A. 普萘洛尔　　　　　　　　　B. 苯妥英钠

　　C. 普罗帕酮　　　　　　　　　D. 维拉帕米

　　E. 胺碘酮

33. 合并支气管哮喘的心律失常患者不宜应用（　　）

34. 合并甲状腺功能障碍的心律失常患者不宜应用（　　）

　　A. 地高辛　　　　　　　　　　B. 普萘洛尔

　　C. 利多卡因　　　　　　　　　D. 维拉帕米

　　E. 胺碘酮

35. 窦性心动过速宜选用的药物（　　）

36. 心房纤颤或扑动时，控制心室率宜选用的药物（　　）

（三）X 型题

37. 可用于治疗阵发性室上性心动过速的药物有（　　）

　　A. 强心苷　　　　　　　　　　B. 胺碘酮

　　C. 维拉帕米　　　　　　　　　D. 美西律

　　E. 腺苷

38. 奎尼丁的药理作用包括（　　）

　　A. 阻滞 Na^+ 通道，降低心肌自律性，减慢传导速度

　　B. 阻滞 K^+ 通道和 Ca^{2+} 通道，延长 APD 和 ERP

　　C. 拟胆碱作用，抑制房室传导

　　D. 阻断 α 受体，并直接扩张血管

　　E. 负性肌力作用

39. 具有阻断 α 受体作用的药物有（　　）

　　A. 奎尼丁　　　　　　　　　　B. 利多卡因

C. 美西律　　　　　　　　　　　　D. 维拉帕米

E. 胺碘酮

40. 具有延长 Q-T 间期作用的药物有（　　）

　　A. 奎尼丁　　　　　　　　　　　B. 丙吡胺

　　C. 利多卡因　　　　　　　　　　D. 普罗帕酮

　　E. 胺碘酮

41. 合用时，可使地高辛经肾清除减少，血浓度升高的药物有（　　）

　　A. 奎尼丁　　　　　　　　　　　B. 利多卡因

　　C. 普罗帕酮　　　　　　　　　　D. 维拉帕米

　　E. 美西律

42. 胺碘酮的不良反应包括（　　）

　　A. 心律失常　　　　　　　　　　B. 血压下降

　　C. 甲状腺功能亢进　　　　　　　D. 甲状腺功能低下

　　E. 肺间质纤维化

43. 利多卡因可用于治疗（　　）

　　A. 房性早搏　　　　　　　　　　B. 室性早搏

　　C. 室上性心动过速　　　　　　　D. 室性心动过速

　　E. 心室颤动

44. 普萘洛尔可用于治疗（　　）

　　A. 心房颤动　　　　　　　　　　B. 阵发性室上性心动过速

　　C. 甲亢引起的窦性心动过速　　　D. 运动引起的室性早搏

　　E. 心肌梗死后室性早搏

45. 奎尼丁的不良反应包括（　　）

　　A. 低血压　　　　　　　　　　　B. 心功能不全

　　C. 心室内传导阻滞　　　　　　　D. 金鸡纳反应

　　E. 血栓栓塞

46. 具有抑制 K^+ 外流作用的药物有（　　）

　　A. 利多卡因　　　　　　　　　　B. 索他洛尔

　　C. 维拉帕米　　　　　　　　　　D. 胺碘酮

　　E. 苄普地尔

47. 具有促进 K^+ 外流作用的药物有（　　）

　　A. 利多卡因　　　　　　　　　　B. 丙吡胺

　　C. 普罗帕酮　　　　　　　　　　D. 溴苄胺

　　E. 腺苷

二、判断说明题

48. 普罗帕酮因可使心室肌自律性升高，所以易引起心律失常。

49. 利多卡因可促进 K^+ 外流，加速病区传导，故可用于严重室内和房室传导阻滞者。

50. 胺碘酮具有抑制旁路传导的作用，对合并预激综合征的心房颤动疗效好。

51. 维拉帕米治疗强心苷中毒引起的室性早搏的机制，是抑制 Ca^{2+} 内流，使心肌细胞内 Ca^{2+} 浓度降低，抑制迟后除极。

52. 普鲁卡因胺可用于危急病例的抢救是由于其药理作用较奎尼丁强。

53. 利多卡因是治疗室性心律失常的首选药，但对强心苷中毒所致室性心律失常无效。

54. 美西律属于Ⅰb类抗心律失常药，对利多卡因治疗无效的室性心律失常仍有效。

55. 对合并高血压、冠心病的心房颤动患者，为增强疗效，可将胺碘酮与 β 受体阻断剂合用。

56. 溴苄胺虽与胺碘酮同属Ⅲ类抗心律失常药，但溴苄胺具有加速传导、不抑制心肌收缩力的特点。

57. 索他洛尔具有阻断 β 受体和阻滞钾通道双重作用，对室性、室上性心律失常均有效。

58. 腺苷不具有阻断 β 受体的作用，可用于合并支气管哮喘或病态窦房结综合征的阵发性室上性心动过速的治疗。

59. 利多卡因对希浦纤维及心房传导系统均有明显的作用。

60. 丙吡胺对心肌电生理的影响与奎尼丁及普鲁卡因胺相类似，可适度阻滞钠通道。

61. 普罗帕酮有较弱的 β 受体阻断作用和钙通道阻滞作用。

62. 胺碘酮抑制 K^+ 外流，显著缩短心房肌、心室肌、浦肯野纤维和房室旁路的 APD 和 ERP。

63. 维拉帕米阻断钠通道，适用于阵发性室上性心动过速。

64. 普鲁卡因胺在肝中被代谢为 N-乙酰基普鲁卡因胺，后者具有第Ⅲ类抗心律失常药的活性。

三、填空题

65. 依据抗心律失常药对心肌电生理的影响进行的分类，丙吡胺属于_____类；美西律属于_____类；普罗帕酮属于_____类；索他洛尔属于_____类；地尔硫草属于_____类。

66. 长期服用胺碘酮者，应定期进行的检查有：_____、_____、_____。

67. 停用奎尼丁的指征有：_____、_____、_____。

68. 能阻滞钾通道，明显延长 APD 和 ERP 的药物是_____。

69. 阵发性室上性心动过速的首选药是_____。

四、简答题

70. 简述抗心律失常药物的分类及其代表药。

71. 简述奎尼丁用于治疗心房颤动时，为何须先应用强心苷？

72. 请列举出适用于合并冠心病的心房颤动的抗心律失常药，并说明理由。

五、论述题

73. 试述Ⅰa类和Ⅰb类抗心律失常药对 APD 和 ERP 的作用及其消除折返激动的机制。

74. 维拉帕米与β受体阻断药均具有抗心律失常及抗高血压、抗心绞痛作用，能否合用？为什么？

参考答案

一、选择题

（一）A 型题

1. B　与心肌细胞动作电位 0 相去极化有关的离子活动是钠快速内流，钠的快速内流使心肌细胞的静息电位由−90mV 反转为+30mV。

2. C　与心肌细胞动作电位复极化 2 相（平台期）有关的主要离子活动是钙缓慢内流。

3. A　与心肌细胞动作电位复极化 3 相有关的离子活动是钾快速外流，钾的快速外流使心肌细胞的膜内电位迅速降低，复极至静息电位水平。

4. B　心房颤动不属于奎尼丁的禁忌证，而是奎尼丁的适应证。

5. E　利多卡因是治疗急性心肌梗死引起的室性心律失常的首选药。

6. D　利多卡因促进 K^+ 外流，缩短心室肌和浦肯野纤维的 APD 和 ERP，但缩短 APD 更明显，故相对延长心室肌和浦肯野纤维的 ERP。

7. A　利多卡因因首过效应明显，口服无效，需通过静脉途径给药。

8. E　利多卡因仅用于室性心律失常，室上性心动过速不属于利多卡因的适应证。

9. B　普鲁卡因胺长期应用可引起系统性红斑狼疮样综合征。

10. B　β受体阻断剂可使肝血流量减少，使利多卡因经肝代谢减慢，血浓度升高，不良反应加重。

11. C　普罗帕酮减慢传导的程度强于延长 ERP 的程度，故易致心律失常。

12. E　长期应用胺碘酮可引起肺间质纤维化，应定期进行肺部 X 光检查。

13. C　维拉帕米对传导旁路无抑制作用，治疗合并预激综合征的心房颤动可使更多的冲动经旁路传到心室，引起心室率加快，故不可用于合并预激综合征的心房颤动。

14. E　胺碘酮阻滞钾通道，延长复极过程，延长 APD 和 ERP，使 ERP/APD 比值加大，发挥抗心律失常作用。

15. A　腺苷快速静脉注射（因在体内代谢快），主要用于治疗阵发性室上性心动过速。

16. D 胺碘酮不具有阻断 M 受体作用。

17. C 胺碘酮影响甲状腺功能，不宜用于治疗合并甲状腺功能亢进的心房颤动患者。

18. A 胺碘酮抑制旁路传导，对合并预激综合征的阵发性室上性心动过速疗效好。

19. C 阵发性室上性心动过速可用腺苷、普萘洛尔、维拉帕米治疗，但腺苷、普萘洛尔具有收缩支气管的作用，故选用维拉帕米治疗。

20. D 普萘洛尔是治疗合并甲状腺功能亢进的窦性心动过速的首选药。

21. E 奎尼丁长期用药可引起金鸡纳反应。

22. D 利多卡因缩短心室肌和浦肯野纤维的 APD 和 ERP。

23. C 利多卡因是治疗急性心梗引起的室性心律失常的首选药。

24. B 苯妥英钠与利多卡因作用相似主要用于治疗室性心律失常，还能与强心苷竞争 Na^+-K^+-ATP 酶，抑制强心苷中毒所致的迟后除极及触发活动。

25. E 普罗帕酮明显抑制 Na^+ 内流，适度延长 APD、ERP。

26. E 胺碘酮抑制 K^+ 外流，明显延缓复极过程，显著延长 ADP。

27. E 胺碘酮不仅能阻止心肌细胞膜钾通道，明显延长复极过程，还能阻滞钠通道和钙通道。

28. D 胺碘酮不仅能阻止心肌细胞膜钾通道，明显延长复极过程，还能阻滞钠通道和钙通道，对 α、β 受体亦有轻度阻断作用。

(二)B 型题

29. B 奎尼丁的作用机制是适度抑制 Na^+ 内流，亦抑制 K^+ 外流，抑制 Ca^{2+} 内流。

30. E 利多卡因的作用机制是轻度抑制 Na^+ 内流，亦促进 K^+ 外流。

31. A 胺碘酮对室上性、室性心律失常均有效。

32. C 利多卡因仅用于治疗室性心律失常。

33. A 普萘洛尔收缩支气管，合并支气管哮喘的心律失常患者不宜应用。

34. E 胺碘酮影响甲状腺功能，合并甲状腺功能障碍的心律失常患者不宜应用。

35. B 普萘洛尔通过阻断 β 受体，抑制窦性节律。

36. A 地高辛是心房纤颤或心房扑动首选的控制心室率的药物。

(三)X 型题

37. ABCE 强心苷、胺碘酮、维拉帕米、腺苷均可用于治疗阵发性室上性心动过速。

38. ABDE 奎尼丁具有抗胆碱作用，可对抗其对房室传导的直接抑制作用。

39. AE 奎尼丁和胺碘酮具有阻断 α 受体作用。

40. ABDE 奎尼丁、丙吡胺、普罗帕酮、胺碘酮具有延长 Q-T 间期作用。

41. ACD 奎尼丁、普罗帕酮、维拉帕米与地高辛合用时，可使地高辛经肾清除减少，血浓度升高。

42. ABCDE 胺碘酮的不良反应包括心律失常、血压下降、甲状腺功能障碍（甲状腺功能亢进或低下）、肺间质纤维化。

43. BDE 利多卡因仅用于治疗室性心律失常。

44. ABCDE 心房颤动、阵发性室上性心动过速、甲亢引起的窦性心动过速、运动引起的室性早搏、心肌梗死后室性早搏均是普萘洛尔的适应证。

45. ABCDE 奎尼丁的不良反应包括：低血压、心功能不全、心室内传导阻滞、金鸡纳反应及血栓栓塞。

46. BD 索他洛尔、胺碘酮具有抑制 K^+ 外流的作用。

47. AE 具有促进 K^+ 外流作用的药物有利多卡因、腺苷（激活腺苷受体，激活钾通道，促进 K^+ 外流，使细胞膜超极化）。

二、判断说明题

48. 不正确。普罗帕酮减慢传导的程度强于延长 ERP 的程度，故易致心律失常。

49. 不正确。利多卡因可促进 K^+ 外流，加速病区传导；但亦可抑制 Na^+ 内流，抑制传导，故严重室内和房室传导阻滞者禁用。

50. 正确。胺碘酮具有抑制旁路传导的作用，对合并预激综合征的心房颤动疗效好。

51. 正确。维拉帕米抑制 Ca^{2+} 内流，使心肌细胞内 Ca^{2+} 浓度降低，抑制迟后除极，对强心苷中毒引起的室性早搏有效。

52. 不正确。普鲁卡因胺的作用弱于奎尼丁，由于其可作静脉给药，所以可用于危急病例的抢救。

53. 不正确。利多卡因是治疗室性心律失常的首选药，对强心苷中毒所致室性心律失常亦有效。

54. 正确。美西律属于 Ib 类抗心律失常药，对利多卡因治疗无效的室性心律失常仍有效。

55. 不正确。胺碘酮与 β 受体阻断剂合用，对窦房结和房室结的抑制加重，故应避免合用。

56. 正确。溴苄胺虽与胺碘酮同属Ⅲ类抗心律失常药，但溴苄胺具有加速传导、不抑制心肌收缩力的特点。

57. 正确。索他洛尔具有阻断 β 受体和阻滞钾通道双重作用，对室性、室上性心律失常均有效。

58. 不正确。腺苷不具有阻断 β 受体的作用，但可引起胸闷、呼吸困难，引起心动过缓甚至心脏停搏，故合并支气管哮喘或病态窦房结综合征的阵发性室上性心动过速患者不宜使用。

59. 不正确。利多卡因只对希-浦纤维发生影响，对其他组织并无作用。

60. 正确。丙吡胺对心肌电生理的影响与奎尼丁和普鲁卡因胺相类似，可适度阻滞钠通道。

61. 正确。普罗帕酮有较弱的 β 受体阻断作用和钙通道阻滞作用。

62. 不正确。胺碘酮对心房肌的传导速度影响较少。

63. 不正确。维拉帕米阻滞钙通道。

64. 正确。普鲁卡因胺在肝中被代谢为 N-乙酰基普鲁卡因胺，具有第Ⅲ类抗心律失常药（钾通道阻断药）的活性。

三、填空题

65. Ⅰa 类；Ⅰb 类；Ⅰc 类；Ⅲ类；Ⅳ类

66. 肺部 X 光检查；肝功能检查；血清 T_3、T_4 监测

67. 心率慢于 60 次/分；收缩压低于 90mmHg；Q-T 间期延长超过 30%

68. 胺碘酮

69. 维拉帕米

四、简答题

70. 分为四类：①Ⅰ类（钠通道阻断药），又分为Ⅰa 类（适度钠通道阻断药），代表药有奎尼丁、普鲁卡因胺、丙吡胺；Ⅰb 类（轻度钠通道阻断药）代表药有利多卡因、美西律、苯妥英钠；Ⅰc 类（重度钠通道阻断药），代表药有普罗帕酮、英卡尼、氟卡尼。②Ⅱ类（β 受体阻断药），代表药有普萘洛尔、美托洛尔、阿替洛尔。③Ⅲ类（延长 APD 药），代表药有胺碘酮、索他洛尔。④Ⅳ类（钙通道阻断药），代表药有维拉帕米等。

71. 奎尼丁具有抗胆碱作用，可对抗其对房室传导的直接抑制作用，用于治疗心房颤动时，可致心室率加快，故须先应用强心苷，以抑制房室传导。

72. ①Ⅱ类抗心律失常药：β 受体阻断药如普萘洛尔，具有降低心肌耗氧量的作用。②Ⅲ类抗心律失常药：胺碘酮具有扩张冠脉、增加冠脉血流量、改善心肌营养和扩张外周血管、减少心脏做功、降低心肌耗氧量的作用。③Ⅳ类抗心律失常药：钙通道阻断剂，如维拉帕米，具有解除冠脉痉挛、降低心肌耗氧量的作用。

此三类抗心律失常药均具有治疗心房颤动的作用，所以适用于治疗合并冠心病的心房颤动患者。

五、论述题

73. Ⅰa 类抗心律失常药延长 APD 和 ERP，但延长 ERP 的作用更明显，使 ERP/APD 比值加大；Ⅰb 类抗心律失常药缩短 APD 和 ERP，但缩短 APD 的作用更明显，使 ERP/APD 比值亦加大。两类药物均可使折返激动落在 ERP 中，从而消除折返激动。

74. 维拉帕米与 β 受体阻断药虽均具有抗心律失常及抗高血压、抗心绞痛作用，但不能合用。因为维拉帕米与 β 受体阻断药均可引起心动过缓、低血压、心力衰竭甚至心脏停搏，两药应用应间隔 2 周以上。

第二十七章　抗动脉粥样硬化药 ▷▷▷

一、选择题

（一）A 型题

1. 下列选项中，水平升高具有抗动脉粥样硬化作用的指标是（　　）

    A. LDL   B. HDL

    C. VLDL   D. TG

    E. TC

2. 下列选项中，水平降低不具有抗动脉粥样硬化作用的指标是（　　）

    A. LDL   B. VLDL

    C. TC   D. ApoA

    E. ApoB

3. 下列选项中，不是烟酸不良反应的是（　　）

    A. 胃肠刺激   B. 皮肤潮红

    C. 尿酸降低   D. 皮肤瘙痒

    E. 血糖升高

4. 下列选项中，可明显降低血浆胆固醇的药物是（　　）

    A. 烟酸   B. 贝特类

    C. 多烯脂肪酸类   D. 他汀类

    E. 抗氧化药

5. 下列选项中，关于 HMG-CoA 还原酶抑制药叙述说法不正确的是（　　）

    A. 降低 LDL   B. 降低 TC

    C. 适用于高胆固醇血症   D. 升高 HDL

    E. 促进血小板的黏附和聚集

6. 下列选项中，依折麦布降低血浆胆固醇的作用机制主要是（　　）

    A. 抑制 NPC1L1 的活性，减少肠道内胆固醇的吸收

    B. 抑制脂肪分解

    C. 增加脂蛋白酶的活性

    D. 抑制细胞对 LDL 的修饰

    E. 抑制肝脏胆固醇的转运

7. 下列选项中，为胆酸螯合剂，在肠道与胆汁酸结合随粪便排出，阻碍胆汁酸的肝肠循环，促进胆酸或胆固醇随粪便排出的药物是（　　）

    A. 辛伐他汀　　　　　　　　　B. 考来烯胺

    C. 苯扎贝特　　　　　　　　　D. 普罗布考

    E. 烟酸

8. 下列选项中，可明显降低血浆甘油三酯的药物是（　　）

    A. 非诺贝特　　　　　　　　　B. 考来烯胺

    C. 依折麦布　　　　　　　　　D. 普罗布考

    E. 普伐他汀

9. 下列选项中，主要通过抗氧化和调血脂的综合作用防治动脉粥样硬化的药物是（　　）

    A. 考来烯胺　　　　　　　　　B. 普罗布考

    C. 阿昔莫司　　　　　　　　　D. 吉非罗齐

    E. 洛伐他汀

10. 下列选项中，抑制脂肪细胞内脂肪酶活性而降血脂，也是少有的降 LP（a）的药物是（　　）

    A. 非诺贝特　　　　　　　　　B. 洛伐他汀

    C. 考来烯胺　　　　　　　　　D. 烟酸

    E. 普罗布考

11. 下列选项中，属于保护血管内皮的药物是（　　）

    A. 烟酸　　　　　　　　　　　B. 非诺贝特

    C. 普罗布考　　　　　　　　　D. 硫酸软骨素

    E. 考来烯胺

12. 下列选项中，属于考来烯胺对纯合子家族性高脂血症无效的原因的是（　　）

    A. 本药只降胆固醇，对甘油三酯无影响

    B. 本药只降甘油三酯，对胆固醇无影响

    C. 患者肝细胞表面缺乏 LDL 受体

    D. 患者肝内缺乏 $7-\alpha$ 羟化酶

    E. 患者肝内缺乏 HMG-CoA 还原酶

13. 下列选项中，属于烟酸适应证的是（　　）

    A. Ⅱa 型高脂血症　　　　　　B. Ⅱb 型高脂血症

    C. Ⅲ 型高脂血症　　　　　　　D. Ⅴ 型高脂血症

    E. 广谱调血脂药

14. 下列选项中，对洛伐他汀描述错误的是（　　）

    A. 对 TG 和 TC 均有明显降低作用　B. 与考来烯胺合用作用增强

    C. 可使 VLDL 明显降低　　　　　D. 可使 HDL-C 上升

    E. 可使 LDL 受体增加

15. 下列选项中，不属于 ω-3 型不饱和脂肪酸药理作用的是（　　）
    A. 降低 TG 和 VLDL 作用较强　　　B. 升高 HDL
    C. 可抑制肝脏合成 TG 和 ApoB　　D. 抑制血小板聚集
    E. 调节 TC 和 LDL 作用强

（二）B 型题

    A. 烟酸　　　　　　　　　　　　B. 非诺贝特
    C. 考来烯胺　　　　　　　　　　D. 辛伐他汀
    E. 普罗布考

16. 糖尿病、肾性高脂血症首选（　　）
17. 增加蛋白脂酶活性，促进 TG 代谢（　　）

    A. 烟酸　　　　　　　　　　　　B. 苯扎贝特
    C. 考来烯胺　　　　　　　　　　D. 普伐他汀
    E. 普罗布考

18. 抑制细胞对 LDL 的修饰（　　）
19. 可降低细胞内 cAMP 水平，有扩血管作用（　　）

    A. 硫酸软骨素　　　　　　　　　B. 苯扎贝特
    C. 考来烯胺　　　　　　　　　　D. 西立伐他汀
    E. 依折麦布

20. 口服不吸收（　　）
21. 可出现横纹肌溶解的不良反应（　　）

（三）X 型题

22. 下列选项中，水平降低有利于抗动脉粥样硬化的指标是（　　）
    A. LDL　　　　　　　　　　　　B. VLDL
    C. TC　　　　　　　　　　　　　D. TG
    E. ApoB100

23. 下列选项中，水平升高有利于抗动脉粥样硬化的指标是（　　）
    A. LDL　　　　　　　　　　　　B. HDL
    C. TC　　　　　　　　　　　　　D. TG
    E. ApoA

24. 下列选项中，属于考来烯胺的药理作用有（　　）
    A. 7α-羟化酶活性降低　　　　　　B. 胆固醇分解增加
    C. 胆固醇吸收减少　　　　　　　D. 代偿激活 HMG-CoA 还原酶
    E. LDL 受体代偿增加

25. 下列选项中，对动脉粥样硬化具有防治作用的方法有（　　　）
    A. 激活血管内皮　　　　　　　B. 抑制 HMG-CoA 还原酶
    C. 升高 HDL　　　　　　　　　D. 抑制 LDL 的氧化修饰
    E. 降低 ApoB
26. 下列选项中，需经肝代谢才具有降血脂作用的药物是（　　　）
    A. 考来烯胺　　　　　　　　　B. 普伐他汀
    C. 氟伐他汀　　　　　　　　　D. 洛伐他汀
    E. 辛伐他汀

二、填空题

27. 苯氧酸类降血脂机制可能与激动_____受体有关。

28. 可抑制细胞对 LDL 的氧化的药物为_____。

29. 抑制脂肪酶活性，使肝脏合成 TG 的原料游离脂肪酸（FFA）减少可能是_____降血脂的机制。

30. _____与胆汁酸形成螯合物，阻滞胆汁酸的肝肠循环，是降血脂的机制。

31. 含大量阴电荷，可结合到血管内皮表面，保护动脉内皮可能是_____类药物抗动脉硬化的机制。

32. 海洋生物藻、鱼及贝壳类中类成分为降血脂的有效成分_____。

33. 通过激活过氧化物酶增殖体激活受体 α（PPAR-α）而发挥调血脂作用的药物属于_____类调血脂药。

34. _____为广谱调血脂药，同时还是升高 HDL 的最佳药物。

35. 第一个胆固醇吸收抑制剂类调血脂药是_____。

三、判断说明题

36. 考来烯胺是阳离子交换树脂，口服后在肠道与胆汁酸结合而抑制胆固醇的吸收。

37. HDL 和 ApoA 升高有利于预防动脉粥样硬化。

38. 他汀类主要通过抑制 HMG-CoA 还原酶发挥调血脂作用。

39. 他汀类引起的肌病以辛伐他汀和西立伐他汀（拜斯亭）引起肌病的发病率最低，而普伐他汀和氟伐他汀此反应常见。

40. 依折麦布可单独或联合用于以胆固醇升高为主的患者，特别适合作为不能耐受他汀治疗者的替代。

41. 考来烯胺可用于治疗 Ⅱa 及 Ⅱb 及家族性杂合子高脂血症，对纯合子家族性高脂血症也有效。

42. 烟酸是广谱调血脂药，对多种高脂血症有效。

43. 二十碳五烯酸（EPA）和二十二碳六烯酸（DHA）降低 TG 和 VLDL 的作用较强，主要用于高 TG 血症患者。

44. 多糖类含有大量阴电荷，结合在血管内皮表面，阻止 LDL 与动脉壁结合，防止白细胞、血小板的黏附及有害因子的释放，产生血管内皮保护作用。

四、简答题

45. 简述常用于防治动脉粥样硬化的药物？

五、论述题

46. 试述他汀类的调血脂作用、作用机制及临床应用。

参考答案

一、选择题

（一）A 型题

1. B　HDL 可将胆固醇从肝外转移到肝脏，经胆固醇 7α-羟化酶等作用转化为胆汁酸随胆汁排泄。使 HDL 升高的药物，有抗动脉粥样硬化作用。

2. D　ApoA 为 HDL 主要载脂蛋白（Apo），HDL 可将胆固醇从肝外转移到肝脏，经胆固醇 7α-羟化酶等作用转化为胆汁酸随胆汁排泄。使 ApoA 升高的药物，有抗动脉粥样硬化作用。

3. C　烟酸可引起尿酸升高。

4. D　HMG-CoA 还原酶是合成胆固醇的限速酶，他汀类药物竞争性抑制 HMG-CoA 还原酶，使肝内胆固醇合成减少，促使 LDL 受体蛋白上调，使血浆中 LDL、IDL 摄入肝脏增加，血浆中 LDL、IDL 含量降低。

5. E　他汀类药物具有抑制血小板的黏附和聚集，阻止血栓形成的作用。

6. A　依折麦布抑制 NPC1L1 的活性，减少肠道内胆固醇的吸收，从而减少小肠中胆固醇向肝脏转运，降低肝脏胆固醇的储量，继而增加血液中胆固醇的清除。

7. B　考来烯胺是胆酸螯合剂。

8. A　贝特类药物能显著降低血清中甘油三酯和极低密度脂蛋白。

9. B　普罗布考具有强大的抗氧化作用，还能使血浆 TC 降低 20%~25%。

10. D　烟酸属于脂肪细胞内脂酶的抑制药，同时能降低 LP（a）约 40%。

11. D　硫酸软骨素含有大量阴电荷，结合在血管内皮表面，阻止 LDL 与动脉壁结合，防治白细胞、血小板的黏附，保护血管内皮。

12. C　患者肝细胞表面缺乏 LDL 受体，不能摄取血浆 LDL，故无效。

13. E　目前认为烟酸可抑制脂肪酶，使肝脏合成 TG 进而合成 VLDL 减少，并使 LDL 继发性减少。另由于可升高 HDL$_2$ 促进胆固醇由外周细胞向肝脏转移，所以烟酸对多种高脂血症均有一定效应。

14. A 洛伐他汀为肝脏 HMG-CoA 还原酶抑制剂，直接作用为抑制肝脏合成胆固醇，主要影响胆固醇代谢，对 TG 作用弱。

15. E ω-3 型不饱和脂肪酸调节 TC 和 LDL 作用弱。

(二)B 型题

16. D 糖尿病、肾病综合征时，体内脂代谢紊乱，胆固醇，VLDL 合成增多，辛伐他汀类为 HMG-CoA 还原酶抑制剂，能抑制肝脏合成胆固醇，降低 TC、LDL-C、VLDL 作用确切，故首选。

17. B 贝特类药物可增加脂蛋白酯酶活性，促进 TG 及 VDLD 代谢，能明显降低 TG 和 VLDL，降 TC 及 LDL 作用较弱。

18. E 普罗布考为抗氧化剂，有高脂溶性能结合到脂蛋白中，抑制细胞对 LDL 的氧化修饰。

19. A 烟酸可降低细胞内 cAMP 水平。

20. C 考来烯胺为胆汁酸结合树脂，此类药物进入肠道内不被吸收，能与胆汁酸牢固结合，阻断胆汁酸肝-肠循环。

21. D 他汀类药物的不良反应有横纹肌溶解。

(二)X 型题

22. ABCDE LDL、VLDL、TC、TG 可诱发动脉粥样硬化，ApoB100 主要为 LDL 和 VLDL 的载脂蛋白，故 ApoB100 升高亦可诱发动脉粥样硬化。

23. BE ApoA 为 HDL 主要 Apo，HDL 可将胆固醇从肝外转移到肝脏，经胆固醇 7α-羟化酶等作用转化为胆汁酸随胆汁排泄。

24. BCDE 考来烯胺在肠道以氯离子与胆汁酸进行离子交换形成螯合物，阻滞胆汁酸的肝肠循环，胆汁酸吸收减少可减轻胆汁酸对 7α-羟化酶的反馈抑制，使其活性升高，加速胆固醇分解。

25. ABCDE 以上五点以不同方式调血脂，保护动脉管壁，防止动脉粥样硬化。

26. DE 洛伐他汀和辛伐他汀需经肝代谢使内酯环开环，生成开环羟酸才具有降血脂作用。

二、填空题

27. 过氧化物酶增殖激活（PPARS）
28. 普罗布考
29. 烟酸
30. 考来烯胺
31. 硫酸多糖
32. 多烯不饱和脂肪酸
33. 贝特类

34. 烟酸
35. 依折麦布

三、判断说明题

36. 不正确。考来烯胺是阴离子交换树脂，口服后在肠道与胆汁酸结合而抑制胆固醇的吸收。

37. 正确。ApoA 为 HDL 主要 Apo，HDL 可将胆固醇从肝外转移到肝脏，经胆固醇 7α-羟化酶等作用转化为胆汁酸随胆汁排泄。HDL 和 ApoA 升高有利于预防动脉粥样硬化。

38. 正确。他汀类主要通过抑制 HMG-CoA 还原酶降低胆固醇。

39. 不正确。辛伐他汀和西立伐他汀（拜斯亭）引起肌病的发病率高。

40. 正确。依折麦布是第一个胆固醇吸收抑制剂，可单用或联合其他调脂药物，尤其是与他汀类药物联合用于各种血脂异常的治疗。

41. 不正确。考来烯胺对纯合子家族性高脂血症无效，因为患者肝细胞膜上缺乏 LDL 受体。

42. 正确。烟酸是一广谱调血脂药，能降低 TG、VLDL，升高 HDL，降低 LP（a）对多种高脂血症有效。

43. 正确。多烯脂肪酸降低 TG 和 VLDL 的作用较强，升高 HDL，但对 TC 和 HDL 作用弱，主要用于高 TG 血症患者。

44. 正确。多糖类如硫酸类肝素、硫酸皮肤素、硫酸软骨素为保护血管内皮药。

四、简答题

45. 包括调血脂药、抗氧化剂、多烯脂肪酸类及保护动脉内皮药等，其中调血脂药又包括他汀类、胆固醇吸收抑制剂、胆酸螯合剂（胆汁酸结合树脂）、贝特类、烟酸类，以及 PCSK9 抑制剂等新型调脂药。

五、论述题

46. 他汀类药物竞争性抑制 HMG-CoA 还原酶，从而阻断 HMG-CoA 向甲羟戊酸（MVA）转化，使肝内胆固醇合成减少。同时肝细胞内胆固醇的降低促使 LDL 受体蛋白上调，使血浆中 LDL、IDL 摄入肝脏增加，血浆中 LDL、IDL 的含量降低，继而导致 VLDL 代谢加快。胆固醇合成减少也可使肝合成载脂蛋白 B 减少，使 VLDL 减少，HDL 升高。适用于高胆固醇血症和以胆固醇升高为主的混合性高脂血症，既是伴有胆固醇升高的 II 和 III 型高脂血症的首选药，也是糖尿病和肾病性高脂血症的首选药物。

第六篇 作用于内脏系统和血液系统的药物

第二十八章 利尿药与脱水药 ▷▷▷

一、选择题

（一）A 型题

1. 常用利尿药作用的产生主要是通过（　　）
   A. 降低肾血管阻力，增加肾血流量
   B. 提高肾小球滤过率
   C. 抑制肾小管对电解质和水的重吸收
   D. 对抗 ADH 的作用
   E. 抑制肾素释放，使醛固酮分泌减少

2. 呋塞米和依他尼酸的主要作用部位是（　　）
   A. 肾小球　　　　　　　　B. 近曲小管
   C. 远曲小管　　　　　　　D. 髓袢升支
   E. 集合管

3. 下列药物，通过竞争醛固酮受体而起利尿作用的是（　　）
   A. 呋塞米　　　　　　　　B. 乙酰唑胺
   C. 氢氯噻嗪　　　　　　　D. 螺内酯
   E. 氨苯蝶啶

4. 下列选项，不属于呋塞米的主要不良反应的是（　　）
   A. 水、电解质紊乱　　　　B. 耳毒性
   C. 急性肾功能衰竭　　　　D. 高尿酸血症
   E. 胃肠道反应

5. 下列选项，具有利尿、抗利尿双重作用的是（　　　）
　　A. 50%葡萄糖　　　　　　　　B. 山梨醇
　　C. 甘露醇　　　　　　　　　　D. 呋塞米
　　E. 氢氯噻嗪

6. 下列利尿药，高血钾的水肿患者禁用的是（　　　）
　　A. 呋塞米　　　　　　　　　　B. 依他尼酸
　　C. 螺内酯　　　　　　　　　　D. 山梨醇
　　E. 氢氯噻嗪

7. 下列药物，具有耳毒性的是（　　　）
　　A. 呋塞米　　　　　　　　　　B. 氢氯噻嗪
　　C. 螺内酯　　　　　　　　　　D. 氨苯蝶啶
　　E. 甘露醇

8. 下列选项，属于噻嗪类利尿药作用部位的是（　　　）
　　A. 近曲小管　　　　　　　　　B. 髓袢降支
　　C. 髓袢升支　　　　　　　　　D. 远曲小管近端
　　E. 集合管

9. 下列利尿药，可用于治疗尿崩症的是（　　　）
　　A. 呋塞米　　　　　　　　　　B. 依他尼酸
　　C. 螺内酯　　　　　　　　　　D. 氨苯蝶啶
　　E. 氢氯噻嗪

10. 下列利尿药，其作用强弱依赖于体内醛固酮水平的是（　　　）
　　A. 呋塞米　　　　　　　　　　B. 氢氯噻嗪
　　C. 螺内酯　　　　　　　　　　D. 氨苯蝶啶
　　E. 乙酰唑胺

11. 下列利尿药，可用于药物中毒时加速毒物排泄的是（　　　）
　　A. 氨苯蝶啶　　　　　　　　　B. 氢氯噻嗪
　　C. 乙酰唑胺　　　　　　　　　D. 呋塞米
　　E. 甘露醇

12. 治疗轻、中度水肿应选（　　　）
　　A. 呋塞米　　　　　　　　　　B. 氢氯噻嗪
　　C. 螺内酯　　　　　　　　　　D. 氨苯蝶啶
　　E. 乙酰唑胺

13. 下列选项，不属于氢氯噻嗪不良反应的是（　　　）
　　A. 升高血脂　　　　　　　　　B. 升高血糖
　　C. 增加血浆肾素活性　　　　　D. 升高血尿酸
　　E. 升高血钾

14. 下列选项，不属于噻嗪类利尿药的是（　　）
    A. 氯噻酮　　　　　　　　　　　B. 氢氯噻嗪
    C. 氢氟噻嗪　　　　　　　　　　D. 三氯噻嗪
    E. 氯噻嗪

15. 下列药物，具有性激素样副作用的是（　　）
    A. 氨苯蝶啶　　　　　　　　　　B. 氢氯噻嗪
    C. 螺内酯　　　　　　　　　　　D. 呋塞米
    E. 甘露醇

16. 男性，32岁。发热、畏寒、咽痛后2周，出现颜面水肿，随后波及全身，并有肉眼血尿，来院就诊。体检：血压21.3/12kPa（160/90mmHg）。尿常规：蛋白（++），红细胞满视野，少量白细胞。诊断：急性链球菌感染后肾炎。该病人除给予休息、饮食指导和治疗感染灶外，还宜用下述何种药物治疗（　　）
    A. 螺内酯　　　　　　　　　　　B. 氨苯蝶啶
    C. 氢氯噻嗪　　　　　　　　　　D. 普萘洛尔
    E. 可乐定

17. 46岁，男性，有乙型肝炎病史，近期出现浮肿、消瘦、乏力、食欲不振、恶心、呕吐、腹胀及性欲减退。体检：胸部有蜘蛛痣，肝脏轻度肿大，质较硬，边缘锐利，脾明显肿大。B超检查有门静脉高压表现，诊断为肝硬化。应选择何种利尿药（　　）
    A. 氢氯噻嗪　　　　　　　　　　B. 呋塞米
    C. 氨苯蝶啶　　　　　　　　　　D. 依他尼酸
    E. 螺内酯

（二）B型题

    A. 氢氯噻嗪　　　　　　　　　　B. 呋塞米
    C. 氨苯蝶啶　　　　　　　　　　D. 螺内酯
    E. 甘露醇

18. 治疗急性肺水肿宜选用（　　）

19. 降低颅内压应首选（　　）

（三）X型题

20. 噻嗪类利尿药应慎用的情况包括（　　）
    A. 痛风患者　　　　　　　　　　B. 糖尿病患者
    C. 肾功能不良者　　　　　　　　D. 低血钙者
    E. 高钾血症者

21. 应避免与有耳毒性的氨基糖苷类抗生素合用的利尿药是（　　）
    A. 氢氯噻嗪　　　　　　　　　　B. 呋塞米

C. 氨苯蝶啶　　　　　　　　　D. 依他尼酸

E. 螺内酯

22. 高效利尿药的不良反应有（　　　）

A. 水和电解质紊乱　　　　　　B. 耳毒性

C. 胃肠道反应　　　　　　　　D. 性激素样副作用

E. 高尿酸血症

23. 下列关于螺内酯的叙述，正确的是（　　　）

A. 醛固酮受体激动剂　　　　　B. 作用弱，起效慢，维持时间长

C. 对切除肾上腺的动物无效　　D. 产生与醛固酮相似的作用

E. 具有排钠留钾的利尿作用

24. 脱水药应具备的特点包括（　　　）

A. 静脉注射后不易透过毛细血管，对机体无毒性作用和过敏反应

B. 易经肾小球滤过，但不易被肾小管重吸收

C. 体内不易被代谢

D. 不易从血管透入组织液中

E. 易进入有屏障的特殊组织

25. 长期使用呋塞米，利尿过度可引起（　　　）

A. 低血钠　　　　　　　　　　B. 低血钾

C. 低血镁　　　　　　　　　　D. 低血容量

E. 低氯性碱中毒

26. 具有留钾利尿作用的药物包括（　　　）

A. 氯噻酮　　　　　　　　　　B. 阿米洛利

C. 氨苯蝶啶　　　　　　　　　D. 依他尼酸

E. 螺内酯

27. 痛风患者不宜使用的利尿药是（　　　）

A. 氢氯噻嗪　　　　　　　　　B. 呋塞米

C. 氨苯蝶啶　　　　　　　　　D. 三氯噻嗪

E. 螺内酯

28. 可引起血钾降低的药物包括（　　　）

A. 氢氯噻嗪　　　　　　　　　B. 环戊噻嗪

C. 氯噻酮　　　　　　　　　　D. 布美他尼

E. 呋塞米

29. 可用于青光眼的药物有（　　　）

A. 噻吗洛尔　　　　　　　　　B. 乙酰唑胺

C. 毛果芸香碱　　　　　　　　D. 甘露醇

E. 毒扁豆碱

30. 长期应用噻嗪类利尿药，可引起的代谢性障碍包括（　　　）
    A. 高血糖　　　　　　　　　　　B. 高脂血症
    C. 高血压　　　　　　　　　　　D. 高尿酸血症
    E. 血尿素氮升高

二、名词解释

31. 碳酸酐酶抑制药
32. 留钾利尿药
33. 脱水药
34. 醛固酮受体拮抗药

三、填空题

35. 血液流经肾小球，经肾小球滤过而形成_____，但绝大部分被_____。影响原尿量的主要因素是_____和_____。

36. 正常人每日可生成原尿_____升，而终尿仅_____升，约占原尿量1%，_____的水、钠被肾小管重吸收。如果药物能使肾小管重吸收减少1%，则终尿量可增加_____倍。

37. 呋塞米主要作用于_____，抑制_____共同转运载体，使 Na^+、Cl^- 重吸收减少，肾脏_____降低，NaCl 排出量增多。同时使肾髓质间液渗透压降低，影响肾脏_____，集合管对水的重吸收减少，从而产生强大的利尿作用。

38. 呋塞米的利尿特点为作用_____、_____，而_____。
39. 既有利尿作用，又有抗利尿作用的药物是_____，该药还有_____作用。
40. 呋塞米应避免和_____类抗生素合用，因为合用后可加重_____。
41. 治疗脑水肿的首选药是_____，它和_____是同分异构体，其禁忌证是_____、_____。

四、判断说明题

42. 螺内酯作用的发挥依赖于体内醛固酮的存在，对切除肾上腺的动物无效。
43. 螺内酯和氨苯蝶啶均通过竞争性阻滞醛固酮受体而产生利尿作用。
44. 螺内酯可减轻呋塞米对血钾的影响。
45. 甘露醇具有渗透性利尿作用，故特别适用于左心衰所致的肺水肿。
46. 利尿药均可使 Na^+、K^+、Cl^- 的排泄增加。
47. 氨苯蝶啶可防止呋塞米引起的高尿酸血症。
48. 氢氯噻嗪既有利尿作用，又有抗利尿作用。
49. 螺内酯可与醛固酮竞争远曲小管远端和集合管细胞膜上的醛固酮受体，产生与醛固酮相反的作用。
50. 呋塞米和甘露醇均可用于脑水肿。

51. 噻嗪类药物的有效剂量大小在实际应用中无重要意义。

五、简答题

52. 脱水药的共同特点是什么？常用的脱水药有哪些？
53. 呋塞米引起耳毒性的表现和主要机制是什么？

六、论述题

54. 试述噻嗪类利尿药和髓袢利尿药利尿作用机制的差别。

参考答案

一、选择题

（一）A 型题

1. C　常用利尿药主要是通过抑制肾小管对电解质和水的重吸收而发挥利尿作用，因作用于肾小管的部位不同，而产生强弱不等的利尿作用。

2. D　呋塞米和依他尼酸为高效利尿药，主要作用于髓袢升支粗段，抑制 $Na^+-K^+-2Cl^-$ 共同转运载体，使 Na^+、Cl^- 重吸收减少，肾脏稀释功能降低，NaCl 排出量增多。同时使肾髓质间液渗透压降低，影响肾脏浓缩功能，集合管对水的重吸收减少，从而产生强大的利尿作用。

3. D　螺内酯及其代谢产物的结构均与醛固酮相似，通过与醛固酮竞争远曲小管远端和集合管细胞浆内的醛固酮受体，产生与醛固酮相反的作用，即排 Na^+ 留 K^+ 的利尿作用。

4. C　急性肾功能衰竭是呋塞米的适应证，而非不良反应。

5. E　氢氯噻嗪具有利尿和抗利尿作用。

6. C　因螺内酯为留钾利尿药，可引起血钾进一步升高。

7. A　高效利尿药呋塞米等具有耳毒性，表现为眩晕、耳鸣、听力下降及暂时性耳聋。

8. D　噻嗪类利尿药可抑制远曲小管近端的 Na^+-Cl^- 同向转运体。

9. E　氢氯噻嗪可抑制磷酸二酯酶，增加远曲小管和集合管细胞内 cAMP 的含量，进而提高远曲小管和集合管对水的通透性，使水重吸收增加，对尿崩症患者有抗利尿作用。

10. C　螺内酯为醛固酮受体拮抗药，其作用的强弱依赖于体内醛固酮水平。

11. D　呋塞米有强大的利尿作用，配合输液使尿量在 1 天内达到 5 升以上，可加速毒物排泄。

12. B　氢氯噻嗪治疗各类轻、中度水肿疗效好，不良反应少，是常用药物。

13. E 氢氯噻嗪为排钾利尿药，可引起低血钾。

14. A 氯噻酮药理特性与噻嗪类相似，但化学结构不同。

15. C 螺内酯有性激素样副作用，可致男性乳房发育、女性多毛及月经不调等。

16. C 氢氯噻嗪有利尿和抗高血压作用，用于急性链球菌感染后肾炎病人，既可消除水肿，又可降低血压。

17. E 肝硬化患者常伴有醛固酮升高，故宜选用醛固酮受体拮抗药螺内酯。

（二）B 型题

18. B 呋塞米可扩张血管，降低外周阻力，减轻心脏负荷；并通过强大的利尿作用使血容量减少，回心血量也减少，左室舒张末期压力降低而可用于急性肺水肿。

19. E 甘露醇是目前降低颅内压安全有效的首选药。该药不易进入脑组织或眼前房等有屏障的特殊组织，静脉滴入后可产生明显的脱水作用，适用于多种原因引起的脑水肿。

（三）X 型题

20. ABC 噻嗪类利尿药可升高血糖、血尿酸及降低肾小球滤过率，使血尿素氮升高。

21. BD 呋塞米和依他尼酸具有耳毒性，故应避免与有耳毒性的氨基糖苷类抗生素合用。

22. ABCE 除性激素样副作用是螺内酯所具有外，其他均为高效利尿药的不良反应。

23. BCE 螺内酯是醛固酮受体拮抗剂，可产生与醛固酮相反的作用。

24. ABCD 脱水药不易透过毛细血管，故更不易进入有屏障的特殊组织。

25. ABCDE 呋塞米利尿时可使 Na^+、K^+、Mg^{2+}、Cl^- 和水分排出增多。

26. BCE 阿米洛利、氨苯蝶啶和螺内酯均为留钾利尿药。

27. ABD 氢氯噻嗪、呋塞米、三氯噻嗪均可致血尿酸升高。

28. ABCDE 氢氯噻嗪、环戊噻嗪、氯噻酮、布美他尼和呋塞米均为排钾利尿药。

29. ABCDE 噻吗洛尔、毛果芸香碱、毒扁豆碱、乙酰唑胺和甘露醇均可用于青光眼，但作用机制不同。

30. ABDE 噻嗪类利尿药具有降压作用，其他选项均为其代谢障碍表现。

二、名词解释

31. 近曲小管上皮细胞内的 H^+ 来自 H_2CO_3 水解，而 H_2CO_3 由碳酸酐酶催化 CO_2 和 H_2O 生成。该酶若受抑制，则 H^+ 的生成及 H^+-Na^+ 交换减少，Na^+ 排出增多而产生利尿作用。能抑制该酶的药称为碳酸酐酶抑制药，代表药物是乙酰唑胺。

32. 远曲小管和集合管的 K^+-Na^+ 交换主要受醛固酮的调节，螺内酯可抑制此交换过程，排 Na^+ 留 K^+ 而产生利尿作用。氨苯蝶啶和阿米洛利则通过抑制位于该段 Na^+ 通道，减少 Na^+ 和水的重吸收而利尿。因作用于此部位的药物均能排钠留钾而利尿，故称为留钾利尿药。

33. 又称渗透性利尿药，是一类通过提高血浆渗透压而产生组织脱水作用的药物。

34. 远曲小管远端和集合管细胞浆内具有醛固酮受体，被醛固酮激动后，可产生排钾保钠保水的作用。螺内酯及其代谢产物的结构均与醛固酮相似，可与醛固酮竞争醛固酮受体，产生与醛固酮相反的作用，被称为醛固酮受体拮抗药。

三、填空题

35. 原尿；重吸收；肾血流量；有效滤过压

36. 180；1~2；99%；1

37. 髓袢升支粗段；$Na^+-K^+-2Cl^-$；稀释功能；浓缩功能

38. 强大；迅速；短暂

39. 氢氯噻嗪；抗高血压

40. 氨基糖苷；耳毒性

41. 甘露醇；山梨醇；慢性心功能不全；尿闭者

四、判断说明题

42. 正确。螺内酯通过与醛固酮竞争体内醛固酮受体而发挥作用，切除肾上腺的动物体内已无醛固酮分泌，故该药无效。

43. 不正确。螺内酯和氨苯蝶啶虽均为留钾利尿药，但二药的作用机制不同。螺内酯通过竞争性阻滞醛固酮受体产生利尿作用，而氨苯蝶啶则通过抑制远曲小管和集合管的 Na^+ 通道，使 Na^+-K^+ 交换减少，排 Na^+ 增加而发挥利尿作用。

44. 正确。螺内酯为留钾利尿药，而呋塞米为排钾利尿药，二药合用可减轻对血钾的影响。

45. 不正确。甘露醇给药后首先产生组织脱水作用，可使循环血量增加而加重心脏负荷，故不适宜于心衰患者。

46. 不正确。不同的利尿药由于作用部位不同，对电解质排泄的影响也是不同的。

47. 正确。氨苯蝶啶可促进尿酸排泄，故可防止呋塞米引起的高尿酸血症。

48. 正确。氢氯噻嗪通过抑制磷酸二酯酶，增加远曲小管和集合管细胞内 cAMP 的含量，后者又能提高远曲小管和集合管对水的通透性，使水重吸收增加，对尿崩症患者有抗利尿作用。

49. 不正确。醛固酮受体是胞浆受体，不是细胞膜受体。

50. 正确。呋塞米通过强大的利尿作用使血液浓缩，血浆渗透压升高而产生脱水作用，故也可用于脑水肿，但作用弱于甘露醇。

51. 正确。噻嗪类药物的作用部位及作用机制相同，药理作用相似，效能基本一致。其差异主要表现在效价强度和作用时间等方面，因本类药物毒性小，治疗宽度较大，故其有效剂量的大小在实际应用中无重要意义。

五、简答题

52. 脱水药的共同特点是：①静脉注射后不易透过毛细血管进入组织。②易经肾小球滤过，但不易被肾小管重吸收。③在体内不易被代谢。④无明显的其他药理作用。⑤对机体无毒性作用和过敏反应。常用的脱水药包括甘露醇、山梨醇、高渗葡萄糖等。

53. 肾功能减退或静脉注射大剂量呋塞米可引起眩晕、耳鸣、听力下降，或出现暂时性耳聋等毒性。这可能与呋塞米通过抑制 Na^+-K^+-$2Cl^-$ 同向转运体导致内耳淋巴液电解质成分如 Na^+、Cl^- 的增加和耳蜗毛管基底膜毛细胞损伤有关，与其他耳毒性药物如氨基糖苷类抗生素合用时较易发生。

六、论述题

54. ①噻嗪类利尿药主要作用于远曲小管近端的 Na^+-Cl^- 同向转运载体，减少 Na^+、Cl^- 的重吸收，影响肾脏的稀释功能而产生利尿作用。因该类药物对尿液的浓缩过程无影响，故利尿效能中等。②髓袢利尿药主要作用于髓袢升支粗段，既可抑制 Na^+-K^+-$2Cl^-$ 共同转运载体，减少 Na^+、Cl^- 重吸收，降低肾脏稀释功能，使 NaCl 排出量增多，同时又使肾髓质间液渗透压降低，影响肾脏浓缩功能，集合管对水的重吸收减少，从而产生强大的利尿作用。

第二十九章 消化系统药 ▷▷▷▷

一、选择题

(一)A 型题

1. 乳酶生属于（　　）
   - A. 消化酶制剂
   - B. 营养剂
   - C. 抗酸药
   - D. 胃肠解痉药
   - E. 活的乳酸杆菌制剂

2. 常与胃蛋白酶合用，提高其助消化作用的是（　　）
   - A. 稀盐酸
   - B. 丙胺太林
   - C. 维生素 B_6
   - D. 碳酸氢钠
   - E. 胃舒平

3. 下面有关抗酸药的叙述错误的是（　　）
   - A. 无机弱碱性物质，口服能中和胃酸、抑制胃酶活性
   - B. 缓解溃疡疼痛和促进溃疡愈合
   - C. 单一药物很难达到作用强、迅速、持久、不产气和保护黏膜及溃疡面等作用
   - D. 合用 H_2 受体阻断药无增效作用
   - E. 对消化性溃疡辅助治疗有价值

4. 下列选项，不属于抗酸药的是（　　）
   - A. 三硅酸镁
   - B. 碳酸氢钠
   - C. 碳酸钙
   - D. 硫酸镁
   - E. 氢氧化铝

5. 哌仑西平抗消化性溃疡的作用机制是（　　）
   - A. 中和胃酸
   - B. 保护胃黏膜
   - C. 阻滞 M_1 受体
   - D. 阻滞 H_2 受体
   - E. 抗幽门螺杆菌

6. 西咪替丁抑制胃酸分泌的机制是（　　）
   - A. 阻滞 M 胆碱受体
   - B. 阻滞 H_2 受体
   - C. 阻滞 H_1 受体
   - D. 激动前列腺素受体
   - E. 抑制 H^+-K^+-ATP 酶活性

7. 氢氧化铝治疗消化性溃疡的机制是（　　）
   A. 中和胃酸
   B. 阻断 H_2 受体
   C. 抗幽门螺杆菌
   D. 抑制胃壁细胞 H^+ 泵
   E. 阻断 M_1 胆碱受体

8. 预防阿司匹林引起的溃疡最宜选用的药物是（　　）
   A. 氧化镁
   B. 奥美拉唑
   C. 甲氰咪胍
   D. 碳酸氢钠
   E. 米索前列醇

9. 奥美拉唑治疗消化性溃疡的机制是（　　）
   A. 抗酸药
   B. 质子泵抑制药
   C. 胆碱受体阻断药
   D. H_2 受体阻断药
   E. 黏膜保护药

10. 下列药物，不抑制胃酸分泌的是（　　）
    A. M 受体阻断药
    B. 抗酸药
    C. 前列腺素衍生物
    D. 促胃液素受体阻断药
    E. 质子泵抑制药

11. 下列有关硫糖铝的描述，错误的是（　　）
    A. pH<4 时，可聚合成胶冻
    B. 生成的聚合物能附着于胃肠上皮细胞和溃疡面，起保护作用
    C. 减轻胃酸和胆汁酸对胃黏膜的损伤
    D. 减少胃黏液和碳酸氢盐分泌
    E. 抗幽门螺旋杆菌（Hp）

12. 多潘立酮胃肠促动的作用机制是（　　）
    A. 激动中枢多巴胺受体
    B. 阻滞中枢多巴胺受体
    C. 激动外周多巴胺受体
    D. 阻滞外周多巴胺受体
    E. 激动外周 M 受体

13. 米索前列醇禁用于妊娠妇女的原因是（　　）
    A. 升高血压
    B. 引起胃出血
    C. 收缩子宫平滑肌
    D. 致畸作用
    E. 有胃肠道反应

14. 适用于老人、幼儿便秘的泻药是（　　）
    A. 液体石蜡
    B. 羧甲基纤维素
    C. 大黄
    D. 硫酸镁
    E. 酚酞

15. 某私营企业主，长期工作紧张，不能一日三餐和按时就餐，并且时常饮酒应酬，导致胃溃疡，应服用何种药治疗（　　）
    A. 氢氧化镁
    B. 息斯敏

C. 异丙嗪　　　　　　　　　　D. 特非那定

E. 法莫替丁

16. 某女，66 岁，行肛门手术后，出现便秘，宜选用何种药治疗为好（　　　）

A. 硫酸镁　　　　　　　　　　B. 液体石蜡

C. 大黄　　　　　　　　　　　D. 吡沙可啶

E. 乳果糖

17. 某男，46 岁，胃癌手术后，采用顺铂和阿霉素化学治疗，出现严重的恶心呕吐，用何种药止吐效果好（　　　）

A. 东莨菪碱　　　　　　　　　B. 丙氯拉嗪

C. 多潘立酮　　　　　　　　　D. 昂丹司琼

E. 阿利必利

18. 某男，52 岁，时常有反酸、嗳气及上腹部疼痛等症状。经胃内窥镜检查，患有胃溃疡，幽门螺杆菌（Hp）检查呈阳性。最好应用何药与克拉霉素、替硝唑合用，根除 Hp 进行治疗用（　　　）

A. 质子泵抑制药　　　　　　　B. 丙胺太林

C. 丙谷胺　　　　　　　　　　D. 恩前列醇

E. 思密达

（二）B 型题

A. 氧化镁　　　　　　　　　　B. 三硅酸镁

C. 碳酸氢钠　　　　　　　　　D. 氢氧化铝

E. 碳酸钙

19. 大剂量易引起碱血症的抗酸药是（　　　）

20. 可引起胃内压力增加和便秘的抗酸药是（　　　）

A. 阿利必利　　　　　　　　　B. 多潘立酮

C. 丙氯拉嗪　　　　　　　　　D. 昂丹司琼

E. 东莨菪碱

21. 防治晕动病的是（　　　）

22. 防治抗恶性肿瘤药顺铂、环磷酰胺引起的严重呕吐的是（　　　）

A. 容积性泻药　　　　　　　　B. 刺激性泻药

C. 润滑性泻药　　　　　　　　D. 止泻药

E. 抗溃疡病药

23. 酚酞、大黄等属于（　　　）

24. 活性炭、阿片制剂、咯哌丁胺等属于（　　　）

A. 奥美拉唑　　　　　　　　　B. 克拉霉素

C. 思密达　　　　　　　　　　D. 碳酸氢钠

E. 西咪替丁

25. 中和胃酸，降低胃内容物酸度的药物是（　　　）

26. 抑制胃酸分泌，兼有抗幽门螺杆菌作用的药物是（　　　）

A. 多潘立酮　　　　　　　　　B. 甲氧氯普胺

C. 西沙必利　　　　　　　　　D. 吗啡

E. 阿托品

27. 激动消化道平滑肌 5-HT$_4$ 受体，促进消化道运动的是（　　　）

28. 有止吐作用，但较易引起锥体外系反应的是（　　　）

（三）X 型题

29. 阻滞多巴胺受体而止吐的药物包括（　　　）

    A. 阿片制剂

    B. 多潘立酮

    C. 甲氧氯普胺

    D. 昂丹司琼

    E. 氯丙嗪

30. 常用的抗消化性溃疡药包括（　　　）

    A. 抗酸药

    B. 糖皮质激素类药物

    C. 抑制胃酸分泌药

    D. 黏膜保护药

    E. 抗幽门螺杆菌药

31. 抗酸药的作用特点包括（　　　）

    A. 中和胃酸

    B. 减少胃酸分泌

    C. 降低胃蛋白酶活性

    D. 对黏膜及溃疡面无保护作用

    E. 餐后服药可延长药物作用时间

32. 甲氧氯普胺药理作用特点包括（　　　）

    A. 阻滞 5-HT$_3$ 受体，发挥止吐作用

    B. 阻滞胃肠多巴胺受体，发挥胃肠动力作用

    C. 阻滞催吐化学感受区的 D$_2$ 受体，发挥止吐作用

    D. 大剂量可引起高催乳素血症

    E. 大剂量静脉注射或长期应用，可引起锥体外系反应

33. 非细菌感染性腹泻可选用（　　　）

    A. 阿片制剂   B. 地芬诺酯

    C. 碱式碳酸铋   D. 抗生素

    E. 鞣酸蛋白

34. 下列抗酸药，可保护溃疡面的包括（　　　）

    A. 氢氧化镁   B. 三硅酸镁

    C. 氢氧化铝   D. 碳酸钙

    E. 碳酸氢钠

二、名词解释

35. 胃肠促动力药

36. 胃黏膜屏障

37. 胆石溶解药

三、填空题

38. 硫酸镁口服给药具有_____和_____作用，注射给药具有_____和_____作用。

39. 抗酸药是一类_____物质，能中和_____，解除_____对胃、十二指肠黏膜的侵蚀及对溃疡面的刺激。

40. 氢氧化铝的主要不良反应是引起_____，常与_____合用，因后者可引起_____，两者不良反应相互抵消。

41. 米索前列醇是_____衍生物，能抑制_____分泌，可促进_____和_____分泌，起保护胃黏膜作用。

42. 多潘立酮为_____受体阻断药，具有_____和_____作用，因不易透过血脑屏障，少发生_____的不良反应。

43. 泻药根据作用机制可分为_____、_____和_____三类。

44. 鞣酸蛋白口服后在肠内可释出_____，后者与肠黏膜表面的_____形成沉淀，附着在肠黏膜上，减轻刺激，减少炎性渗出，起_____作用。

四、判断说明题

45. 口服胰酶时宜制成肠衣片。

46. 甲氧氯普胺（胃复安）大剂量长期应用，可引起锥体外系反应。

47. 中枢抑制药口服中毒，一般选用硫酸钠导泻。

48. 甲氧氯普胺能阻滞 CTZ 的 D_2 受体，发挥胃肠促动作用。

49. 多潘立酮（吗丁啉）难透过血脑屏障，故无锥体外系反应。

50. 西沙必利能促进食管、胃、小肠直至结肠的运动，有止吐作用。

51. 吩噻嗪类药物如硫乙拉嗪等可用于各种呕吐。

52. 地芬诺酯是哌替啶同类物，有镇痛作用，对肠道运动的影响与阿片相似。

五、简答题

53. 米索前列醇抗消化性溃疡的机制。
54. 简述常用抗消化性溃疡药的分类及其代表药物。
55. 简述常用泻药的分类及作用机制。
56. 简述硫酸镁的药理作用及应用。

六、论述题

57. 为什么杀灭幽门螺杆菌（Hp）是根治 Hp 阳性溃疡病的主要手段？如何抗 Hp？
58. 止吐药有哪些？为什么甲氧氯普胺具有止吐作用？
59. 试述奥美拉唑的药理作用、机制及临床应用。

参考答案

一、选择题

（一）A 型题

1. E 乳酶生是活的乳酸杆菌制剂。
2. A 胃蛋白酶合用稀盐酸，后者为前者活性的发挥提供了酸性环境。
3. D 抗酸药合用 H_2 受体阻断药有增效作用，H_2 受体阻断药能抑制胃酸分泌。
4. D 硫酸镁属于泻药。
5. C 哌仑西平能阻滞 M_1 受体，抑制胃酸分泌。
6. B 西咪替丁阻滞 H_2 受体，抑制胃酸分泌。
7. A 无机弱酸性物质，口服后可中和胃酸
8. E 米索前列醇具有 E 类前列腺素的药理活性，可促进胃黏膜受损上皮细胞的重建和增殖，可预防阿司匹林、乙醇引起的胃出血、溃疡或坏死。
9. B 奥美拉唑是第一个质子泵抑制药。
10. B 抗酸药能中和胃酸，但不能抑制胃酸分泌。
11. D 硫糖铝促进胃黏液和碳酸氢盐分泌。
12. D 多潘立酮阻滞胃肠道上的多巴胺受体，促进胃肠运动。
13. C 米索前列醇是 PGE_1 衍生物，能收缩子宫平滑肌，禁用于妊娠妇女。
14. A 液体石蜡为润滑性泻药，适用于老人、幼儿便秘。
15. E 法莫替丁为 H_2 受体阻断药，能抑制胃酸分泌，治疗胃溃疡。
16. B 液体石蜡为润滑性泻药，对肛门手术后出现的便秘宜选用。
17. D 昂丹司琼能选择性阻滞中枢及迷走神经传入纤维 $5-HT_3$ 受体，产生强大止

吐作用。对抗恶性肿瘤药顺铂、环磷酰胺、阿霉素等引起的呕吐，止吐作用迅速而强大。

18. A　杀灭 Hp 是控制和根治 Hp 阳性溃疡病的主要手段。体内抗幽门螺杆菌，单一药物常无效。临床用 1 种质子泵抑制药或铋剂与 2~3 种抗菌药如克拉霉素、阿莫西林、甲硝唑/替硝唑、庆大霉素等联合应用，组成三联或四联疗法。如质子泵抑制药加克拉霉素、阿莫西林、甲硝唑或替硝唑中任何 2 种，2 次/日，连续 1~2 周。

（二）B 型题

19. C　碳酸氢钠口服中和胃酸，但易吸收，大剂量易引起碱血症。

20. E　碳酸钙口服中和胃酸，产生 CO_2，引起胃内压力增加和便秘。

21. E　东莨菪碱易通过血脑屏障，阻滞 M 受体，能防治晕动病。

22. D　昂丹司琼能选择性阻滞中枢及迷走神经传入纤维 5-HT$_3$受体，产生强大止吐作用。对抗恶性肿瘤药顺铂、环磷酰胺、阿霉素等引起呕吐的止吐作用迅速强大。

23. B　酚酞、大黄等属于接触性泻药（刺激性泻药），增加结肠推进性蠕动。

24. D　活性炭、阿片制剂和咯哌丁胺等属于止泻药。

25. D　碳酸氢钠能中和胃酸，降低胃内容物酸度。

26. A　奥美拉唑能不可逆地抑制 H^+泵功能，抑制基础胃酸与最大胃酸分泌量，作用持久，兼有抗幽门螺杆菌作用。

27. C　西沙必利能激动消化道平滑肌 5-HT$_4$受体，促进消化道运动。

28. B　甲氧氯普胺通过血脑屏障，阻滞 CTZ 的 D_2受体，发挥止吐作用。大剂量阻滞黑质-纹状体多巴胺通路，较易引起锥体外系反应。另外，阻滞胃肠多巴胺受体，发挥胃肠促动作用。

（三）X 型题

29. BCE　多潘立酮、甲氧氯普胺、氯丙嗪能阻滞脑内多巴胺受体而止吐。

30. ACDE　抗酸药、抑制胃酸分泌药、黏膜保护药和抗幽门螺杆菌药常用于消化性溃疡药的治疗。反而，糖皮质激素类药物能引起消化性溃疡。

31. ACE　抗酸药都为无机碱性化合物，口服能中和胃酸，降低胃蛋白酶活性，餐后服药可延长药物作用时间。有些药物如氢氧化铝、三硅酸镁等在胃内能形成凝胶，对胃黏膜和溃疡面起保护作用。

32. BCDE　甲氧氯普胺阻滞胃肠多巴胺受体，发挥胃肠动力作用；阻滞催吐化学感受区的 D_2受体，发挥止吐作用；大剂量可引起高催乳素血症；大剂量静脉注射或长期应用，可引起锥体外系反应。

33. ACE　对于非细菌感染性腹泻可选用阿片制剂、碱式碳酸铋和鞣酸蛋白等。

34. BC　三硅酸镁抗酸作用较弱而慢，但持久，在胃内生成胶状二氧化硅对溃疡面有保护作用；氢氧化铝抗酸作用较强，缓慢，作用后产生氧化铝有收敛、止血等作用。

二、名词解释

35. 能促进胃肠运动，加速胃排空和肠推进，防止内容物反流的药物称为胃肠促动力药，代表药有甲氧氯普胺、多潘立酮和西沙必利等。

36. 胃黏膜屏障包括细胞屏障和黏液-HCO_3^-盐屏障。前者由胃黏膜细胞顶部的细胞膜和细胞间隙紧密连接组成，胃黏膜上皮细胞重建和再生能力极强，可使受损部位得以迅速修复；后者由胃黏膜细胞分泌的黏液和 HCO_3^- 盐结合，在胃黏膜表面形成具有保护作用的黏液不动层，防止胃酸、胃蛋白酶损伤胃黏膜。当胃黏膜屏障功能受损时，可导致溃疡发作。

37. 能促使结石溶解的药物被称为胆石溶解药。

三、填空题

38. 致泻；促进胆汁分泌；抗惊厥；降血压

39. 无机弱碱性；胃酸；胃酸、胃蛋白酶

40. 便秘；三硅酸镁；轻泻

41. PGE_1；胃酸；黏液；HCO_3^-

42. 多巴胺；止吐；胃肠促动力；锥体外系

43. 容积性泻药（渗透性泻药）；接触性泻药（刺激性泻药）；润滑性泻药

44. 鞣酸；蛋白质；收敛止泻

四、判断说明题

45. 正确。胰酶在酸性胃液中易被破坏。

46. 正确。甲氧氯普胺能阻滞脑内多巴胺受体，大剂量长期应用，可引起锥体外系反应。

47. 正确。中枢抑制药口服中毒，一般选用硫酸钠导泻。硫酸镁具有抑制中枢作用，所以不能用。

48. 不正确。甲氧氯普胺能阻滞 CTZ 的 D_2 受体，发挥止吐作用；阻滞胃肠道的多巴胺受体，有胃肠促动作用。

49. 不正确。多潘立酮能阻滞多巴胺受体，因难透过血脑屏障，故少出现锥体外系反应。

50. 不正确。西沙必利能激动消化道平滑肌 $5-HT_4$ 受体，促进消化道运动，有胃肠促动作用，无止吐作用。

51. 不正确。吩噻嗪类药物硫乙拉嗪等对晕动病引起的呕吐无效。

52. 不正确。地芬诺酯是哌替啶同类物，对肠道运动的影响与阿片相似，但无镇痛作用。

五、简答题

53. 米索前列醇为 PGE_1 衍生物，能抑制基础胃酸和组胺、胃泌素、食物刺激所致

的胃酸与胃蛋白酶分泌；增加胃黏膜血流量；促进黏液和 HCO_3^- 盐分泌，增强黏液－HCO_3^- 盐屏障；增强黏膜细胞对损伤因子的抵抗力；促进胃黏膜受损上皮细胞的重建和增殖，增强黏膜细胞屏障。

54. ①抗酸药：如氢氧化镁、三硅酸镁、氧化镁、氢氧化铝、碳酸钙、碳酸氢钠等。②抑制胃酸分泌药：有 M_1 受体阻断药，如哌仑西平；H_2 受体阻断药，如西咪替丁、雷尼替丁、法莫替丁、尼扎替丁和罗沙替丁；促胃液素受体阻断药，如丙谷胺；质子泵抑制药，如奥美拉唑、兰索拉唑、泮托拉唑和雷贝拉唑；前列腺素类，如米索前列醇、恩前列醇等。③黏膜保护药：如前列腺素衍生物、硫糖铝和铋制剂等。④抗幽门螺杆菌药：临床常以克拉霉素、阿莫西林、甲硝唑/替硝唑、四环素、呋喃唑酮、庆大霉素等 2~3 药联合与 1 种质子泵抑制药或铋剂同时应用，组成三联或四联疗法。

55. 泻药依药物作用机制分为容积性、接触性和润滑性泻药三类。①容积性泻药：口服难吸收，在肠内形成高渗压，阻止水分吸收，扩张肠道，促肠道蠕动而致泻。②接触性泻药：能刺激肠道，促进推进性蠕动而致泻。③润滑性泻药：不被肠道吸收，滑润肠壁，软化粪便。

56. 药理作用：①口服难吸收，在肠内形成高渗压，阻止水分吸收，扩张肠道，促肠道蠕动而致泻。②促胆汁分泌。③注射给药抗惊厥和降血压。应用：①排除肠内毒物、虫体。②阻塞性黄疸。③慢性肿囊炎。④注射给药用于各种原因导致的惊厥。

六、论述题

57. 幽门螺杆菌（Hp）为革兰阴性厌氧菌，与消化性溃疡发病的关系有待阐明，但已证明消除幽门螺杆菌可明显降低消化性溃疡的复发率，所以，杀灭幽门螺杆菌（Hp）是根治 Hp 阳性溃疡病的主要手段。Hp 在体外对多种抗菌药敏感，但体内单用一种药物几乎无效。临床常以克拉霉素、阿莫西林、甲硝唑/替硝唑、四环素、呋喃唑酮、庆大霉素等 2~3 药联合与 1 种质子泵抑制药或铋剂同时应用，组成三联或四联疗法，如质子泵抑制药加克拉霉素、阿莫西林、甲硝唑或替硝唑中任何 2 种，效果较好。

58. 止吐药有：①抗胆碱药，如东莨菪碱。②抗组胺药，如苯海拉明、异丙嗪、美克洛嗪等。③抗精神失常（抗多巴胺）药，如氯丙嗪、丙氯拉嗪、硫乙拉嗪等。④胃肠促动力药，如甲氧氯普胺、多潘立酮、西沙必利等。⑤$5-HT_3$ 受体阻断药，如昂丹司琼、格拉司琼、托烷司琼等。

甲氧氯普胺能阻滞 CTZ 的 D_2 受体而止吐；阻滞胃肠多巴胺受体，促胃肠蠕动。

59. 奥美拉唑口服后，在壁细胞分泌小管周围转变为有活性的次磺酸和亚碘酰胺，与 H^+-K^+-ATP 酶上的巯基结合，形成复合物，不可逆地抑制 H^+ 泵功能，抑制基础胃酸与最大胃酸分泌量，作用持久。还能使贲门、胃体、胃窦处黏膜血流量增加，使幽门螺杆菌数量下降，用于胃、十二指肠溃疡。对幽门螺杆菌阳性患者，合用抗菌药物效果好。还可用于反流性食道炎和胃泌素瘤（卓-艾综合征）。

第三十章　呼吸系统药 ▷▷▷

一、选择题

（一）A 型题

1. 乙酰半胱氨酸的祛痰作用机制是（　　）
   A. 使痰液生成减少
   B. 扩张支气管使痰液易咯出
   C. 增强呼吸道纤毛运动，促使痰液排出
   D. 裂解痰中黏性成分，使痰黏稠度降低而易咯出
   E. 使呼吸道腺体分泌增加，痰液被稀释而易咯出

2. 青光眼患者应慎用的镇咳药是（　　）
   A. 可待因   B. 那可丁
   C. 喷托维林   D. 苯丙哌林
   E. 苯佐那酯

3. 下列选项，属于外周性镇咳药的是（　　）
   A. 可待因   B. 右美沙芬
   C. 喷托维林   D. 氯哌斯汀
   E. 苯佐那酯

4. 下列药物，长期用药可出现耐受性及依赖性的是（　　）
   A. 氯哌斯汀   B. 右美沙芬
   C. 喷托维林   D. 可待因
   E. 苯佐那酯

5. 控制哮喘发作的首选药物（　　）
   A. 糖皮质激素   B. 抗胆碱药
   C. β_2受体激动药   D. 氨茶碱
   E. 麻黄碱

6. 异丙肾上腺素的平喘作用机制是（　　）
   A. 抑制磷酸二酯酶，使细胞 cAMP 破坏减少
   B. 兴奋腺苷酸环化酶，使细胞内 cAMP 增加
   C. 兴奋鸟苷酸环化酶，使细胞内 cAMP 增加

D. 抑制腺苷酸环化酶，使细胞内 cAMP 减少

E. 抑制鸟苷酸环化酶，使细胞内 cAMP 减少

7. 色甘酸钠的作用机制为（　　）

　　A. 阻滞腺苷受体　　　　　　　　　B. 促进儿茶酚胺的释放

　　C. 直接松弛支气管平滑肌　　　　　D. 抑制肥大细胞的脱颗粒反应

　　E. 对抗组胺等过敏介质的作用

8. 常用于平喘的 M 受体阻断剂是（　　）

　　A. 阿托品　　　　　　　　　　　　B. 后马托品

　　C. 异丙托溴铵　　　　　　　　　　D. 颠茄

　　E. 山莨菪碱

9. 男，67 岁。3 年来常于感冒后发作气喘，伴咳嗽、咳痰。经抗感染及解除支气管痉挛治疗可缓解。近半月来气喘加重，药物疗效差，20 小时前再次发作哮喘，多次气雾吸入沙丁胺醇未见完全缓解。查体：端坐呼吸，口唇发绀，桶状胸，三凹征（+），两肺满布哮鸣音。对该患者，除一般治疗外，宜配合应用（　　）

　　A. 气雾吸入异丙肾上腺素　　　　　B. 静脉注射大剂量氨茶碱

　　C. 静脉注射地塞米松　　　　　　　D. 气雾吸入异丙托溴铵

　　E. 静脉注射肾上腺素

10. 男，72 岁。慢支病史 20 余年。此次入院咳嗽、咳痰、喘憋严重，可排出大量黏白痰。查体：桶状胸，双肺广泛哮鸣音，右下肺湿音。胸片示肺气肿，右下肺炎。对此病人，选择以下哪种治疗方案最佳（　　）

　　A. 氨茶碱+地塞米松+咳必清+抗生素

　　B. 氨茶碱+地塞米松+可待因+抗生素

　　C. 异丙肾上腺素+氯化铵+可待因+抗生素

　　D. 异丙肾上腺素+地塞米松+可待因+抗生素

　　E. 氨茶碱+地塞米松+氯化铵+抗生素

（二）B 型题

　　A. 可待因　　　　　　　　　　　　B. 乙酰半胱氨酸

　　C. 色甘酸钠　　　　　　　　　　　D. 氯化铵

　　E. 苯佐那酯

11. 属于中枢性镇咳药的是（　　）

12. 属于外周性镇咳药的是（　　）

　　A. 麻黄碱　　　　　　　　　　　　B. 异丙肾上腺素

　　C. 地塞米松　　　　　　　　　　　D. 色甘酸钠

　　E. 阿托品

13. 预防过敏性哮喘最好选用（　　　）

14. 预防支气管哮喘发作宜选用（　　　）

（三）X 型题

15. 沙丁胺醇平喘作用的特点包括（　　　）
    A. 疗效与异丙肾上腺素相似　　　　　B. 对心血管的不良反应轻
    C. 作用维持时间长　　　　　　　　　D. 口服有效
    E. 用于哮喘及喘息性慢性支气管炎

16. 氨茶碱的主要不良反应包括（　　　）
    A. 消化道刺激症状　　　　　　　　　B. 中枢兴奋
    C. 心率加快、心律失常　　　　　　　D. 血压升高
    E. 肌震颤

17. 溴己新的药理作用有（　　　）
    A. 降低痰液黏度　　　　　　　　　　B. 刺激胃黏膜，反射性增加呼吸道分泌
    C. 抑制痰液中酸性黏多糖蛋白的合成　D. 可使痰中的黏蛋白纤维断裂
    E. 抑制炎性细胞释放炎症介质

二、填空题

18. 祛痰药按作用机制不同可分成＿＿＿＿和＿＿＿＿二类。前者代表药是＿＿＿＿，后者代表药之一是＿＿＿＿。

19. 沙丁胺醇的不良反应有＿＿＿＿、＿＿＿＿和＿＿＿＿。

三、判断说明题

20. 喷托维林的镇咳作用强度与可待因相等，优点是无成瘾性，所以临床常用于痰多咳嗽。

四、简答题

21. 氨茶碱和麻黄碱都是平喘药，其作用差异有哪些？

五、论述题

22. 常用平喘药分几类，每类的代表药及主要作用机制是什么？

23. 常用祛痰药的分类、代表药物以及主要作用机制

参考答案

一、选择题

（一）A 型题

1. D　祛痰药可分为两大类：黏液分泌促进药和黏痰溶解药。乙酰半胱氨酸属于后者，它通过药物结构中的巯基与黏蛋白的二硫键互换，裂解黏蛋白而降低痰液黏稠度，达到祛痰作用。

2. C　喷托维林有轻度阿托品样作用，因此青光眼患者应禁用。

3. E　常用的镇咳药按其作用部位可分为中枢性镇咳药和外周性镇咳药，前者直接抑制延脑咳嗽中枢，如可待因、右美沙芬；后者可抑制咳嗽反射弧中的末梢感受器、传入神经或传出神经，如苯佐那酯、普诺地嗪；而喷托维林兼有中枢性及外周性镇咳作用。

4. D　可待因对延髓咳嗽中枢有选择性抑制作用，为阿片受体激动剂，镇咳作用强而迅速，长期使用具有耐受性和依赖性。

5. C　选择性 β_2 受体激动药，对呼吸道的选择性高，可显著松弛支气管平滑肌，对 β_1 受体亲和力低，不良反应少，是控制哮喘症状的首选药。

6. B　异丙肾上腺素为 β 受体兴奋药，通过兴奋腺苷酸环化酶，使平滑肌细胞内 cAMP 增加，从而使平滑肌松弛，达到平喘作用。

7. D　色甘酸钠为抗过敏平喘药，它对支气管平滑肌无直接松弛作用，也无拟肾上腺素作用和肾上腺皮质激素样作用，主要作用是通过稳定肥大细胞膜，抑制过敏介质释放而对速发型过敏反应具有明显保护作用。

8. C　此五种均为 M 受体阻断剂，但仅异丙托溴铵为常用平喘的 M 受体阻断剂，它能选择性阻滞支气管平滑肌的 M_1 胆碱受体，其气雾剂有强大的扩张支气管作用。

9. C　查病人症状及体征为哮喘发作危重症候，因气雾吸入沙丁胺醇未见完全缓解，原因是病人肺部炎症未消，因此用糖皮质激素类抗炎平喘药地塞米松静脉注射，可迅速缓解症状，待症状缓解后再做进一步处理。

10. E　因病人有咳痰、喘憋严重，并排出大量黏白痰，因此不宜用咳必清、可待因等镇咳药，以免镇咳后痰液不易排出而阻塞气道危及生命。答案 E 的治疗方案较合理，氨茶碱舒张支气管平滑肌，地塞米松抗炎，氯化铵帮助排痰，抗生素抗感染，四药合用可有效解除症状。

（二）B 型题

11. A　可待因是中枢性镇咳药，是目前最有效的镇咳药。

12. E　可待因为中枢性镇咳药，乙酰半胱氨酸、氯化铵为祛痰药，色甘酸钠为平喘药，苯佐那酯为外周性镇咳药。

13. D 色甘酸钠对外源性哮喘疗效较好，对内源性哮喘次之，须预防性给药，发作后给药无效，色甘酸钠属于抗过敏平喘药。

14. A 麻黄碱为支气管平滑肌 α、β 受体兴奋药，舒张支气管作用强、慢而持久，常用于预防支气管哮喘发作；异丙肾上腺素为支气管平滑肌 β 受体兴奋药，舒张支气管作用强、快而短暂，常用于哮喘急性发作；地塞米松为糖皮质激素类抗炎平喘药，有较强的抗炎作用，常用于反复发作的顽固性哮喘或哮喘持续状态；色甘酸钠为抗过敏平喘药，主要用于预防过敏性哮喘发作；阿托品为 M 受体阻断剂，不良反应多，通常不用于平喘。

（三）X 型题

15. ABCDE 沙丁胺醇为 β 受体兴奋药，与异丙肾上腺素相似，但其兴奋 β_1 受体作用较轻，因此对心血管的不良反应轻，兴奋 β_2 受体作用较强，因此舒张支气管作用强、快、持久，常用于哮喘及喘息性慢性支气管炎。

16. ABC 氨茶碱的不良反应有兴奋、不安、失眠、消化道刺激症状，剂量过大可致心悸、心律失常。血压升高、肌震颤为 β 受体激动药平喘药的不良反应。

17. ACD 溴己新为黏痰溶解药，它通过断裂痰液中的黏多糖，降低痰液黏稠度，祛痰作用较强。

二、填空题

18. 黏液分泌促进药；黏痰溶解药；氯化铵；乙酰半胱氨酸（溴己新、美司坦等）
19. 心悸、肌震颤、代谢功能紊乱

三、判断说明题

20. 不正确。喷托维林的镇咳作用强度为可待因的 1/3，为非成瘾性镇咳药，痰多咳嗽不宜选用镇咳药，以免痰液不易排除，阻塞气道危及生命。

四、简答题

21. ①氨茶碱对心脏与血管的作用不如麻黄碱强，尤其对血管的收缩与舒张的调节方面远不如麻黄碱。②在平喘方面，麻黄碱可以收缩呼吸道黏膜血管，减轻充血和水肿，而氨茶碱无此作用。③在作用机制方面，麻黄碱是通过激动 β_1、β_2 和 α 受体而发挥作用的，而氨茶碱无激动受体作用，是通过抑制磷酸二酯酶而发挥效应的。④麻黄碱在连续用药时可产生快速耐受性，而氨茶碱则不然。

五、论述题

22. 常用平喘药分为两大类：
（1）支气管扩张药：①肾上腺素 β_2 受体激动药：代表药为沙丁胺醇，主要作用机制为激动支气管平滑肌上的 $β_2$ 受体，$β_2$ 受体激动药可激活腺苷酸环化酶（AC），使 cAMP 生成增多，细胞内 cAMP/cGMP 的比值升高使气管平滑肌松弛，同时激动肥大细胞膜上的 β 受体，抑制过敏介质的释放。②茶碱类：代表药为氨茶碱，主要作用机制是抑制磷酸二酯酶（PDE），使 cAMP 分解减少，细胞内 cAMP/cGMP 的比值升高使气管平滑肌松弛，此外，尚可增加呼吸肌的收缩力。③抗胆碱药（M 胆碱受体阻断药）：代表药为异丙托溴铵，通过阻滞 M 受体而松弛支气管平滑肌。

（2）抗炎抗过敏平喘药：①糖皮质激素类：代表药为二丙酸倍氯米松，该类药物平喘机制也较复杂，能从多个环节抑制过敏反应，减少过敏介质释放，降低血管通透性，加强儿茶酚胺对腺苷酸环化酶的激活作用，并有较强的抗炎作用。②抗过敏平喘药：代表药物为色甘酸钠，主要作用是通过稳定肥大细胞膜，抑制过敏介质释放而对速发型过敏反应具有明显保护作用。

23. 常用祛痰药可分为两大类：黏液分泌促进药和黏痰溶解药。

（1）黏液分泌促进药口服后刺激呼吸道腺体分泌增加，由于支气管腺体分泌增加，碘离子还可以由呼吸道腺体排出，直接刺激呼吸道腺体分泌增加，由于支气管腺体的分泌物主要是浆液，从而使痰液稀释，易于咳出。代表药物包括氯化铵、碘化钾等。

（2）黏痰溶解药，是一类能改变痰中黏性成分，降低痰液黏稠度使之易于咳出的药物。包括 4 类：①通过使痰液中的酸性黏蛋白纤维断裂而降低痰液黏稠度，代表药物溴己新。②通过药物结构中的巯基与黏蛋白的二硫键互换作用，使黏蛋白分子裂解从而降低痰液黏稠度，代表药物乙酰半胱氨酸。③酶制剂，如脱氧核糖核酸酶，可水解脓性黏痰中的 DNA 为核苷酸片段，使与 DNA 结合的黏蛋白溶解，降低痰液黏稠度。④表面活性剂，如泰洛沙泊，水溶液雾化吸入可降低痰液的表面张力，从而降低痰的黏度。

第三十一章 子宫兴奋药 ▷▷▷

一、选择题

(一) A 型题

1. 下列选项，属于缩宫素对子宫平滑肌作用特点的是（   ）

A. 小剂量即可引起强直收缩

B. 子宫肌对药物敏感性与体内性激素水平无关

C. 小剂量可引起子宫体节律性收缩、子宫颈松弛

D. 妊娠各期子宫对药物敏感性相似

E. 雌激素降低其敏感性

2. 下列选项，属于缩宫素的临床应用的是（   ）

A. 小剂量可用于催产及引产   B. 小剂量可用于产后止血

C. 治疗尿崩症   D. 可与异丙嗪、哌替啶组成冬眠合剂

E. 促使产后子宫复原

3. 下列选项，属于麦角新碱临床应用的是（   ）

A. 产后子宫出血   B. 催产

C. 引产   D. 抗早孕

E. 尿崩症

4. 麦角碱类禁用于催产和引产的原因是（   ）

A. 抑制胎儿呼吸   B. 妊娠子宫对药物敏感性不高

C. 作用时间短暂   D. 对子宫体和子宫颈均有强大的兴奋作用

E. 容易引起神经系统病变

5. 麦角胺治疗偏头痛的药理学依据是（   ）

A. 激动 α 受体，收缩血管   B. 直接收缩血管作用

C. 强大的镇痛作用   D. 抑制前列腺素的合成

E. 拮抗内源性致痛物质

6. 麦角新碱治疗产后出血的作用机制是（   ）

A. 收缩血管   B. 促进血管修复

C. 促进凝血过程   D. 收缩子宫平滑肌

E. 促进子宫内膜脱落

7. 大量或久用可损伤血管内皮细胞的药（　　）

    A. 麦角新碱   B. 缩宫素

    C. 麦角胺   D. 前列腺素 E

    E. 垂体后叶素

8. 垂体后叶素用于肺出血的止血机制是（　　）

    A. 诱导血小板聚集   B. 促进凝血因子合成

    C. 抑制纤溶过程   D. 直接收缩血管

    E. 降低毛细血管通透性

9. 缩宫素兴奋子宫平滑肌的作用机制是（　　）

    A. 直接兴奋   B. 作用于缩宫素受体

    C. 激动 M 受体   D. 激动 H 受体

    E. 阻滞 β 受体

10. 女，27 岁，有高血压病史。自动分娩，产后 2 小时突发阴道大出血，宜选用
    （　　）

    A. 缩宫素   B. 麦角胺

    C. 肾上腺素   D. 麦角新碱

    E. 垂体后叶素

（二）B 型题

    A. 麦角胺   B. 麦角新碱

    C. 利托君   D. 缩宫素

    E. 肾上腺素

11. 用于催产和引产的药物是（　　）

12. 用于偏头痛的药物是（　　）

（三）X 型题

13. 关于缩宫素和麦角新碱药理作用和用途，相似之处有（　　）

    A. 可用于催产和引产   B. 用于产后子宫出血

    C. 有血管收缩作用   D. 其缩宫作用与子宫功能状态有关

    E. 大剂量可引起子宫肌强直性收缩

14. 应用缩宫素催产或引产时，应注意（　　）

    A. 严格掌握剂量   B. 产妇超过三次妊娠者禁用

    C. 高血压者禁用   D. 高血糖者禁用

    E. 产道异常者禁用

15. 麦角碱类的禁忌证有（　　）

    A. 催产   B. 引产

    C. 子宫出血   D. 血管硬化疾病

　　E. 冠状动脉疾病

二、填空题

16. 产后出血首选_____治疗，产后子宫复原不全宜用_____。

17. 缩宫素的临床作用有_____、_____和_____。

三、判断说明题

18. 前列腺素对妊娠各期的子宫均有收缩作用，而以妊娠晚期最为敏感。

四、简答题

19. 试比较缩宫素与麦角新碱对子宫平滑肌作用之异同，各有哪些用途？

五、论述题

20. 试述缩宫素的药理作用、临床应用及禁忌证。

参考答案

一、选择题

（一）A 型题

1. C　　缩宫素小剂量可使子宫体产生节律性收缩，对子宫颈反而松弛；大剂量可使子宫肌张力持续升高，直至强直性收缩。体内雌激素和孕激素水平可明显影响子宫平滑肌对缩宫素的敏感性，前者提高而后者则降低之。妊娠各期子宫对缩宫素敏感性不同，临产时最敏感，分娩后逐渐下降。

2. A　　缩宫素小剂量用于催产和引产，较大剂量用于产后止血，但作用不持久，应加用麦角制剂或益母草。麦角生物碱可与异丙嗪、哌替啶组成冬眠合剂，促使产后子宫复原。治疗尿崩症可用垂体后叶素。

3. A　　麦角新碱临床用于产后子宫出血及产后子宫复原，禁用于催产和引产。前列腺素可用于抗早孕。垂体后叶素可用于治疗尿崩症。

4. D　　麦角碱类对子宫兴奋作用强大而持久，剂量稍大即引起子宫强直性收缩，对子宫体和子宫颈的兴奋作用无明显差别，因此禁用于催产和引产。

5. B　　麦角胺的缩血管作用强，可用于治疗偏头痛。

6. D　　麦角碱类对子宫表现为选择性兴奋作用，妊娠子宫尤其是妊娠末期子宫对其更敏感。与缩宫素不同的是它们的作用强大而持久，剂量稍大即引起子宫强直性收缩，因此可用于治疗产后出血。

7. C　　麦角胺大量或久用可损伤血管内皮细胞，长期服用可导致肢端干性坏疽。

8. D　垂体后叶素所含的升压素可收缩血管，用于肺出血。

9. B　人体子宫平滑肌胞浆膜存在缩宫素受体，缩宫素作用于缩宫素受体，缩宫素受体与G-蛋白相耦联：活化时后者介导激活磷酯酶C（PLC），促进磷酸肌醇的生成，增加胞浆中钙离子浓度，从而增强子宫平滑肌收缩。

10. A　病人有高血压病史，而B、C、D、E均有收缩血管作用，因此不宜用。缩宫素可用于产后出血，又无收缩血管作用，因而适宜此病人使用。

（二）B型题

11. D　缩宫素小剂量用于催产和引产。

12. A　麦角胺用于偏头痛；麦角新碱临床用于产后子宫出血及产后子宫复原；利托君为子宫平滑肌松弛药，可松弛子宫平滑肌抗分娩；缩宫素用于催产和引产。

（三）X型题

13. BDE　缩宫素小剂量可使子宫体产生节律性收缩，对子宫颈反而松弛，有利于胎儿娩出，可用于催产和引产，无血管收缩作用；麦角新碱对子宫体和子宫颈的兴奋作用无明显差别，禁用于催产和引产，有血管收缩作用。缩宫素和麦角新碱大剂量都可引起子宫强直性收缩，因此都可用于产后子宫出血，其缩宫作用都与子宫功能状态有关，妊娠末期子宫对其更敏感。

14. ABE　缩宫素小剂量（2~5单位）可使子宫体产生节律性收缩，对子宫颈反而松弛，有利于胎儿娩出，因此可应用于催产或引产。但加大剂量（5~10单位），可使子宫肌张力持续升高，直至强直性收缩，不利于胎儿娩出，这将导致胎儿窒息、胎盘早剥，甚至子宫破裂，所以应用缩宫素催产和引产应严格掌握剂量。为避免子宫破裂或胎儿窒息，产妇超过三产者及产道异常者禁用缩宫素。缩宫素对高血压及高血糖者无影响。

15. ABDE　麦角碱类对子宫兴奋作用强大而持久，剂量稍大即引起子宫强直性收缩，对子宫体和子宫颈的兴奋作用无明显差别，因此禁用于催产和引产。此外麦角碱类有缩血管作用，大剂量还会伤害血管内皮细胞，所以血管硬化疾病患者及冠状动脉疾病患者禁用。

二、填空题

16. 麦角新碱；麦角新碱
17. 催产；引产；产后出血

三、判断说明题

18. 正确。前列腺素对各期妊娠子宫均有兴奋作用，分娩前的子宫更为敏感。

四、简答题

19. 缩宫素可兴奋子宫，小剂量可引起与正常分娩相似的子宫体节律性收缩，同时子宫颈松弛，利于胎儿娩出；大剂量可引起子宫强直性收缩。麦角新碱也可兴奋子宫平滑肌，但其作用强而持久，剂量稍大即引起子宫体和子宫颈强直性收缩。

缩宫素可用于催产、引产及产后出血；麦角新碱不能用于催产和引产，只适用于产后出血和子宫复原。

五、论述题

20. 药理作用：①选择性兴奋宫平滑肌，小剂量时可加强子宫体平滑肌的节律性收缩，同时使子宫颈平滑肌松弛，大剂量可引起子宫强直性收缩。②松弛血管平滑肌。③使乳腺泡周围的肌上皮细胞收缩，促进排乳。

临床应用：主要用于催产和引产，也可用于产后止血，但作用维持时间短。

禁忌证：对产道异常、胎位不正、头盆不称、前置胎盘、三次妊娠以上的经产妇或有剖宫产史和子宫手术史者禁用。

第三十二章　抗贫血药 ▷▷▷▷

一、选择题

(一) A 型题

1. 下列药物，可用于治疗恶性贫血神经系统症状的是（　　　）
   A. 阿司匹林　　　　　　　　　B. 双嘧达莫
   C. 维生素 K　　　　　　　　　D. 维生素 B_{12}
   E. 叶酸

2. 下列物质同服后，会妨碍铁剂吸收的是（　　　）
   A. 维生素 C　　　　　　　　　B. 稀盐酸
   C. 抗酸药　　　　　　　　　　D. 果糖
   E. 含半胱氨酸的食物

3. 治疗缺铁性贫血，宜选用的药物是（　　　）
   A. 叶酸　　　　　　　　　　　B. 维生素 C
   C. 硫酸亚铁　　　　　　　　　D. 促红细胞生成素
   E. 维生素 B_{12}

4. 治疗肿瘤放化疗后白细胞减少宜使用的药物是（　　　）
   A. 叶酸　　　　　　　　　　　B. 维生素 C
   C. 硫酸亚铁　　　　　　　　　D. 促红细胞生成素
   E. 粒细胞集落刺激因子

5. 治疗营养性巨幼红细胞性贫血宜选用的药物是（　　　）
   A. 叶酸　　　　　　　　　　　B. 维生素 C
   C. 硫酸亚铁　　　　　　　　　D. 右旋糖酐铁
   E. 维生素 B_{12}

(二) B 型题

   A. 叶酸　　　　　　　　　　　B. 维生素 C
   C. 富马酸亚铁　　　　　　　　D. 促红细胞生成素
   E. 维生素 B_{12}

6. 可用于治疗缺铁性贫血的是（　　　）

7. 可用于治疗肾性贫血的是（　　　）

（三）X 型题

8. 下列选项，同服可促进铁剂吸收的物质包括（　　　）

    A. 维生素 C   B. 稀盐酸

    C. 四环素   D. 果糖

    E. 含半胱氨酸的食物

二、填空题

9. 小儿误服铁剂 1g 以上引起的急性循环衰竭可用＿＿＿＿灌胃或肌注。

10. 恶性贫血和巨幼红细胞贫血可用＿＿＿＿治疗。

11. EPO 主要治疗＿＿＿＿贫血等。

12. 巨幼红细胞性贫血是由于缺乏＿＿＿＿或＿＿＿＿所致，小细胞低色素性贫血是由于缺乏＿＿＿＿所致。

13. 肿瘤化疗所致的粒细胞减少可用＿＿＿＿和＿＿＿＿两种基因重组药物治疗。

三、判断说明题

14. 服用维生素 C 可促进铁剂吸收。

15. 铁剂与牛奶同服可促进铁剂吸收。

16. 铁剂可增加肠道硫化氢而引起便秘。

17. 叶酸类不能改善恶性贫血病人的神经症状。

四、简答题

18. 铁剂的药理作用及临床应用

五、论述题

19. 简述贫血的类型和主要临床治疗药物

参考答案

一、选择题

（一）A 型题

1. D　维生素 B_{12} 缺乏可影响正常神经鞘磷脂合成而出现神经系统症状。

2. C　胃酸可促进高价铁转化为二价铁而促进铁剂吸收，抗酸药可中和胃酸或减少胃酸的分泌。

3. C 铁是合成血红素的重要原料。转运到骨髓的铁吸附在幼红细胞膜上，并进入细胞内的线粒体，与原卟啉结合生成血红素，后者再与珠蛋白结合形成血红蛋白，进而发育为成熟红细胞。

4. E 粒细胞集落刺激因子主要作用是刺激粒细胞集落形成单位，促进中性粒细胞成熟，刺激成熟的粒细胞从骨髓释出，增强中性粒细胞趋化及吞噬功能。

5. A 叶酸缺乏，可导致核苷酸尤其是胸腺嘧啶合成受阻，导致 DNA 合成减少，细胞分裂与增殖受抑制。由于对 RNA 和蛋白质合成影响较少，是细胞的 DNA/RNA 比值降低，出现细胞增大、胞浆丰富、细胞核中的染色质疏松分散。红细胞表现最为明显，表现为巨幼红细胞性贫血。叶酸可治疗各种原因导致的巨幼红细胞性贫血。

（二）B 型题

6. C 铁是合成血红素的重要原料。转运到骨髓的铁吸附在幼红细胞膜上，并进入细胞内的线粒体，与原卟啉结合生成血红素，后者再与珠蛋白结合形成血红蛋白，进而发育为成熟红细胞。

7. D 促红细胞生成素（EPO）由肾脏近曲小管管周间质细胞产生的糖蛋白激素，与红系祖细胞的表面受体结合，刺激红系干细胞生成，促成红细胞成熟，使网织细胞从骨髓中释出，增加红细胞和血红蛋白。

（二）X 型题

8. ABDE 维生素 C、稀盐酸、果糖和半胱氨酸可使高价铁剂转化为二价铁促进铁剂吸收，四环素与铁剂在肠道形成络合物减少铁剂吸收。

二、填空题

9. 去铁胺

10. 维生素 B_{12}

11. 肾性

12. 叶酸；维生素 B_{12}；铁

13. 重组人粒细胞集落刺激因子（G-CSF）；重组人粒细胞-巨噬细胞集落刺激因子（GM-CSF）

三、判断说明题

14. 正确。维生素 C 可使高价的铁转化为二价铁而促进铁剂吸收。

15. 不正确。牛奶含钙高，钙与铁形成络合物减少铁剂吸收。

16. 不正确。铁剂与肠道中硫化氢结合，减少硫化氢含量，使硫化氢对肠道的刺激减轻而引起便秘。

17. 正确。叶酸治疗恶性贫血可改善血象，但不能减轻甚至可加重神经症状。

四、简答题

18. 铁是合成血红素的重要原料。转运到骨髓的铁吸附在幼红细胞膜上，并进入细胞内的线粒体，与原卟啉结合生成血红素，后者再与珠蛋白结合形成血红蛋白，进而发育为成熟红细胞。铁剂主要用于预防和治疗缺铁性贫血，尤其对营养不良、妊娠、儿童发育期等需求增加和月经过多、痔疮出血和子宫肌瘤等慢性失血而引起的贫血有确切疗效。

五、论述题

19. 贫血主要分为由铁缺乏所致的缺铁性贫血，由叶酸或维生素 B_{12} 缺乏引起的巨幼红细胞性贫血，以及骨髓造血功能低下所致的再生障碍性贫血。对贫血的治疗采用对因及补充疗法，缺铁性贫血可补充铁剂；巨幼红细胞性贫血可用叶酸和维生素 B_{12}；再生障碍性贫血目前治疗药物尚不理想，常选用造血细胞生长因子进行治疗。

第三十三章 作用于凝血系统药物 ▷▷▷

一、选择题

(一)A型题

1. 肝素抗凝作用的主要机制是（   ）
   A. 激活纤溶酶原　　　　　　　B. 直接灭活凝血因子
   C. 与血中 Ca^{2+} 结合　　　　　D. 抑制肝脏合成凝血因子
   E. 激活血浆中的 ATⅢ

2. 香豆素类药物的抗凝作用机制是（   ）
   A. 激活纤溶酶原　　　　　　　B. 激活血浆中的 ATⅢ
   C. 耗竭体内的凝血因子　　　　D. 抑制凝血酶原转变成凝血酶
   E. 妨碍肝脏合成Ⅱ、Ⅶ、Ⅸ、Ⅹ凝血因子

3. 下列病症，维生素 K 不适用的是（   ）
   A. 敌鼠钠中毒　　　　　　　　B. 双香豆素中毒
   C. 外伤出血　　　　　　　　　D. 凝血酶原过低出血
   E. 长期服用广谱抗生素后

4. 下列药物，可用于体内和体外抗凝的是（   ）
   A. 双香豆素　　　　　　　　　B. 枸橼酸钠
   C. 肝素　　　　　　　　　　　D. 华法林
   E. PAMBA

5. 下列药物，属于维生素 K 对抗剂的是（   ）
   A. 华法林　　　　　　　　　　B. 前列环素
   C. 阿司匹林　　　　　　　　　D. 双嘧达莫
   E. 噻氯匹定

6. 抑制维生素 K 自环氧型向氢醌型转化的药物是（   ）
   A. 双香豆素　　　　　　　　　B. 肝素
   C. SK　　　　　　　　　　　　D. UK
   E. t-PA

7. 下列药物，长期使用可引起骨质疏松或骨折的是（   ）
   A. 双香豆素　　　　　　　　　B. 肝素

    C. SK   D. UK

    E. t-PA

8. 下列药物，可与纤溶酶原形成复合物而使前者转化为纤溶酶的是（　　　）

    A. 双香豆素   B. 肝素

    C. SK   D. UK

    E. t-PA

9. 下列药物，能直接激活纤溶酶原而使前者转化为纤溶酶的是（　　　）

    A. 双香豆素   B. 肝素

    C. SK   D. UK

    E. t-PA

10. 下列药物，可用于血液透析抗凝的是（　　　）

    A. 双香豆素   B. 肝素

    C. SK   D. UK

    E. t-PA

11. 下列药物，用于治疗 DIC 的是（　　　）

    A. 双香豆素   B. 肝素

    C. SK   D. UK

    E. t-PA

12. 下列药物，可减少 TXA_2 生成的是（　　　）

    A. 阿司匹林   B. 双嘧达莫

    C. 维生素 K   D. 维生素 B_{12}

    E. 叶酸

13. 下列药物，可抑制磷酸二酯酶和激活腺苷酸环化酶的是（　　　）

    A. 阿司匹林   B. 双嘧达莫

    C. 维生素 K   D. 维生素 B_{12}

    E. 叶酸

14. 肝素的抗凝作用的特点为（　　　）

    A. 仅在体内有效   B. 仅在体外有效

    C. 体内、体外均有效   D. 仅口服有效

    E. 仅对血栓病人有效

15. 某病人因慢性呼吸道感染，长期应用四环素等广谱抗生素治疗后发生牙龈和皮下多处出血，应当选用以下何药治疗（　　　）

    A. 阿司匹林   B. 双嘧达莫

    C. 维生素 K   D. 维生素 B_{12}

    E. 叶酸

16. 某新生儿出生 3 天后，发生多处皮下出血，宜选用（　　　）

    A. 肝素   B. 双香豆素

C. 氨甲苯酸 　　　　　　　D. AMCHA

E. 维生素 K

17. 某女性病人，40 岁，肥胖，有 4 次妊娠史，常右上腹绞痛，结膜黄染，大便白陶土色，经常牙龈和皮下出血，应选用以下何药止血（　　）

A. 肝素 　　　　　　　B. 双香豆素

C. 氨甲苯酸 　　　　　　　D. 维生素 K

E. AMCHA

18. 某病人肝脏手术后出血，应当用以下何药止血（　　）

A. PAMBA 　　　　　　　B. UK

C. 维生素 K 　　　　　　　D. SK

E. t-PA

（二）X 型题

19. 下列关于肝素的抗凝作用描述正确的是（　　）

A. 体内有效

B. 体外有效

C. 增强抗凝血酶Ⅲ的活性

D. 直接灭活凝血因子

E. 过量引起的自发性出血可用鱼精蛋白解救

20. 肝素的临床应用包括（　　）

A. 溶解血栓 　　　　　　　B. 防止血栓形成

C. 防止血栓扩大 　　　　　　　D. DIC

E. 血液透析抗凝

21. 下列药物，可防止血栓形成的包括（　　）

A. UK 　　　　　　　B. SK

C. t-PA 　　　　　　　D. 肝素

E. 华法林

22. 下列药物，可溶解血栓的包括（　　）

A. UK 　　　　　　　B. SK

C. t-PA 　　　　　　　D. 肝素

E. 阿尼普酶

23. 下列选项，属于肝素禁忌证的是（　　）

A. 活动性溃疡 　　　　　　　B. 恶性高血压

C. 孕妇 　　　　　　　D. 血小板增多症

E. 细菌性心内膜炎

24. 下列药物，可用于防治血栓栓塞性疾病的包括（　　）

A. 肝素 　　　　　　　B. 华法林

C. 小剂量阿司匹林   D. 链激酶

E. 维生素 K

二、填空题

25. 体内外均有抗凝血作用的药物是_____，仅有体内抗凝血作用的药物是_____。

26. 肝素和双香豆素过量易发生_____，可分别用_____和_____对抗。

27. 血液系统药物中_____可加速 AT Ⅲ 对凝血因子的灭活。

28. 以 1∶1 分子与凝血酶结合，强效、特异性抑制该酶活性的药物为_____。

29. 纤维蛋白溶解症所致的出血宜用_____治疗。

30. 从人胎盘中提取，选择性激活血栓中纤维蛋白原的药物为_____。

31. 体内缓慢脱酰后选择性激活血栓中纤维蛋白原的药物为_____。

32. 从金葡菌培养液中分离，选择性激活血栓中纤维蛋白原的药物为_____。

33. 抑制环氧化酶，减少 TXA_2 生成，抑制血小板聚集的药物为_____。

34. 抑制 TXA_2 合成酶，减少 TXA_2 生成的药物有_____和_____。

35. 能减少 TXA_2 生成，阻滞 TXA_2 与受体结合的药物有_____和_____。

36. 阻滞 GP Ⅱb/Ⅲa 受体，抑制血小板聚集的药物为_____。

37. 右旋糖酐分子量越大，其_____作用越强；分子量越小，其_____作用越强。

三、判断说明题

38. 华法林可用作体内和体外抗凝血。

39. 肝素的抗凝血机制主要是增强血中抗凝血酶Ⅲ灭活多种凝血因子的作用。

四、简答题

40. 比较肝素和香豆素类的抗凝作用特点。

五、论述题

41. 香豆素类药物有哪些作用特点，为什么？

参考答案

一、选择题

（一）A 型题

1. E　带负电荷的肝素可与带正电荷的 AT Ⅲ 的赖氨酸残基形成可逆性复合物，使

AT Ⅲ发生构型的改变，更加充分暴露活性中心，AT Ⅲ则以精氨酸残基迅速与丝氨酸蛋白酶活性中心的丝氨酸残基结合，从而加速 AT Ⅲ对凝血因子Ⅱa、Ⅸa、Ⅹa、Ⅺa、Ⅻa 等的灭活。

2. E　香豆素类药物是维生素 K 的拮抗剂，能抑制肝脏的维生素 K 环氧还原酶，阻止维生素 K 的环氧型向氢醌型的转变，从而阻碍维生素 K 的再利用，影响凝血因子Ⅱ、Ⅶ、Ⅸ、Ⅹ的 γ 羧化，阻止了其活化，产生抗凝作用。

3. C　维生素 K 主要用于多种原因所致的维生素 K 缺乏所致的出血，外伤出血非此类出血。

4. C　双香豆素和华法林抑制维生素 K 环氧还原酶，阻止凝血因子Ⅱ、Ⅶ、Ⅸ、Ⅹ在肝脏活化而抗凝，故只在体内有效；枸橼酸钠仅体外抗凝；PAMBA 为非抗凝剂；肝素可加速 AT Ⅲ对凝血因子的灭活，故体内和体外均有效。

5. A　华法林结构与维生素 K 相似，可竞争抑制维生素 K 环氧还原酶而对抗维生素 K。

6. A　双香豆素抑制维生素 K 环氧还原酶，抑制维生素 K 自环氧型向氢醌型转化。

7. B　肝素长期使用可引起脱发、骨质疏松等。

8. C　链激酶（SK）与纤溶酶原结合形成 SK-纤溶酶原复合物，促进纤溶酶原转变为纤溶酶。

9. D　尿激酶（UK）使纤溶酶原从 Arg560-Val561 处断裂成纤溶酶。

10. B　肝素可用于体外抗凝如血液透析、心血管手术和心导管检查时防止血栓形成。

11. B　DIC 早期应用肝素，可防止因为纤维蛋白原和其他凝血因子耗竭所致的出血。

12. A　阿司匹林抑制环氧酶，使合成 TXA_2的前体物 PGH_2减少。

13. B　双嘧达莫抑制磷酸二酯酶和激活腺苷酸环化酶，使血小板中 cAMP 升高，防止血小板黏附于损伤的血管壁而防止血栓形成。

14. C　肝素体内、体外均有抗凝作用，且作用迅速。

15. C　长期应用四环素等广谱抗生素治疗后肠道产生维生素 K 的细菌抑制，体内维生素 K 缺乏，导致凝血因子合成减少而引起出血。

16. E　新生儿肠道产生维生素 K 的细菌少，体内维生素 K 缺乏，导致凝血因子合成减少而引起出血。

17. D　该患者可能为梗阻性黄疸，胆汁不能分泌到肠道，维生素 K 为脂溶性维生素，随食物脂类吸收后参与凝血因子合成，胆汁可促进食物脂类和维生素 K 的吸收。

18. A　肝脏为含有大量纤溶酶原激活物的器官，手术刺激可使纤溶酶原激活物释放，激活纤溶酶原为纤溶酶，溶解纤维蛋白引起出血。PAMBA（氨甲苯酸）可抑制纤溶酶原活化为纤溶酶而止血。

（二）X 型题

19. ABCE　肝素通过加速 AT Ⅲ对凝血因子的灭活，体内体外均有强大抗凝作用。

20. BCDE　肝素加速 ATⅢ对凝血因子的灭活，可防止血栓形成和血栓扩大，不能溶解血栓。

21. DE　肝素和华法林只能防止血栓形成和扩大，对已形成血栓的纤维蛋白无溶解作用。

22. ABCE　肝素加速 ATⅢ对凝血因子的灭活，可防止血栓形成和血栓扩大，不能溶解血栓。

23. ABCE　肝素的禁忌证为具有出血倾向、严重肝或肾功能不全、胆囊疾病、溃疡病、恶性高血压、内脏肿瘤、脑出血病史、血友病、亚急性细菌性心内膜炎、围生期妇女、近期外伤或手术。

24. ABCD　肝素用于血栓栓塞性疾病，华法林防止血栓形成和发展，链激酶用于各种血栓栓塞性疾病，阿司匹林用于预防血栓形成，维生素 K 为止血药。

二、填空题

25. 肝素；双香豆素
26. 自发性出血；鱼精蛋白；维生素 K
27. 肝素
28. 水蛭素
29. 氨甲环酸（氨甲苯酸）
30. 组织型纤溶酶原激活因子（t-PA）
31. 阿尼普酶
32. 葡萄球菌激酶
33. 阿司匹林
34. 利多格雷；匹可托安
35. 利多格雷；匹可托安
36. 阿昔单抗
37. 提高渗透压、扩充血容量；降低血液黏滞度、抑制血小板黏附和聚集

三、判断说明题

38. 不正确。仅体内有效；香豆素类的化学结构与维生素 K 相似，通过抑制维生素 K 环氧还原酶产生对维生素 K 的竞争性拮抗作用，妨碍凝血因子Ⅱ、Ⅶ、Ⅸ、Ⅹ的合成而产生抗凝作用，此过程在体内进行。

39. 正确。肝素激活 ATⅢ，加速凝血因子Ⅱa、Ⅶa、Ⅸa、Ⅹa 等的灭活。

四、简答题

40. ①肝素体内、体外均有抗凝作用，而香豆素类仅体内有效。②肝素激活 ATⅢ，加速凝血因子的灭活，抗凝作用与其带负电荷有关，而香豆素类仅能对抗维生素 K 参与的 4 种凝血因子的合成，使凝血因子合成减少。③肝素口服不吸收，需注射给药，显效

迅速，但持续时间短，而香豆素类口服有效，显效慢，持续时间长，停药后尚能维持作用 3~4 天，更适于预防血栓形成。

五、论述题

41. 香豆素类药物作用特点有：①仅体内有效，香豆素类的化学结构与维生素 K 相似，通过抑制维生素 K 环氧还原酶，对维生素 K 起竞争性拮抗作用，妨碍凝血因子 Ⅱ、Ⅶ、Ⅸ、Ⅹ 的合成而产生抗凝作用，此过程在体内进行。②起效缓慢，只抑制凝血因子的合成，对已经形成的凝血因子无抑制作用，需待体内凝血因子消耗完才起效。③作用持久，停药后凝血因子恢复到用药前水平需要一定时间。④维生素 K 可逆转其作用，维生素 K 环氧还原酶有二种，香豆素类药物只抑制其中一种，故加大维生素 K 的剂量可逆转香豆素类药物作用。

第七篇　作用于内分泌系统药物

第三十四章　肾上腺皮质激素类药 ▷▷▷

一、选择题

（一）A 型题

1. 抗炎作用最强的糖皮质激素是（　　）
    A. 氢化可的松　　　　　　　　　B. 泼尼松龙
    C. 氟氢可的松　　　　　　　　　D. 倍他米松
    E. 可的松

2. 水钠潴留作用最弱的糖皮质激素是（　　）
    A. 可的松　　　　　　　　　　　B. 泼尼松龙
    C. 甲泼尼龙　　　　　　　　　　D. 地塞米松
    E. 氢化可的松

3. 下列关于糖皮质激素的叙述，正确的是（　　）
    A. 小剂量抑制体液免疫，大剂量抑制细胞免疫
    B. 可直接中和细菌内毒素和细菌外毒素
    C. 可抑制胃酸分泌，促进胃黏液分泌
    D. 能够兴奋中枢，出现欣快、激动等，甚至可诱发精神病
    E. 可明显增加血中中性粒细胞的数量，增强其游走、吞噬功能

4. 糖皮质激素用于慢性炎症的主要目的在于（　　）
    A. 抑制花生四烯酸释放，使前列腺素合成减少
    B. 减少白细胞浸润，减轻炎症反应
    C. 使炎症部位血管收缩，通透性下降
    D. 抑制肉芽组织生长，防止粘连和瘢痕

E. 稳定溶酶体膜，减少蛋白水解酶的释放

5. 下列关于糖皮质激素对血液成分影响的叙述，正确的是（　　）

    A. 减少血中中性粒细胞数　　　　B. 减少血中红细胞数

    C. 抑制红细胞在骨髓中生成　　　D. 减少血中淋巴细胞数

    E. 减少血中血小板数

6. 糖皮质激素和抗生素合用治疗严重感染的目的是（　　）

    A. 增强机体对疾病的防御能力　　B. 增强抗菌药物的抗菌活性

    C. 增强机体应激性　　　　　　　D. 抗毒、抗休克、缓解毒血症状

    E. 拮抗抗生素的副作用

7. 感染中毒性休克使用糖皮质激素治疗时应采用（　　）

    A. 大剂量肌内注射

    B. 小剂量反复静脉点滴给药

    C. 大剂量突击静脉给药

    D. 一次负荷量肌内注射给药，然后静脉点滴维持给药

    E. 小剂量快速静脉注射

8. 长期大量应用糖皮质激素可引起哪种不良反应（　　）

    A. 高血钾　　　　　　　　　　　B. 低血压

    C. 低血糖　　　　　　　　　　　D. 高血钙

    E. 水钠潴留

9. 糖皮质激素诱发和加重感染的主要原因是（　　）

    A. 病人对激素不敏感

    B. 激素用量不足

    C. 激素能直接促进病原微生物繁殖

    D. 激素抑制免疫反应，降低机体抵抗力

    E. 使用激素时未能应用有效抗菌药物

10. 长疗程应用糖皮质激素采用隔日清晨一次给药可避免（　　）

    A. 诱发溃疡　　　　　　　　　　B. 停药症状

    C. 反馈性抑制垂体　　　　　　　D. 诱发感染

    E. 反跳现象

11. 下列哪种患者禁用糖皮质激素（　　）

    A. 严重哮喘兼有轻度高血压　　　B. 眼部炎症兼有轻度糖尿病

    C. 水痘伴发高烧　　　　　　　　D. 结核性胸膜炎兼有慢性支气管炎

    E. 过敏性皮炎兼有局部感染

12. 长期应用糖皮质激素，突然停药产生反跳现象，其原因是（　　）

    A. 病人对激素产生依赖性或病情未充分控制

    B. ACTH 突然分泌增高

    C. 肾上腺皮质功能亢进

D. 甲状腺功能亢进

E. 病人对激素敏感

13. 在眼科疾病中，糖皮质激素禁用于（　　）

  A. 视神经炎   B. 视网膜炎

  C. 虹膜炎   D. 角膜炎

  E. 角膜溃疡

14. 男，60岁，因患类风湿关节炎已服用泼尼松和多种非甾体抗炎药5月有余，近日突发自发性胫骨骨折，其原因可能与哪种药物有关（　　）

  A. 阿司匹林   B. 吲哚美辛

  C. 布洛芬   D. 泼尼松

  E. 保泰松

15. 女，25岁，平素易患咽炎及扁桃体炎，近来不规则低烧3个月，膝及踝关节红肿热痛明显，小腿有散在红斑，心肺（-），WBC高于正常，患慢性迁延性肝炎多年，不宜选用的药物是（　　）

  A. 氢化可的松   B. 泼尼松

  C. 泼尼松龙   D. 阿司匹林

  E. 布洛芬

16. 女，45岁，尿蛋白每日4.5g，血浆白蛋白208g/L，伴有水肿。给予多种利尿药和非甾体抗炎药，并口服泼尼松每日40mg，12周后逐渐减量至每日15mg为维持量，当用至半年时，患者突发上腹剧烈腹痛持续加剧，冷汗、苍白，继而遍及全腹，腹壁呈板状，有压痛，伴气腹症，呈现休克，经及时手术后康复。该急腹症的发生与哪种药物有关（　　）

  A. 氢氯噻嗪   B. 螺内酯

  C. 苄氟噻嗪   D. 泼尼松

  E. 布洛芬

17. 下列有关糖皮质激素药理作用的叙述，错误的是（　　）

  A. 提高食欲   B. 增强免疫

  C. 抗炎、抗休克   D. 中性粒细胞增多

  E. 中枢兴奋

（二）B 型题

  A. 醛固酮   B. 氟氢可的松

  C. 氢化可的松   D. 地塞米松

  E. 泼尼松

18. 抗炎作用强，几乎无水钠潴留作用的激素是（　　）

19. 几乎无抗炎作用，水钠潴留作用强的激素是（　　）

    A. 过敏性休克   B. 湿疹

    C. 肾上腺皮质次全切除术后   D. 肾病综合征

    E. 重症心功能不全

20. 大剂量糖皮质激素突击疗法用于（　　　）

21. 小剂量肾上腺皮质激素补充治疗用于（　　　）

（三）X 型题

22. 长期应用糖皮质激素对代谢的影响包括（　　　）

    A. 促进糖原异生，使血糖升高   B. 促进蛋白质分解，抑制蛋白质合成

    C. 排钙增加   D. 保钾排钠

    E. 促进脂肪分解和重新分布

23. 糖皮质激素的主要药理作用包括（　　　）

    A. 中和毒素作用   B. 抑制各种炎症反应

    C. 抑制敏感动物淋巴细胞的破坏   D. 刺激骨髓造血功能

    E. 扩张痉挛收缩的血管

24. 下列属于长效糖皮质激素的是（　　　）

    A. 氟氢可的松   B. 甲泼尼龙

    C. 地塞米松   D. 倍他米松

    E. 氟轻松

25. 糖皮质激素的禁忌证包括（　　　）

    A. 病毒性感染   B. 重症高血压

    C. 骨折   D. 结核性胸膜炎

    E. 活动性消化性溃疡

26. 长期应用糖皮质激素抑制儿童生长发育的原因包括（　　　）

    A. 抑制生长素的分泌   B. 抑制蛋白合成并促进其分解

    C. 促进钙磷排泄   D. 引起消化功能紊乱

    E. 中枢抑制

27. 糖皮质激素严重的不良反应包括（　　　）

    A. 诱发或加重溃疡病   B. 医源性肾上腺皮质功能亢进症

    C. 诱发或加重感染   D. 诱发红斑狼疮

    E. 形成向心性肥胖

28. 糖皮质激素的适用证包括（　　　）

    A. 原因不明的高热   B. 风湿性心肌炎

    C. 轻症支气管哮喘   D. 皮肌炎

    E. 癫痫

二、名词解释

29. 反跳现象

30. 隔日疗法
31. 允许作用

三、填空题

32. 可的松和泼尼松在体内分别转化为_____和_____而产生药效。
33. 糖皮质激素的疗程及用法有_____、_____、_____、_____。
34. 糖皮质激素的主要作用是"四抗"，即 _____、_____、_____、
_____。

四、判断说明题

35. 糖皮质激素具有很好的抗炎作用，可用于一切炎症反应。

五、简答题

36. 简述糖皮质激素抗休克作用机制。
37. 简述糖皮质激素的抗炎作用特点。
38. 简述糖皮质激素的抗炎作用机制。

六、论述题

39. 长期应用糖皮质激素引起代谢紊乱方面的不良反应有哪些？分析其机理。
40. 论述糖皮质激素隔日疗法的依据。
41. 试述糖皮质激素的药理作用、临床应用、不良反应和禁忌证。

参考答案

一、选择题

（一）A 型题

1. D　可的松和氢化可的松由肾上腺皮质束状带分泌，将氢化可的松 C_{1-2} 改为双键，则成为泼尼松龙，其抗炎作用比母体强 4~5 倍，在泼尼松龙的 C_9 位上引入氟，C_{16} 位上引入甲基，抗炎作用明显提高，如倍他米松（β甲基）。此 5 种糖皮质激素的抗炎作用由强到弱依次为倍他米松>氟氢可的松>泼尼松龙>氢化可的松>可的松。

2. D　此 5 种糖皮质激素的水钠潴留作用由弱到强依次为地塞米松<甲泼尼龙<泼尼松龙<可的松<氢化可的松。

3. D　糖皮质激素小剂量主要抑制细胞免疫，大剂量也抑制 B 细胞转化为浆细胞，使抗体生成减少，抑制体液免疫；糖皮质激素能提高机体对细菌内毒素的耐受力，缓和机体对内毒素的反应，而非直接中和细菌内毒素和细菌外毒素；能使胃酸和胃蛋白酶分

泌增多，促进消化；用药后患者出现欣快、激动、失眠等，偶可诱发精神失常；使中性粒细胞增多，但降低其游走、吞噬等功能。

4. D　糖皮质激素对于慢性炎症或急性炎症的后期，能抑制毛细血管和成纤维细胞的增生及肉芽组织的形成，减轻炎症引起的瘢痕和粘连。

5. D　糖皮质激素能增强骨髓造血功能，使血液中红细胞和血红蛋白含量增加，大剂量亦使血小板和纤维蛋白原增多，缩短凝血时间。使中性粒细胞增多，但降低其游走、吞噬等功能。亦可使淋巴组织退化，抑制淋巴细胞分裂，使血中淋巴细胞减少。

6. D　中毒性感染或同时伴有休克者，如中毒性菌痢、中毒性肺炎、严重伤寒、流行性脑脊髓膜炎、结核性脑膜炎及败血症等，用糖皮质激素做辅助治疗，利用其抗炎、抗内毒素、抗休克作用，迅速缓解严重症状，有助于病人度过危险期。但必须合用有效而足量的抗生素，以免感染病灶扩散。待急性症状缓解后，先停用糖皮质激素，直至感染完全控制，再停用抗生素。

7. C　糖皮质激素对感染中毒性休克，在有效足量的抗生素治疗下，及早大剂量突击使用，产生效果后即可停药。

8. E　长期大量应用糖皮质激素可引起类肾上腺皮质功能亢进症，这是过多糖皮质激素引起物质代谢和水盐代谢紊乱的结果，表现为满月脸、水牛背、向心性肥胖、皮肤变薄、痤疮、多毛、浮肿、血钾降低、肌无力、高血压、高血脂、糖尿等。糖皮质激素减少钙、磷在肠道的吸收并增加其排泄，且长期应用抑制骨细胞活力，造成骨质疏松。

9. D　由于糖皮质激素抗炎不抗菌，且降低机体的防御功能，细菌易乘虚而入，诱发感染或促使体内原有病灶如结核、化脓性病灶等扩散恶化，必要时应合用抗生素。

10. C　糖皮质激素的分泌具有昼夜节律性，上午 8~10 时分泌最多，午夜 12 时分泌最少。临床用药配合这种生理的节律性，可减轻对肾上腺皮质功能的负反馈抑制。

11. C　抗生素不能控制的病毒感染为糖皮质激素的禁忌证，水痘伴发高烧属于此类禁忌证。

12. A　病人对糖皮质激素产生依赖性或疾病症状尚未被完全控制所致。常需加大剂量再行治疗，待症状缓解后逐渐减量，直至停药。

13. E　糖皮质激素对于眼科炎症，如虹膜炎、角膜炎、视网膜炎、视神经炎等，有迅速消炎止痛、防止角膜混浊和瘢痕粘连的作用。但可诱发或加重溃疡，故角膜溃疡者禁用。

14. D　糖皮质激素减少钙、磷在肠道的吸收并增加其排泄，且长期应用抑制骨细胞活力，造成骨质疏松。儿童、绝经期妇女、老年人较多见，严重者可引起自发性骨折。

15. B　应用糖皮质激素或非甾体抗炎药治疗，但患者患慢性迁延性肝炎多年，泼尼松 C_{11} 上的氧需要在肝中转化为羟基，才能发挥作用。故严重肝功能不全的患者不宜使用。

16. D　糖皮质激素可刺激胃酸和胃蛋白酶的分泌，加强消化功能，促进食欲。但又能抑制胃黏液分泌，降低胃肠黏膜对胃酸的抵抗力，可诱发或加重胃、十二指肠溃疡，甚至引起出血或穿孔。如与水杨酸类药物合用，则更易发生。少数病人可诱发胰腺炎或脂肪肝。因此该急腹症的发生与口服泼尼松有关。

17. B　糖皮质激素抑制免疫。

（二）B 型题

18. D　氟氢可的松、氢化可的松、泼尼松兼有抗炎及水钠潴留作用。地塞米松抗炎作用强，几无水钠潴留作用。

19. A　盐皮质激素醛固酮主要影响水盐代谢，增加肾脏远曲小管和集合管对钠离子的重吸收和钾离子的排泄，即保钠排钾作用，几乎无抗炎作用。

20. A　糖皮质激素大剂量突击疗法用于严重中毒性感染及各种休克。

21. C　小剂量替代疗法用于脑垂体功能减退症、艾迪生病及肾上腺皮质次全切除术后。

（三）X 型题

22. ABCE　糖皮质激素的生理效应是促进糖原异生，使血糖升高，促进蛋白质分解，抑制蛋白质合成，促进脂肪分解和重新分布。长期用糖皮质激素减少钙、磷在肠道的吸收并增加其排泄。有些糖皮质激素具有保钠排钾作用。

23. BDE　糖皮质激素能提高机体对细菌内毒素的耐受力，缓和机体对内毒素的反应，而无直接中和毒素作用；具有很强的抗炎作用，特点为显著、非特异性，能抑制感染性炎症和非感染性炎症；加速致敏淋巴细胞的破坏和解体，使血中淋巴细胞迅速降低；增强骨髓造血功能；降低血管对某些缩血管活性物质的敏感性，解除小血管痉挛，改善微循环。

24. CD　短效糖皮质激素有可的松、氟氢可的松。中效糖皮质激素有泼尼松、泼尼松龙、甲泼尼龙、曲安西龙。氟轻松为外用药。长效糖皮质激素有地塞米松、倍他米松。

25. ABCE　糖皮质激素的禁忌证有：抗生素不能控制的病毒、真菌等感染、活动性结核病、胃或十二指肠溃疡、严重高血压、动脉硬化、糖尿病、角膜溃疡、骨质疏松、孕妇、创伤或手术修复期、骨折、肾上腺皮质功能亢进症、严重的精神病和癫痫、心或肾功能不全者。结核性胸膜炎可用糖皮质激素和抗结核药结合治疗。

26. ABC　由于糖皮质激素抑制生长素分泌，促进蛋白质分解并抑制其合成，减少钙、磷在肠道的吸收并增加其排泄，且长期应用抑制骨细胞活力，影响儿童骨骼生长。

27. ABCE　糖皮质激素严重的不良反应有：类肾上腺皮质功能亢进症，因此可形成向心性肥胖；诱发或加重感染；消化系统并发症；骨质疏松，延缓伤口愈合；延缓生长；肾上腺皮质萎缩和功能不全；反跳现象；神经精神异常；白内障、青光眼。红斑狼疮应用糖皮质激素治疗。

28. BD　糖皮质激素有退热作用，但在发热诊断未明确前，不可滥用糖皮质激素类药物，以免掩盖症状使诊断困难。风湿性心肌炎属自身免疫性疾病，应用糖皮质激素可缓解症状，但不能根治，一般采用综合疗法，不宜单用，以免引起不良反应。皮肌炎等皮肤病可局部应用糖皮质激素。轻症支气管哮喘用麻黄碱等即可，糖皮质激素用于重症支气管哮喘。糖皮质激素能诱发癫痫。

二、名词解释

29. 指病人症状基本控制后，突然停药或减量过快，引起原病复发或恶化的现象。其原因可能是病人对糖皮质激素产生依赖性或疾病症状尚未被完全控制所致。常需加大剂量再行治疗，待症状缓解后逐渐减量，直至停药。

30. 糖皮质激素的分泌具有昼夜节律性，上午 8~10 时分泌最多，随后逐渐下降，午夜 12 时分泌最少。临床用药可配合这种生理的节律性，可减轻对肾上腺皮质功能的负反馈抑制。因此对需长期服药的某些患者，可采用隔日疗法，即将 1 日或 2 日的总量隔日上午 7~8 时一次服完。

31. 允许作用是指有些激素并不能直接作用于器官、组织或细胞而产生生理作用，但是它的存在却为另一种激素的生理学效应创造了条件的现象。如糖皮质激素本身对血管平滑肌没有收缩作用，但可增强儿茶酚胺的血管收缩作用和胰高血糖素的血糖升高作用。

三、填空题

32. 氢化可的松；泼尼松龙

33. 大剂量突击疗法；一般剂量长期疗法；小剂量替代疗法；隔日疗法

34. 抗炎；抗过敏；抗毒；抗休克

四、判断说明题

35. 不正确。糖皮质激素具有很强的抗炎作用，其特点为显著、非特异性。对细菌、病毒等病原微生物无影响，但能抑制感染性炎症和非感染性炎症。在急性炎症早期，糖皮质激素可抑制局部血管扩张，降低毛细血管通透性，使血浆渗出减少、白细胞浸润及吞噬作用减弱，改善红、肿、热、痛等症状；对于慢性炎症或急性炎症的后期，能抑制毛细血管和成纤维细胞的增生及肉芽组织的形成，减轻炎症引起的瘢痕和粘连。这种抗炎作用同时也降低了机体的防御功能，会引起感染扩散，伤口愈合迟缓。

五、简答题

36. 超大剂量的糖皮质激素常用于严重休克的抢救，对中毒性休克疗效尤好，对过敏性休克、心源性休克、低血容量性休克也有一定的疗效，但对其评价尚有争论。一般认为其抗休克机制除与抗炎、免疫抑制及抗内毒素作用有关外，还与下列因素相关：①降低血管对某些缩血管活性物质（如肾上腺素、去甲肾上腺素、加压素、血管紧张素）的敏感性，解除小血管痉挛，改善微循环。②稳定溶酶体膜，减少形成心肌抑制因子（MDF，一种多肽）的酶进入血液，从而阻止或减少 MDF 的产生。以上作用均有助于中止或延缓休克的发展。

37. 糖皮质激素有强大的抗炎作用，能对抗各种原因如物理、化学、生理、免疫等所引起的炎症。在炎症早期可减轻渗出、水肿、毛细血管扩张、白细胞浸润及吞噬反应，从而改善红、肿、热、痛等症状；在后期可抑制毛细血管和纤维母细胞的增生，延缓肉芽组织生成，防止粘连及瘢痕形成，减轻后遗症。但必须注意，炎症反应是机体的一种防御功能，炎症后期的反应更是组织修复的重要过程。因此，糖皮质激素在抑制炎症、减轻症状的同时，也降低机体的防御功能，可致感染扩散、阻碍创口愈合。

38. 糖皮质激素抗炎作用的基本机制在于糖皮质激素（GCS）与靶细胞浆内的糖皮质激素受体（G-R）相结合后影响了参与炎症的一些基因转录而产生抗炎效应。①GCS可通过增加或减少基因转录而抑制炎症过程的某些环节，如对细胞因子、炎症介质及一氧化氮合成酶等的影响等。GCS通过与G-R结合-nGRE的相互作用而抑制了一些与慢性炎症有关的细胞因子白介素1（IL-1）、肿瘤坏死因子α（TNFα）、巨噬细胞集落刺激因子（GM-CSF）、白介素3（IL-3）、白介素4（IL-4）、白介素5（IL-5）、白介素6（IL-6）及白介素8（IL-8）等的转录，而抑制细胞因子介导的炎症。②GCS可通过增加脂皮素的合成及释放而抑制脂质介质白三烯（LT）、前列腺素（PG）及血小板活化因子（PAF）的生成，还可以诱导血管紧张素转化酶（ACE）而降解缓激肽（可引起血管舒张和致痛），产生抗炎作用。③GCS可抑制巨噬细胞中一氧化氮合酶（NOS）而发挥抗炎作用，减少血浆渗出，抑制水肿形成及组织损伤，减轻炎症症状。

六、论述题

39. （1）糖代谢——糖皮质激素能增加肝糖原、肌糖原含量并升高血糖，其机制为促进糖原异生；减慢葡萄糖分解为 CO_2 的氧化过程；减少机体组织对葡萄糖的利用。

（2）蛋白质代谢——促进淋巴和皮肤等的蛋白质分解，抑制蛋白质的合成，久用可致生长减慢、肌肉消瘦、皮肤变薄、骨质疏松、淋巴组织萎缩和伤口愈合延缓等。

（3）脂肪代谢——促进脂肪分解，抑制其合成。久用能增高血胆固醇含量，并激活四肢皮下的脂酶，使四肢脂肪减少，还使脂肪重新分布于面、胸、背及臀部，形成满月脸和向心性肥胖。

（4）水和电解质代谢——糖皮质激素有较弱的盐皮质激素作用，能保钠排钾；增加肾小球滤过率和拮抗抗利尿激素，故可利尿；过多时还可引起低血钙，长期应用可致骨质脱钙。

40. 糖皮质激素的分泌具有昼夜节律性，每日上午 8~10 时为分泌高峰，随后逐渐下降，午夜 12 时为低潮，这是由 ACTH 昼夜节律所引起。临床用药可随这种节律进行，即长期疗法中对某些慢性病采用隔日一次给药法，将一日或两日的总药量在隔日早晨一次给予，此时正值激素正常分泌高峰，对肾上腺皮质功能的抑制较小。实践证明，外源性皮质激素类药物对垂体-肾上腺皮质轴的抑制性影响在早晨最小，午夜抑制最大，隔日服药以用泼尼松、泼尼松龙等中效制剂较好。

41. 药理作用：①抗炎：对各类炎症反应都有抑制作用，但抗炎不抗菌，在炎症早期可缓解红、肿、热、痛等症状，在炎症后期可抑制肉芽组织增生，减轻瘢痕和粘连，但同时也影响伤口愈合。②免疫抑制与抗过敏：对免疫过程的许多环节都有抑制作用。③抗内毒素：提高机体对细菌内毒素的耐受力，缓和机体对内毒素的反应，减轻细胞损伤，缓解毒血症状。④抗休克：是抗炎、抗毒、抗免疫的结果，此外还能提高心脏、血管对儿茶酚胺的敏感性，扩张痉挛的血管，减少心肌抑制因子的形成等。⑤影响血液与造血系统：增强骨髓造血功能，减少淋巴细胞、单核细胞，使红细胞、白细胞、血小板增加。⑥其他作用有退热、中枢兴奋、促进消化、影响骨骼、允许作用等。

临床应用：①肾上腺皮质功能不全（替代疗法）：适用于脑垂体前叶功能减退症、肾上腺皮质功能减退症（艾迪生病）、肾上腺危象和肾上腺次全切除术后。②严重感染：主要用于中毒性感染或同时伴有休克者，应与足量有效的抗菌药物合用。③休克：大剂量糖皮质激素，须同时采用综合性治疗措施。④治疗炎症及防止某些炎症的后遗症、眼科炎症。⑤自身免疫性疾病、过敏性疾病和器官移植排斥反应。⑥血液病。⑦皮肤病。

不良反应：①类肾上腺皮质功能亢进症，是长期大量应用激素的结果。②诱发或加重感染，是抑制免疫的结果。③消化系统并发症，与刺激胃酸、胃蛋白酶分泌，抑制胃黏液分泌等有关。④骨质疏松，延缓伤口愈合。⑤延缓生长，影响儿童生长发育，偶可引起畸胎。⑥肾上腺皮质萎缩和功能不全，是长期用药通过负反馈抑制下丘脑-垂体-肾上腺系统的结果。⑦反跳现象。⑧神经精神异常，个别病人可诱发精神病或癫痫，儿童大量应用可致惊厥。⑨白内障、青光眼。

禁忌证：抗生素不能控制的病毒、真菌等感染、活动性结核病、胃或十二指肠溃疡、严重高血压、动脉硬化、糖尿病、角膜溃疡、骨质疏松、孕妇、创伤或手术修复期、骨折、肾上腺皮质功能亢进症、严重的精神病和癫痫、心或肾功能不全者。

第三十五章　甲状腺激素与抗甲状腺药 ▷▷▷▷

一、选择题

（一）A 型题

1. 硫脲类药物治疗甲亢的机制是（　　　）
   - A. 抑制甲状腺激素的生物合成
   - B. 抑制甲状腺素的释放
   - C. 对抗甲状腺素的作用
   - D. 抑制甲状腺组织摄碘
   - E. 类似手术切除甲状腺的作用

2. 下列药物，不能单独用于甲亢治疗的是（　　　）
   - A. 甲巯咪唑
   - B. 普萘洛尔
   - C. 碘化物
   - D. 卡比马唑
   - E. 甲硫氧嘧啶

3. 应用硫脲类药物前一般避免服用碘剂的原因是（　　　）
   - A. 可明显延缓硫脲类药物的疗效
   - B. 可产生交叉过敏反应
   - C. 易诱发甲状腺功能低下和甲状腺肿
   - D. 可与硫脲类药物竞争靶细胞
   - E. 可加速肝脏对硫脲类的代谢灭活

4. 下列选项，不属于甲状腺激素临床应用的是（　　　）
   - A. T_3抑制试验
   - B. 单纯性水肿
   - C. 黏液性水肿
   - D. 甲状腺危象
   - E. 呆小病

5. 甲亢术前准备的正确给药方式是（　　　）
   - A. 只给硫脲类
   - B. 只给碘化物
   - C. 放射性碘
   - D. 先给硫脲类，术前两周再给碘化物
   - E. 先给碘化物，术前两周再给硫脲类

6. 下列情况，慎用碘剂的是（　　　）
   - A. 结节性甲状腺肿
   - B. 甲亢术前准备
   - C. 甲状腺功能亢进危象
   - D. 单纯性甲状腺肿
   - E. 孕妇及乳母

7. 下列关于抗甲状腺药的描述，错误的是（　　）

    A. 常用的硫脲类药物是甲硫氧嘧啶、卡比马唑等

    B. 普萘洛尔是抗甲状腺的首选药

    C. 甲巯咪唑又名他巴唑

    D. 卡比马唑在体内转化成他巴唑才发挥作用

    E. 硫脲类是常用的抗甲状腺药

8. 50 岁女性患者，近日发现甲状腺轻度肿大，心率 100 次/分，多汗，基础代谢率 +30%，血 T_3、T_4 轻度增高，被初诊为甲状腺功能亢进症，您认为下列哪种治疗方法最合适（　　）

    A. 硫脲类加 β 受体拮抗剂　　　　　B. 放射性碘治疗

    C. 手术治疗　　　　　　　　　　　D. 硫脲类加碘剂

    E. 大剂量 β 受体拮抗剂

9. 40 岁女性甲亢患者，甲状腺肿大，右侧有 2cm×2cm 大小结节，经扫描证实此结节系温结节，可采用的治疗方法为（　　）

    A. 硫脲类药物疗程 1 年半

    B. 先用硫脲类药物控制症状后再用放射性碘治疗

    C. 先用硫脲类药物控制症状后再用大剂量碘治疗

    D. 先用硫脲类药物控制症状后再用大剂量碘 2 周，然后再行甲状腺次全切除术

    E. 先用硫脲类药物控制症状后，再行甲状腺次全切除术

10. 53 岁女性患者，有 4 年甲亢病史，曾用硫脲类药物及 β 受体拮抗剂治疗 2 年，疗效差，患者不愿意手术治疗。近一年来症状加重并伴有白细胞减少症，试问下列哪一种疗法对患者最适宜（　　）

    A. 继续使用硫脲类药物　　　　　B. 硫脲类药物加 β 受体拮抗剂

    C. 大剂量碘化物　　　　　　　　D. 大剂量碘化物加 β 受体拮抗剂

    E. 放射性碘

11. 20 岁女性患者，发现甲状腺肿大 1 年余，检查可见甲状腺 Ⅱ 度肿大，心率 80 次/分。甲状腺摄碘率轻度增加，被诊断为单纯性甲状腺肿，适宜选择下列哪种药物（　　）

    A. 甲状腺素　　　　　　　　　　B. 丙硫氧嘧啶

    C. 卡比马唑　　　　　　　　　　D. 放射性碘

    E. 普萘洛尔

（二）B 型题

    A. 甲状腺素　　　　　　　　　　B. 小剂量碘制剂

    C. 大剂量碘制剂　　　　　　　　D. 甲巯咪唑

    E. 普萘洛尔

12. 用于治疗单纯性甲状腺肿的药物是（　　）

13. 用于预防单纯性甲状腺肿的药物是（　　　）

A. 碘化钾 　　　　　　　　　　　　B. 甲硫氧嘧啶

C. ^{131}I 　　　　　　　　　　　　D. 甲状腺素

E. 复方碘溶液

14. 甲状腺癌患者禁用（　　　）

15. 重症甲状腺功能亢进病情未控制者不宜使用（　　　）

A. 白细胞减少 　　　　　　　　　　B. 甲亢的症状

C. 甲状腺功能低下 　　　　　　　　D. 中枢抑制

E. 喉头水肿、呼吸道水肿

16. 甲状腺激素的不良反应是（　　　）

17. 放射性碘的不良反应是（　　　）

A. 白细胞减少及粒细胞缺乏 　　　　B. 黏液性水肿

C. 喉头水肿、呼吸道水肿 　　　　　D. 过敏反应

E. 肾损害

18. 硫脲类最严重的不良反应是（　　　）

19. 碘制剂的不良反应是（　　　）

（三）X 型题

20. 甲状腺功能亢进患者术前先用硫脲类然后加服大剂量碘制剂目的是（　　　）

A. 使甲状腺功能接近正常，减少麻醉和术后并发症

B. 防止术后甲状腺功能亢进复发

C. 补充碘剂，维持术后甲状腺功能正常

D. 使甲状腺组织变硬缩小，血管网减少，利于手术

E. 使甲状腺腺体增大，组织脆软，有利于手术

21. 甲状腺激素的生理功能包括（　　　）

A. 维持机体的生长发育 　　　　　　B. 促进代谢

C. 抑制代谢 　　　　　　　　　　　D. 抑制中枢神经和交感神经的兴奋性

E. 提高交感-肾上腺系统的敏感性

22. 甲状腺激素的主要临床用途包括（　　　）

A. 单纯性甲状腺肿 　　　　　　　　B. 甲状腺功能亢进

C. 呆小病 　　　　　　　　　　　　D. 黏液性水肿

E. T_3抑制实验

23. 下列药物，可造成粒细胞减少的是（　　　）

A. 卡比马唑 　　　　　　　　　　　B. 碘化钾

C. 丙基硫氧嘧啶　　　　　　　D. 甲状腺素

E. 甲巯咪唑

二、名词解释

24. 单纯性甲状腺肿

25. 黏液性水肿

26. 甲状腺危象

三、填空题

27. 常用的抗甲状腺药可分为_____、_____、_____和_____四类。

28. 碘和碘化物临床用于_____、_____和_____。

29. 单纯性甲状腺肿（地方性甲状腺肿）可选用_____和_____治疗。

30. 硫脲类抗甲状腺药适用于_____、_____和_____。

四、判断说明题

31. 先天性甲状腺功能不足，会引起黏液性水肿。

32. 碘可以促进甲状腺素合成，也可抑制甲状腺素合成。

33. 甲状腺素主要用于甲状腺功能低下的替代补充疗法。

34. 普萘洛尔也属于硫脲类抗甲状腺药。

五、简答题

35. 简述硫脲类抗甲状腺药的主要作用机制。

36. 简述小剂量碘的主要作用和用途。

37. 简述大剂量碘的主要作用和用途。

六、论述题

38. 试述为什么用硫脲类药物之前一般避免服用碘剂。

39. 试述放射性碘的作用机制及临床用途。

40. 常用的硫脲类药物分类及临床主要应用。

41. 碘制剂的不良反应是什么？

参考答案

一、选择题

（一）A 型题

1. A　硫脲类的主要作用是抑制甲状腺过氧化物酶所中介的酪氨酸的碘化及耦联，

而药物本身则作为过氧化物酶的底物而被碘化，使氧化碘不能结合到甲状腺球蛋白上，从而抑制甲状腺激素的生物合成。

2. C　小剂量碘用于治疗单纯性甲状腺肿。大剂量碘可抑制甲状腺激素的合成，抗甲状腺作用快而强。用药1~2天起效，10~15天达最大效应。此时若继续用药，反使碘的摄取受抑制、胞内碘离子浓度下降，失去抑制激素合成的效应，甲亢的症状又可复发。

3. A　碘剂可使甲状腺腺泡内甲状腺球蛋白增加，利于甲状腺激素的合成和储存，明显延缓硫脲类药物的疗效，所以应用硫脲类药物前一般避免服用碘剂。

4. D　甲状腺激素可促进机体的新陈代谢，维持机体的正常生长发育。幼儿或成人甲状腺激素分泌不足时，出现甲状腺功能低下，严重时可发生黏液性水肿。甲状腺激素过量可引起甲状腺功能亢进。

5. D　由于用硫脲类药物后甲状腺增生充血，一般在术前两周给予碘化物以使甲状腺组织退化、血管减少、腺体缩小变韧，利于手术进行及减少出血。

6. E　碘可以进入乳汁并通过胎盘引起新生儿甲状腺肿，故孕妇及乳母慎用。

7. B　普萘洛尔等是甲亢及甲状腺危象时有价值的辅助治疗药，用于不宜用抗甲状腺药、不宜手术及^{131}I治疗的患者。

8. A　硫脲类药物适用于轻症甲亢患者，但见效慢，β受体拮抗剂能迅速控制交感神经兴奋症状，二者合用疗效好。

9. D　该患者甲状腺结节系温结节，故可考虑做甲状腺次全切除术，但需先用硫脲类控制甲亢症状，然后在术前2周加用大剂量碘，使甲状腺组织退化、血管减少、腺体缩小，利于手术及减少出血。

10. E　放射性碘适用于因各种原因不能手术的甲亢患者或药物治疗无效的患者。

11. A　甲状腺素可代替内源性甲状腺素的不足，且能抑制TSH的过多分泌以缓解甲状腺组织代偿性增生肥大。

(二)B型题

12. A　甲状腺素可补充内源性激素的不足，且能抑制TSH的过多分泌，以缓解甲状腺组织代偿性增生肥大。

13. B　小剂量碘剂补充合成甲状腺激素的原料，使甲状腺激素的合成和分泌保持正常，可有效地防止单纯性甲状腺肿的发病。

14. B　甲硫氧嘧啶属硫脲类抗甲状腺药，可使TSH分泌增加以致腺体和血管增生，促进甲状腺癌的发展，故甲状腺癌的患者禁用甲硫氧嘧啶。

15. C　对重症甲状腺功能亢进病情未控制者，如^{131}I用量过大，可能从被破坏的腺体中释放出大量甲状腺素而发生甲状腺危象。所以应先用其他抗甲状腺药控制重症甲状腺功能亢进病情，使基础代谢率明显下降后方可应用^{131}I治疗。

16. B　甲状腺激素过量可引起甲状腺功能亢进的临床症状。

17. C　放射性碘剂量过大时易致甲状腺功能减退。

18. A　硫脲类抗甲状腺药最严重的不良反应是白细胞减少症和粒细胞缺乏症。

19. C　碘制剂可于用药后立即或几小时后发生急性不良反应，主要表现为血管神经性水肿、上呼吸道水肿及严重喉头水肿。

（三）X 型题

20. AD　甲状腺功能亢进手术前先用硫脲类使甲状腺功能接近正常，以减少麻醉和术后并发症。但由于 TSH 分泌增加，腺体增加，组织脆软、充血，增加手术困难，所以在术前两周左右加服大量碘剂，使腺体缩小、变硬，利于手术。

21. ABE　甲状腺激素主要促进骨骼和脑的生长发育，促进糖原分解和糖的氧化，增加耗氧量提高基础代谢，提高交感-肾上腺系统的敏感性，使机体对儿茶酚胺类的反应提高。

22. ACD　由于呆小病是先天性甲状腺功能不足，影响机体的生长发育；黏液性水肿是由于甲状腺功能减退，甲状腺激素合成和分泌减少，造成组织液停滞于皮下；单纯性甲状腺肿是由于机体长期摄碘不足，甲状腺激素合成明显减少，使 TSH 释放增加，从而促使甲状腺组织代偿性增生肥大。故都用甲状腺素治疗。

23. ACE　都属于硫脲类抗甲状腺药，最严重的不良反应是白细胞减少和粒细胞缺乏。

二、名词解释

24. 由于机体长期摄碘不足，甲状腺激素合成明显减少，使 TSH 释放增加，从而促使甲状腺组织代偿性增生肥大。

25. 由于甲状腺功能减退，甲状腺激素合成和分泌减少，蛋白质等物质代谢障碍，使组织液停滞于皮下，皮肤肿胀粗糙。

26. 由于某些诱因导致甲状腺功能极度亢进，甲状腺激素合成和分泌过多，使病人生理功能严重紊乱，可因高热、心衰、电解质紊乱、虚脱等而死亡。

三、填空题

27. 硫脲类；碘和碘化物；β 受体拮抗药；放射性碘

28. 地方性甲状腺肿；治疗甲状腺危象；甲亢术前准备

29. 甲状腺素；碘剂

30. 甲状腺功能亢进的轻症或非手术治疗；甲亢术前准备；甲状腺危象辅助治疗

四、判断说明题

31. 不正确。成人甲状腺功能减退引起黏液性水肿。

32. 正确。小剂量碘可促进甲状腺素合成，治疗单纯性甲状腺肿；大剂量碘可抑制甲状腺素合成，治疗甲亢危象。

33. 正确。对于甲状腺功能低下的呆小病和黏液性水肿，目前主要使用甲状腺素片治疗。

34. 不正确。普萘洛尔是 β 受体拮抗药，也是甲亢和甲状腺危象时的辅助治疗药。

五、简答题

35. 硫脲类的主要作用机制是药物本身作为过氧化物酶的底物被氧化，从而影响酪氨酸的碘化及耦联，减少甲状腺素的生物合成。甲亢的发病与异常免疫反应有关，硫脲类药物还有免疫抑制作用，能轻度抑制免疫球蛋白的生成，使血中甲状腺刺激性免疫球蛋白减少，除能控制甲亢症状外，对病因也有一定的治疗作用。

36. 小剂量碘主要用于治疗单纯性甲状腺肿，在食盐中加入 $1：100000 \sim 1：10000$ 比例的碘化钾或碘化钠可有效预防发病。

37. 大剂量碘可产生抗甲状腺作用，主要抑制甲状腺素的释放，通过抑制蛋白水解酶，使 T_4、T_3 不能和甲状腺球蛋白解离所致。大剂量碘还可抑制甲状腺激素的合成。用于下列情况：①甲亢的手术前准备。②甲状腺危象的治疗，需同时配合服用硫脲类药物治疗。

六、论述题

38. 碘剂可使甲状腺腺泡内甲状腺球蛋白增加，利于甲状腺激素的合成和储存，明显延缓硫脲类药物的疗效，所以应用硫脲类药物之前一般避免服用碘剂。

39. ^{131}I 被甲状腺摄取后，参与甲状腺激素的合成，并储存在滤泡内的胶质内，放出 β 射线（99%）、γ 射线（1%）。β 射线射程 $0.5 \sim 2mm$，辐射损伤只限于甲状腺实质，又因增生细胞较周围组织对辐射更敏感，损伤很少波及其他组织，所以 ^{131}I 起到类似手术切除部分甲状腺的作用。γ 射线可在体外测得，因而可做甲状腺摄碘功能测定。

临床上主要用于：①甲亢因各种原因不能手术或药物治疗无效、过敏及术后复发的病例。②甲状腺摄碘功能测定。

40. 常用的硫脲类抗甲状腺药可分两类：①硫氧嘧啶类：甲硫氧嘧啶、丙硫氧嘧啶。②咪唑类：甲巯咪唑、卡比马唑。

用途：①甲状腺功能亢进症。②甲状腺术前准备。③甲状腺危象时的辅助治疗。

41. ①过敏反应：可于用药后立即或几小时后发生，主要表现为血管神经性水肿，上呼吸道水肿及严重喉头水肿。②慢性碘中毒：口腔及咽喉烧灼感、唾液分泌增多、眼刺激症状等。③甲状腺功能紊乱：长期服用碘化物可诱发甲亢。碘还可以通过胎盘和乳汁引起新生儿和婴儿甲状腺肿，故孕妇及乳母应慎用。

第三十六章　降血糖药 ▷▷▷▷

一、选择题

（一）A 型题

1. 胰岛素对糖代谢的影响是（　　）
    A. 抑制葡萄糖向组织细胞内转移　　B. 抑制葡萄糖的氧化和酵解
    C. 促进糖原的分解和异生　　　　　D. 抑制糖原的合成和储存
    E. 降低血糖

2. 胰岛素对脂肪代谢的影响是（　　）
    A. 纠正酮症、酸血症　　　　　　　B. 促进脂肪分解
    C. 抑制糖的利用，酮体产生减少　　D. 促进脂肪合成和酮体生成增加
    E. 抑制脂肪的合成

3. 下列降血糖药物，可造成乳酸血症的是（　　）
    A. 氯磺丙脲　　　　　　　　　　　B. 胰岛素
    C. 甲苯磺丁脲　　　　　　　　　　D. 二甲双胍
    E. 格列齐特

4. 治疗糖尿病昏迷应选用（　　）
    A. 甲苯磺丁脲　　　　　　　　　　B. 正规胰岛素
    C. 精蛋白锌胰岛素　　　　　　　　D. 格列齐特
    E. 达美康

5. 下列降糖药，属于双胍类的是（　　）
    A. 格列齐特　　　　　　　　　　　B. 氯磺丙脲
    C. 优降糖　　　　　　　　　　　　D. 格列本脲
    E. 甲福明

6. 用胰岛素治疗过程中若出现饥饿、心悸、昏迷、震颤、惊厥等应立即给予
（　　）
    A. 肾上腺素皮下注射　　　　　　　B. 异丙嗪肌内注射
    C. 氢化可的松肌内注射　　　　　　D. 胰岛素皮下注射
    E. 50%葡萄糖静脉注射

7. 磺酰脲类药物降血糖的主要机制是（　　）
   A. 刺激胰岛素的释放　　　　　B. 减少胰高血糖素的产生
   C. 促进胰岛素的合成　　　　　D. 抑制胰岛素代谢
   E. 减少葡萄糖吸收

8. 下列药物，具有抗利尿作用的是（　　）
   A. 二甲双胍　　　　　　　　　B. 阿卡波糖
   C. 恩格列酮　　　　　　　　　D. 格列本脲
   E. 伏格列波糖

9. 伴有高脂血症、肥胖症的 2 型糖尿病患者，宜选用的药物是（　　）
   A. 二甲双胍　　　　　　　　　B. 阿卡波糖
   C. 瑞格列奈　　　　　　　　　D. 格列本脲
   E. 氯磺丙脲

10. 抑制 α-葡萄糖苷酶延缓葡萄糖吸收的药物是（　　）
    A. 二甲双胍　　　　　　　　　B. 阿卡波糖
    C. 恩格列酮　　　　　　　　　D. 格列本脲
    E. 氯磺丙脲

11. 下列药物，可引起乳酸血症的是（　　）
    A. 二甲双胍　　　　　　　　　B. 阿卡波糖
    C. 恩格列酮　　　　　　　　　D. 格列本脲
    E. 氯磺丙脲

12. 18 岁男性患者，被诊为幼年型糖尿病合并肺感染，已开始应用抗生素治疗，同时还需进行哪种治疗（　　）
    A. 磺脲类药物　　　　　　　　B. 双胍类药物
    C. 胰岛素　　　　　　　　　　D. α-糖苷酶抑制药
    E. 单纯饮食控制

13. 50 岁男性患者，有多年糖尿病史，近期常有间断性胸憋，ECG 显示有心肌缺血，该患者除进行常规糖尿病治疗外，还可加用哪一种治疗（　　）
    A. 苯乙双胍
    B. 阿卡波糖
    C. 二甲双胍
    D. 胰岛素、葡萄糖及氯化钾合剂（GIK）
    E. 单纯饮食治疗

（二）B 型题

   A. 优降糖　　　　　　　　　　B. 苯乙双胍
   C. 胰岛素　　　　　　　　　　D. 氯磺丙脲
   E. 优降宁

14. 易引起乳酸血症的药物为（　　　）
15. 易致粒细胞减少的药物为（　　　）

    A. 高血糖反应　　　　　　　B. 恶心、食欲减退
    C. 水钠潴留　　　　　　　　D. 肝损害
    E. 过敏反应
16. 胰岛素、磺酰脲类共有的不良反应（　　　）
17. 磺酰脲类、双胍类共有的不良反应（　　　）

    A. 苯乙双胍　　　　　　　　B. 正规胰岛素
    C. 二甲双胍　　　　　　　　D. 珠蛋白锌胰岛素
    E. 糖适平
18. 口服降血糖药无效的 2 型糖尿病患者宜选用（　　　）
19. 降血糖作用维持时间最短的药是（　　　）

（三）X 型题

20. 胰岛素所具有的作用是（　　　）
    A. 促进葡萄糖的无氧酵解和氧化
    B. 促进糖原异生
    C. 促进 K^+ 从细胞内流向细胞外
    D. 促进蛋白质合成
    E. 促进糖原分解

21. 磺酰脲类降血糖药适用于哪些糖尿病（　　　）
    A. 经饮食控制无效的糖尿病　　B. 胰岛功能完全丧失的糖尿病
    C. 胰岛功能尚存的糖尿病　　　D. 成年后发病的轻、中度糖尿病
    E. 糖尿病酮症酸中毒

22. 抑制胰岛 β 细胞释放胰高血糖素的药物是（　　　）
    A. 甲苯磺丁脲　　　　　　　B. 二甲双胍
    C. 格列齐特　　　　　　　　D. 硫脲类
    E. 低精蛋白锌胰岛素

23. 胰岛素产生慢性耐受性的机制包括（　　　）
    A. 体内产生了胰岛素抗体
    B. 肝脏胰岛素酶活性减弱
    C. 体内糖代途径的改变
    D. 体内产生胰岛素受体抗体
    E. 胰岛素对受体密度和亲和力的自身调节

二、名词解释

24. 反应性高血糖

25. 胰岛素耐受性

三、填空题

26. 胰岛素制剂口服无效的原因是_____，必须_____给药。

27. 胰岛素的主要不良反应有_____、_____、_____和_____。

28. 常用胰岛素制剂根据作用时间可分为_____、_____和_____三类胰岛素。

29. 胰岛素促进细胞 K^+ 内流的主要原因是_____；胰岛素常与_____和_____合用，以纠正细胞内低钾。

四、判断说明题

30. 胰岛素的相对或绝对不足可引起糖尿病。

31. 糖尿病昏迷或胰岛功能丧失者可用磺酰脲类降糖药。

32. 幼年型糖尿病宜选用胰岛素。

33. 氯磺丙脲有抗利尿作用。

五、简答题

34. 简述胰岛素的临床应用。

35. 简述二甲双胍的临床应用。

36. 口服降糖药有哪几大类？

37. 简述应用胰岛素的病人大量饮酒造成严重低血糖反应的原因。

六、论述题

38. 试述胰岛素的生理作用。

39. 磺酰脲类降糖药的临床应用及作用机制。

40. 试述双胍类的降糖机制、用途及不良反应。

参考答案

一、选择题

（一）A 型题

1. E　胰岛素能促进葡萄糖进入细胞，加速葡萄糖的氧化和酵解；促进葡萄糖合成糖原，并增加其储存；促进葡萄糖转化为脂肪，抑制糖原分解，减少糖原异生。

2. A 胰岛素能增加脂肪酸的转运，促进脂肪合成并抑制其分解，减少游离脂肪酸和酮体的生成。

3. D 由于双胍类增加糖的无氧酵解，抑制糖异生，少数病人可引起酮症、乳酸血症，有心、肝、肾疾患者尤易发生。

4. B 胰岛素能调节糖代谢，使血糖维持于正常水平，故糖尿病昏迷病人立即静脉滴注足量短效胰岛素，以迅速控制高血糖和酮症。

5. E 国内使用的双胍类药物主要有降糖灵和甲福明。

6. E 在用胰岛素治疗过程中，由于用量过大或未按时进餐等，可出现饥饿、心悸、昏迷、震颤、惊厥等低血糖反应，此时应立即静脉注射 50% 葡萄糖溶液 20~40mL 进行抢救。

7. A 磺酰脲类药物作用机制是刺激胰岛 β 细胞释放胰岛素。

8. D 氯磺丙脲和格列本脲能促进抗利尿激素的分泌并增强其作用，减少水的排泄。

9. A 双胍类主要用于饮食控制无效的轻、中度 2 型糖尿病，尤其适用于肥胖型患者。

10. B α-葡萄糖苷酶抑制药口服后在小肠黏膜刷状缘竞争性抑制葡萄糖苷酶和蔗糖酶，减慢多糖、蔗糖生成葡萄糖的速度并延缓葡萄糖的吸收，从而降低餐后高血糖。

11. A 双胍类药物可促进肌肉组织对葡萄糖的无氧降解，增加乳酸的产生。

12. C 胰岛素治疗主要用于幼年型糖尿病及合并高热、感染的糖尿病患者。

13. D GIK 合剂可纠正细胞内缺钾，减少缺血心肌中的游离脂肪酸，提供能量，防治心肌缺血时的心律失常。

(二)B 型题

14. B 双胍类增加糖的无氧酵解，抑制糖异生，少数病人可引起酮症、乳酸血症。

15. D 磺酰脲类降血糖药中氯磺丙脲不良反应发生率较高，较易发生粒细胞减少症、血小板减少、溶血性贫血等血液病，故用药过程中应定期查血。

16. E 胰岛素制剂有抗原性，可产生相应的抗体及过敏反应，主要表现为注射部位瘙痒、肿胀、红斑，少数出现荨麻疹、血管神经性水肿。磺酰脲类降血糖药也可引起皮肤过敏。

17. B 磺酰脲类和双胍类降血糖药都有恶心、食欲减退、腹泻等胃肠不适的反应，其中氯磺丙脲最常见。

18. D 因珠蛋白锌胰岛素是胰岛素加入了碱性的珠蛋白，提高了稳定性，延长了作用时间，皮下给药后 2~4 小时发生作用，在体内维持 12~18 小时。

19. B 因正规胰岛素静脉给药后立即发挥作用，仅维持 2 小时。

(三)X 型题

20. AD 胰岛素能促进葡萄糖进入细胞内，加速葡萄糖的无氧酵解和氧化；促进氨基酸、核酸及其前体进入细胞内，有利于蛋白质合成，并阻止其分解。

21. ACD　主要用于胰岛功能尚存的 2 型糖尿病，饮食控制无效的、成年后发病的轻、中型糖尿病。

22. AC　都属磺酰脲类降糖药，具有抑制胰高血糖素的分泌、提高靶细胞对胰岛素的敏感性的作用。

23. ADE　少数患者应用胰岛素治疗过程中发生耐受性，是由于体内产生了胰岛素抗体，使部分胰岛素与抗体结合，妨碍从血中转运到作用部位而延缓或减弱了胰岛素的降血糖作用。胰岛素的作用强弱取决于它与靶细胞受体结合的亲和力和受体的密度。胰岛素受体的密度和亲和力受血中胰岛素浓度的自身调节。胰岛素浓度越高，受体密度越低，反之则相反。此外，有的糖尿病患者体内产生胰岛素受体抗体，占据了胰岛素受体，而使受体与胰岛素的结合大大减少。

二、名词解释

24. 当胰岛素用量略超需要量而发生轻度低血糖时，可不出现明显症状，却能引起调节机制的代偿反应，引起生长激素、肾上腺素、胰高血糖素和糖皮质激素分泌增加而形成高血糖。

25. 病人血中胰岛素含量正常或高于正常，但胰岛素的生物效应明显降低。可分急性型和慢性型。

三、填空题

26. 易被肠道消化酶破坏；注射

27. 低血糖反应；过敏反应；胰岛素耐受性；脂肪萎缩

28. 短效胰岛素；中效胰岛素；长效胰岛素

29. 激活细胞膜上 Na^+-K^+-ATP 酶；葡萄糖；氯化钾

四、判断说明题

30. 正确。胰岛素是调节糖代谢、使血糖维持于正常水平的重要激素。

31. 不正确。应用胰岛素。

32. 正确。幼年型糖尿病因胰岛功能丧失，故应选用胰岛素。

33. 正确。氯磺丙脲可促进抗利尿激素分泌和增强其作用，但不降低肾小球滤过率，可用于尿崩症的治疗。

五、简答题

34.（1）用于治疗糖尿病：①1 型糖尿病，需终身用药。②糖尿病发生急性并发症者。③合并有严重感染、高热、甲亢、妊娠、分娩、创伤及手术的各型糖尿病。④2 型糖尿病经饮食控制、口服降血糖药治疗效果不佳或口服降糖药有禁忌而不能耐受者，需合用胰岛素治疗。（2）非糖尿病应用：①治疗心律失常，用葡萄糖、胰岛素、氯化钾配成极化液（GIK），可促进钾内流，纠正细胞内缺钾，同时提供能量，防治心肌梗死后的心律失常，降低病死率。②胰岛素与ATP、辅酶A组成能量合剂用于心、肝、肾等疾病的辅助治疗。③治疗脓毒症，胰岛素能够减轻脓毒症炎症反应并改善其预后。

35. ①用于2型糖尿病：对单用饮食控制无效的轻中型糖尿病患者，特别是肥胖糖尿病患者；和磺酰脲类或胰岛素合用，以减少磺酰脲类或胰岛素的用量。②预防糖尿病：二甲双胍能针对糖耐量减低患者的基本缺陷，即胰岛素抵抗和胰岛素分泌异常进行治疗，从而减轻糖代谢恶化，防止糖耐量减低向糖尿病转化。

36. 磺酰脲类、双胍类、α-葡萄糖苷酶抑制药、胰岛素增敏药、其他新型的非磺酰脲类口服降血糖药。

37. 乙醇能抑制糖原异生，减少肝脏的葡萄糖输出。

六、论述题

38. ①加速葡萄糖的无氧酵解和有氧氧化，促进糖原合成，抑制糖原分解和异生。②能增加脂肪酸的转运，促进脂肪合成，抑制脂肪分解。③促进氨基酸、核酸及前体进入细胞内，有利于蛋白质合成，并抑制其分解。④促进K^+内流，增加细胞内K^+的浓度，降低血钾。⑤促生长作用。

39. 用于胰岛功能尚存的2型糖尿病饮食控制无效者，其作用机制是胰岛β细胞膜含有磺酰脲受体及与之相耦联的ATP敏感的钾通道，以及电压依赖性的钙通道。当磺酰脲类药物与受体结合后，可阻滞钾通道而阻止钾外流，致使细胞膜去极化，增强电压依赖性钙通道开放，胞外钙内流，胞内游离钙浓度增加后，触发胞吐作用及胰岛素的释放。

氯磺丙脲可用于尿崩症，因其能促进抗利尿激素分泌并增强抗利尿激素的作用。

40. 降糖机制：①减少葡萄糖在肠道吸收。②抑制糖原异生，减少肝脏葡萄糖产生。③促进组织对葡萄糖摄取和促进糖的无氧酵解而增加糖的利用。④抑制胰高血糖素释放。

用途：主要用于单用饮食控制无效的轻、中型糖尿病患者，尤其适用于肥胖型糖尿病。常与磺酰脲类或胰岛素合用。

不良反应：①常见厌食、口苦、口腔金属味等消化道反应。②低血糖症。③乳酸血症及酮症。

第三十七章 性激素类药及避孕药 ▷▷▷▷

一、选择题

（一）A 型题

1. 炔雌醇属于（　　）
   A. 雌激素类药 　　　　　　　B. 雌激素拮抗药
   C. 孕激素类药 　　　　　　　D. 同化激素类药
   E. 雄激素

2. 下列药物，可用于绝经期综合征的是（　　）
   A. 氯米芬 　　　　　　　　　B. 黄体酮
   C. 甲睾酮 　　　　　　　　　D. 炔雌醇
   E. 苯丙酸诺龙

3. 下列药物，可用于治疗习惯性流产的是（　　）
   A. 氯米芬 　　　　　　　　　B. 甲睾酮
   C. 黄体酮 　　　　　　　　　D. 苯丙酸诺龙
   E. 雌二醇

4. 下列药物，可增强骨髓造血功能的是（　　）
   A. 雌三醇 　　　　　　　　　B. 黄体酮
   C. 甲睾酮 　　　　　　　　　D. 氯米芬
   E. 炔雌醚

5. 65 岁女性患者，发现左乳腺肿块，未注意。后又发现左腋窝淋巴结肿大，经医院诊断为晚期乳腺癌。在治疗上可选用下列哪一种药物（　　）
   A. 黄体酮 　　　　　　　　　B. 甲睾酮
   C. 苯丙酸诺龙 　　　　　　　D. 氯地孕酮
   E. 炔雌醇

（二）B 型题

   A. 雌三醇 　　　　　　　　　B. 氯米芬
   C. 黄体酮 　　　　　　　　　D. 甲睾酮
   E. 苯丙酸诺龙

6. 具有抑制子宫收缩作用的是（   ）

7. 治疗青春期痤疮的是（   ）

    A. 雌激素   B. 孕激素

    C. 糖皮质激素   D. 雄激素

    E. 同化激素

8. 治疗老年性阴道炎可用（   ）

9. 治疗先兆流产可用（   ）

（三）X 型题

10. 下列哪几种情况禁用雄激素（   ）

    A. 功能性子宫出血   B. 睾丸功能不全

    C. 再生障碍性贫血   D. 前列腺癌

    E. 孕妇

11. 孕激素类药物可用于治疗（   ）

    A. 功能性子宫出血   B. 子宫内膜腺癌

    C. 晚期乳腺癌   D. 痛经

    E. 先兆流产

二、名词解释

12. 同化作用

三、填空题

13. 孕激素类药的应用有 _____ 、 _____ 、 _____ 、 _____ 、 _____ 。

14. 短效口服避孕药有 _____ 、 _____ 、 _____ 。

15. 抗着床避孕药多用大剂量 _____ 、 _____ 、 _____ 。

四、判断说明题

16. 雌激素能治疗功能性子宫出血，也能导致子宫出血。

17. 女性患者也能使用同化激素。

18. 甲地孕酮是主要用于抑制排卵的避孕药。

五、简答题

19. 简述孕激素的临床应用。

六、论述题

20. 用于治疗功能性子宫出血的性激素有哪几类？各自的作用机制是什么？

参考答案

一、选择题

(一)A 型题

1. A　炔雌醇属于人工合成的高效雌激素类药物。
2. D　绝经期综合征因卵巢功能降低，与雌激素分泌减少、垂体促性腺激素分泌增多有关。选用炔雌醇可抑制垂体促性腺激素分泌，从而减轻症状。
3. C　孕激素有安胎作用，可治疗习惯性流产。黄体酮是常用的孕激素类药。
4. C　雄激素可增强骨髓造血机能。
5. E　绝经 5 年以上的乳腺癌可用雌激素治疗。

(二)B 型题

6. C　黄体酮能抑制子宫收缩，降低子宫对缩宫素的敏感性。
7. A　雄激素分泌过多可致痤疮，可用雌激素对抗治疗。
8. A　雌激素能使阴道上皮增生，浅表层细胞角化而有利于抵御炎性浸润和修复创面。
9. B　孕激素对黄体功能不足的先兆流产有安胎作用。

(三)X 型题

10. DE　前列腺癌与雄激素分泌有关。孕妇使用雄激素后有抗雌激素作用而影响胎儿发育。
11. ABDE　孕激素有安胎作用，可治疗先兆流产。孕激素通过抑制排卵及减轻子宫痉挛而治疗痛经。孕激素可防止子宫内膜不规则脱落所致的出血。孕激素可治疗子宫内膜腺癌。

二、名词解释

12. 雄激素能明显促进蛋白质的合成，减少蛋白质分解，促进机体正氮平衡，使肌肉增长，体重增加，减少尿氮排泄，促进免疫球蛋白的合成，增强机体的免疫功能。

三、填空题

13. 流产；功能性子宫出血；痛经及子宫内膜异位症、子宫内膜腺癌、前列腺肥大或癌症
14. 复方炔诺酮片；复方甲地孕酮片；复方炔诺孕酮片
15. 甲地孕酮；双炔失碳酯；炔诺酮

四、判断说明题

16. 正确。对于体内雌激素水平低下、子宫内膜创面修复不良引起的出血，雌激素有治疗作用。但久用可致子宫内膜过度增生而引起出血。

17. 正确。同化激素是以同化作用为主，男性同化作用很弱的睾酮衍生物，对有适应证的女性患者可适量应用。

18. 不正确。甲地孕酮属抗着床避孕药。

五、简答题

19. 孕激素可用于：①流产。②功能性子宫出血。③痛经及子宫内膜异位症。④子宫内膜腺癌。⑤前列腺肥大或癌症。

六、论述题

20. 用于治疗功能性子宫出血的性激素有：①雌激素：可促进子宫内膜增生，有助于子宫内膜修复止血。②孕激素：可使增生期子宫内膜均匀一致地转为分泌期，有助于子宫内膜在行经时全部脱落。③雄激素：主要利用其对抗雌激素作用使子宫平滑肌及血管收缩，内膜萎缩而止血。

第八篇　化学治疗药

第三十八章　抗病原微生物药物概论 ▷▷▷▷

一、选择题

（一）A 型题

1. 可产生拮抗作用的配伍为（　　）
   A. 青霉素 G+头孢菌素
   B. 青霉素+红霉素
   C. 头孢菌素+磺胺药
   D. 庆大霉素+氯霉素
   E. 卡那霉素+红霉素

2. 细菌对一种磺胺药产生耐药性，对其余的磺胺药也产生耐药，这种现象称为（　　）
   A. 单向交叉耐药
   B. 多重耐药
   C. 完全交叉耐药
   D. 部分交叉耐药
   E. 遗传耐药

3. 细菌与抗菌药物反复接触后对药物的敏感性降低甚至消失，这种现象称为（　　）
   A. 遗传性
   B. 低敏性
   C. 高敏性
   D. 耐药性
   E. 突变性

4. 磺胺类药物的抗菌机制是（　　）
   A. 干扰细菌细胞壁合成
   B. 增加细菌胞浆膜通透性
   C. 抑制细菌蛋白质合成
   D. 抑制细菌叶酸代谢
   E. 抑制细菌 DNA 回旋酶

5. 下列哪种药物属于抑菌药（　　）
   A. 四环素类　　　　　　　　B. 青霉素类
   C. 氨基糖苷类　　　　　　　D. 头孢菌素类
   E. 多黏菌素类

6. 影响细菌蛋白质合成的药物是（　　）
   A. 青霉素　　　　　　　　　B. 红霉素
   C. 磺胺类药物　　　　　　　D. 头孢菌素类
   E. 多黏菌素类

7. 喹诺酮类药物的抗菌作用机理是（　　）
   A. 抑制细菌叶酸代谢　　　　B. 抑制细菌细胞壁合成
   C. 抑制细菌蛋白质合成　　　D. 影响细菌胞浆膜的通透性
   E. 抑制细菌核酸代谢

8. 某一化疗药物的半数有效量为 50mg/kg，半数致死量为 5g/kg，最低抑菌浓度为 50μg/mL，其化疗指数为（　　）
   A. 0.01　　　　　　　　　　B. 0.1
   C. 10　　　　　　　　　　　D. 100
   E. 1000

9. 以下何种情况不宜大剂量使用抗菌药物（　　）
   A. 病情严重　　　　　　　　B. 心内膜炎
   C. 新生儿、早产儿的感染　　D. 脑膜炎
   E. 感染者免疫缺陷

10. 抗菌药物联合用药的指征不包括（　　）
    A. 致病菌未明的严重感染
    B. 单一抗菌药物可以控制的感染
    C. 单一抗菌药物难以控制的混合感染
    D. 单一抗菌药物难以有效控制的严重感染
    E. 单一或长期用药易耐药的慢性感染

11. 下列抗菌药物联用，可使效果增强的是（　　）
    A. 链霉素+庆大霉素　　　　B. 青霉素+四环素
    C. 青霉素+庆大霉素　　　　D. 氯霉素+红霉素
    E. 庆大霉素+多黏菌素

12. 患者，女，21 岁，连日来低热，关节红、肿、疼痛，活动不便。心跳较快，并有血沉及抗"O"增高，诊断为风湿热。为消除溶血性链球菌的感染及预防风湿热的复发，可首选下列何药（　　）
    A. 链霉素　　　　　　　　　B. 红霉素
    C. 四环素　　　　　　　　　D. 青霉素 G
    E. 庆大霉素

13. 异烟肼与利福平联用治疗结核病的原因是（　　　）

    A. 单一抗菌药难以控制

    B. 单一用药易引起耐药性

    C. 合用以提高疗效

    D. 减轻毒性反应

    E. 抗菌药物不容易渗入的特殊部位的感染

（二）B 型题

    A. 干扰细菌细胞壁合成　　　　　　B. 增加细菌胞浆膜通透性

    C. 抑制细菌蛋白质合成　　　　　　D. 抑制细菌叶酸代谢

    E. 抑制细菌 DNA 回旋酶

14. 头孢菌素类的抗菌作用机制是（　　　）

15. 喹诺酮类的抗菌作用机制是（　　　）

    A. 干扰细菌细胞壁合成　　　　　　B. 增加细菌胞浆膜通透性

    C. 抑制细菌蛋白质合成　　　　　　D. 抑制细菌叶酸代谢

    E. 抑制细菌 DNA 回旋酶

16. 两性霉素的抗菌作用机制是（　　　）

17. 庆大霉素的抗菌作用机制是（　　　）

    A. 链霉素　　　　　　　　　　　　B. 红霉素

    C. 四环素　　　　　　　　　　　　D. 磺胺嘧啶

    E. 庆大霉素

18. 流脑病人密切接触者预防性用药首选（　　　）

19. 百日咳病人密切接触者预防性用药首选（　　　）

（三）X 型题

20. 抑制细菌蛋白质合成的抗菌药物有（　　　）

    A. 青霉素 G　　　　　　　　　　　B. 头孢拉定

    C. 红霉素　　　　　　　　　　　　D. 四环素

    E. 诺氟沙星

21. 干扰细菌细胞壁黏肽合成的抗菌药物有（　　　）

    A. 青霉素 G　　　　　　　　　　　B. 头孢氨苄

    C. 罗红霉素　　　　　　　　　　　D. 四环素

    E. 诺氟沙星

22. 影响细菌核酸代谢的抗菌药物有（　　　）

    A. 阿莫西林　　　　　　　　　　　B. 头孢曲松

C. 利福平　　　　　　　　　D. 环丙沙星

E. 庆大霉素

23. 影响细菌胞浆膜通透性的抗菌药物有（　　）

A. 克霉唑　　　　　　　　　B. 新霉素

C. 多西环素　　　　　　　　D. 酮康唑

E. 氯霉素

24. 合理应用抗菌药物的原则是（　　）

A. 按临床适应证选药

B. 根据抗菌药物药动学特性与感染部位选药

C. 剂量要适宜，疗程要足够

D. 避免局部应用易致过敏及耐药抗菌药

E. 严格掌握预防应用抗菌药的适应证

25. 抗菌药物联合用药的指征包括（　　）

A. 致病菌未明的严重感染

B. 一般抗菌药物不易透入的感染病灶

C. 单一抗菌药物难以控制的混合感染

D. 单一抗菌药物难以有效控制的严重感染

E. 单一或长期用药易耐药的慢性感染

二、名词解释

26. 抗病原微生物药

27. 抗生素

28. 抗菌谱

29. 最小抑菌浓度（MIC）

30. 最小杀菌浓度（MBC）

31. 抗菌药物后效应

32. 耐药性

33. 交叉耐药性

34. 抑菌药

三、填空题

35. 用化学药物抑制或杀灭体内病原微生物（包括细菌、病毒和真菌等）、寄生虫及恶性肿瘤细胞的治疗手段，称为_____。

36. 抗病原微生物药理主要研究_____、_____、_____三者之间的相互作用、作用规律和作用机制。

37. 从细菌培养液中提取的抗生素谓之_____，对其进行_____后获得的抗生素谓之_____。

38. 细菌对靶位的修饰和变化产生耐药性的途径包括 _____、_____、_____、_____ 等几个方面。

39. 耐药细菌产生的 _____ 可以破坏青霉素和头孢菌素的抗菌活性结构 _____，使它们失去杀菌作用。

40. 金黄色葡萄球菌通过产生大量的 _____ 与磺胺类药竞争 _____ 而产生抗药性。

41. 抗菌药物根据其作用性质可分为四类：Ⅰ类为 _____，Ⅱ类为 _____，Ⅲ类为 _____，Ⅳ类为 _____。

42. 临床工作中，应根据 _____、_____ 以及 _____ 来选择安全有效的抗菌药物。

四、判断说明题

43. 耐药性是自然界微生物间普遍存在的共生现象的表现。

44. 细菌对庆大霉素不敏感，仍可考虑使用链霉素。

45. 四环素不宜与青霉素类合用。

46. 庆大霉素与链霉素常联合应用于严重革兰阴性菌感染。

47. 抗菌药物的预防性用药只适用于有一定指征者。

五、简答题

48. 简述机体、病原体和化疗药三者之间的相互关系。

49. 简述理想的化疗药物的基本要求。

50. 简述抗菌药物抑制和杀灭细菌的作用机制。

51. 肝功能不良应避免使用的抗菌药物有哪些？

52. 肾功能不良必须减量或避免使用的抗菌药物有哪些？

六、论述题

53. 试举例说明抗菌药物抑制和杀灭细菌的作用机制。

54. 试举例说明细菌通过哪些机制产生耐药性。

55. 内科哪些情况下可预防性使用抗菌药物？

56. 外科哪些手术可预防性使用抗菌药物？

57. 试述抗菌药物联合用药的目的及指征。

58. 试述合理应用抗菌药物的基本原则。

参考答案

一、选择题

（一）A 型题

1. B　青霉素与红霉素合用时因后者快速阻断细菌细胞内蛋白质的合成，由于细胞已处于静止状态，致使前者（繁殖期杀菌药）杀菌作用减弱。

2. C　细菌对某一药物产生耐药性后，对其他药物也产生耐药性称为交叉耐药性，对一种磺胺药产生耐药性后，对其余的磺胺也不再敏感，这称为细菌在磺胺类之间存在完全交叉耐药性。

3. D　耐药性是指细菌与抗菌药物反复接触后对药物的敏感性降低甚至消失。

4. D　磺胺类药的结构与 PABA 非常相似，可与 PABA 竞争二氢叶酸合成酶，妨碍二氢叶酸的合成，进而影响核酸的合成，从而抑制细菌的生长繁殖。

5. A　抑菌药是指抑制细菌生长繁殖而无杀灭作用的药物，四环素属于速效抑菌药。

6. B　大环内酯类药物可抑制移位酶，阻止肽链延伸从而抑制蛋白质的合成。

7. E　喹诺酮类药物的抗菌作用机理为抑制 DNA 回旋酶，从而妨碍细菌 DNA 的复制。

8. D　化疗指数是指半数致死量/半数有效量。

9. C　新生儿、早产儿的感染宜用较小剂量。因其肝、肾功能发育未完善，肝药酶功能相对不足。

10. B　临床上对于单一抗菌药物即可控制的感染，无必要联合用药，以减少二重感染、耐药菌株增多等不良后果。

11. C　为繁殖期杀菌药与静止期杀菌药合用，可获增强作用，其他的联用或增加毒性或出现拮抗现象。

12. D　青霉素 G 对溶血性链球菌高度敏感，可作首选。

13. B　结核病的治疗需要长期用药，异烟肼、利福平长期单独用药易产生耐药性。

（二）B 型题

14. A　头孢菌素类的抗菌作用机制是与细菌青霉素结合蛋白（PBPs）结合，干扰细菌细胞壁黏肽的合成，而产生杀菌作用。

15. E　喹诺酮类的抗菌作用机制是抑制细菌 DNA 回旋酶，从而抑制细菌 DNA 合成。

16. B　两性霉素的抗菌作用机制是与真菌胞浆膜中固醇类结合，增加细菌胞浆膜通透性，细菌体内物质外漏造成细菌死亡。

17. C 庆大霉素的抗菌作用机制是在蛋白质合成过程中的起始阶段、肽链延长阶段和终止阶段以多种方式抑制细菌蛋白质合成，对敏感菌产生抑制和杀灭作用。

18. D 磺胺嘧啶对脑膜炎球菌敏感，在流行性脑脊髓膜炎流行季节作预防用药有效。

19. B 红霉素对百日咳杆菌有较高的抗菌活性。

（三）X 型题

20. CD 红霉素能不可逆地结合到细菌核糖体 50S 亚基上，通过阻滞转肽作用和 mRNA 位移，抑制细菌蛋白质合成，四环素可与细菌核糖体 30S 亚基 A 位特异结合，阻滞氨基酰-tRNA 进位，从而抑制肽链延长和蛋白质合成。

21. AB 青霉素 G、头孢氨苄均属 β-内酰胺类抗生素，可与细菌青霉素结合蛋白（PBPs）结合，干扰细菌细胞壁黏肽的合成，而产生杀菌作用。

22. CD 利福平特异性地抑制细菌 DNA 依赖的 RNA 多聚酶，阻碍 mRNA 的合成。环丙沙星属氟喹诺酮类，抑制 DNA 回旋酶，妨碍细菌 DNA 的复制和 mRNA 的转录。

23. AD 克霉唑和酮康唑均属于咪唑类抗真菌药，阻碍胞浆膜麦角固醇的合成，增加膜的通透性。

24. ABCDE 严格掌握适应证，选用最佳药物，病毒性感染和发热原因不明者慎用；根据抗菌药物药动学特性与感染部位选药，使所选药物在感染部位能达有效抗菌浓度；用药剂量要适当，疗程应足够；避免局部应用易致过敏及耐药的抗菌药；严格掌握预防性用药；根据病人的生理、病理、免疫等状态合理选药。

25. ABCDE 抗菌药物联合应用的指征包括：病原菌未明的严重感染，单一抗菌药不能控制的严重感染或混合感染，长期用药细菌有可能产生耐药性者，减少药物剂量，减轻毒副反应，一般抗菌药物不易透入的感染病灶。

二、名词解释

26. 能抑制或杀灭病原微生物，用于防治感染性疾病的药物，称为抗病原微生物药。

27. 是指某种微生物（包括细菌、真菌、放线菌等）产生的，对其他病原微生物具有抑制或杀灭作用的物质。

28. 抗菌药抑制或杀灭病原微生物的范围。

29. 指体外抗菌实验中，抑制供试细菌生长的抗菌药物的最低浓度。

30. 指体外抗菌实验中，杀灭供试细菌的抗菌药物的最低浓度。

31. 是指停药后药物浓度下降到 MIC 以下后，细菌生长仍受到持续抑制的效应。

32. 耐药性又称抗药性，是指细菌与抗菌药物反复接触后，对药物的敏感性降低甚至消失。

33. 细菌对某一药物产生耐药性后，对其他药物也产生耐药性。

34. 抑制细菌生长繁殖而无杀灭作用的药物。

三、填空题

35. 化学治疗（或化疗）。

36. 机体；抗病原微生物药物；病原体

37. 天然抗生素；结构改造；半合成抗生素

38. 降低靶蛋白与抗菌药物的亲和力；增加靶蛋白数量；合成新的功能相同但与抗菌药亲和力低的靶蛋白；产生靶位酶代谢拮抗物

39. β-内酰胺酶；β-内酰胺环

40. 对氨基苯甲酸；二氢叶酸合成酶

41. 繁殖期杀菌剂；静止期杀菌剂；速效抑菌剂；慢效抑菌剂

42. 致病菌特点；药物的适应证；患者机体状况

四、判断说明题

43. 不正确。耐药性是自然界微生物间普遍存在的抗生现象的表现。

44. 不正确。细菌在链霉素与庆大霉素间存在单向交叉耐药，细菌对庆大霉素不敏感，对链霉素也不会敏感。

45. 正确。四环素可迅速抑制细菌细胞蛋白质合成，使细菌处于静止状态，致使青霉素类药物难以发挥其繁殖期杀菌作用。

46. 不正确。两种均属氨基糖苷类药物，作用机制和不良反应相同，联用会增加毒性。

47. 正确。对无指征或指征不强（如休克、昏迷、心衰或绝大部分无菌性外科手术）患者采用抗菌药物的预防性用药不但无益，反而有害。

五、简答题

48. ①药物对病原体的抑制或杀灭作用和作用机制以及病原体对药物的耐药性。②病原体对机体的致病作用以及机体抗病原体感染的能力。③药物对机体的药效学过程（包括防治作用和不良反应）以及机体对药物的药动学过程。

49. ①对病原体有高度的选择性。②病原体对其不易产生耐药性。③对机体无毒或低毒。④具有优良的药动学特征。⑤使用方便，价格低廉。⑥有利于提高机体的防御能力。

50. ①干扰细菌细胞壁合成。②增加细菌胞浆膜的通透性。③抑制细菌蛋白质合成。④抗叶酸代谢。⑤抑制核酸代谢。

51. 肝功能减退的患者应避免使用主要经肝脏代谢或对肝脏有损害的药物，包括氯霉素、红霉素酯化物、四环素类、利福平、异烟肼、磺胺类、两性霉素 B、呋喃妥因、酮康唑、咪康唑等。

52. 肾功能减退的患者应避免使用主要经肾脏排泄或对肾脏有损害的药物，包括四环素类（除多西环素）、呋喃妥因、两性霉素 B、万古霉素、多黏菌素类、氨基糖苷类、磺胺类、氟胞嘧啶等。

六、论述题

53. ①干扰细菌细胞壁合成：β-内酰胺类抗生素能抑制转肽酶作用，阻碍黏肽合成中的交叉联结，致使细胞壁缺损，细菌最终破裂溶解而死亡。②增加细菌胞浆膜的通透性：制霉菌素和两性霉素 B 能与真菌胞浆膜中固醇类结合，使胞浆膜受损，膜通透性增加，细菌体内物质外漏造成细菌死亡。③抑制细菌蛋白质合成：氨基糖苷类作用于核糖体的亚单位，在蛋白质合成过程中的起始阶段、肽链延长阶段和终止阶段以多种方式干扰敏感细菌蛋白质的合成。④抗叶酸代谢：磺胺类和甲氧苄啶（TMP）可阻滞敏感细菌叶酸合成，使细菌不能形成活化的四氢叶酸，从而影响核酸的合成。⑤抑制核酸代谢：利福平特异性地抑制细菌 DNA 依赖的 RNA 多聚酶，阻碍 mRNA 的合成，杀灭细菌。

54. ①产生灭活酶：如细菌产生的 β-内酰胺酶可以水解破坏青霉素类和头孢菌素类的抗菌活性结构 β-内酰胺环，使其失去杀菌活性。②靶位的修饰和变化：如耐喹诺酮类细菌由于基因突变引起自身 DNA 回旋酶 A 亚基变异，降低了喹诺酮类与 DNA 回旋酶的亲和力，使其失去杀菌作用。③降低外膜的通透性：如革兰阴性菌外膜孔蛋白的量减少或孔径减小，将减少经这些通道进入的物质的量，耐药菌的这种改变使药物不易进入靶部位。④加强主动流出系统：细菌由于加强主动流出系统外排而致耐药的抗菌药物有四环素类、氯霉素、氟喹诺酮类、大环内酯类和 β-内酰胺类。

55. 抗菌药物的预防性用药只适用于有一定指征者，例如：①苄星青霉素、普鲁卡因青霉素用于清除咽喉部及其他部位的溶血性链球菌，防止风湿热的复发，且需数年以上疗程的预防用药，直至病情稳定。②在流行性脑脊髓膜炎流行季节，可用磺胺嘧啶作为预防用药口服。③进入疟疾区的人群在进入前两周开始服用乙胺嘧啶和磺胺多辛的复方制剂，时间不超过 3 个月。

56. 抗菌药物的预防性应用旨在防止可能出现的细菌感染，但不适当的预防用药可能导致高度耐药的产生，甚至继发难以控制的感染。外科手术可用于：①预防外科手术可能出现的感染，如颅脑、胸心及泌尿道手术，骨折清创，肠道手术的术前肠道消毒等，可采用氨基糖苷类、β-内酰胺类及甲硝唑等。②风湿性或先天性心脏病患者进行口腔、尿路手术前，用青霉素或阿莫西林等预防感染性心内膜炎。③复杂的外伤、战伤、闭塞性脉管炎患者需进行截肢手术时，可用青霉素预防气性坏疽，青霉素过敏者可用甲硝唑或克林霉素。

57. 联用的目的：①提高疗效，降低毒性，扩大抗菌谱。②延缓或减少耐药性的产生。联用的指征：①致病菌未明的严重感染。②单一抗菌药不能控制的严重感染或混合感染。③单一或长期用药细菌有可能产生耐药性者。④联合用药使毒性较大的抗菌药减少剂量。⑤感染部位一般抗菌药物不易透入者。

58. ①及早明确病原学诊断，有针对性地合理选用高效、窄谱、低毒的抗菌药物进行治疗。②根据抗菌药物特性合理选药，如依据各种抗菌药的抗菌谱，选择抗菌谱与所致病的病原菌相适应的药物；依据各种抗菌药的药动学特性，使所选药物在感染部位能达有效抗菌浓度，注意细菌耐药性的产生及变迁，合理选用最有效的抗菌药物。③依据患者的病理、生理及免疫状况合理选药，如肝、肾功能不良时应减量慎用或避免使用某些药物。④根据临床、病原学诊断病情，确定合理用药方案，如剂量、方法、疗程等。⑤避免小剂量、短疗程及局部用药。⑥严格掌握预防性用药及联合应用抗菌药的指征等。

第三十九章　人工合成抗菌药 ▷▷▷

一、选择题

（一）A 型题

1. 易透过血脑屏障，脑脊液中能达到有效抑菌浓度的磺胺药是（　　）
   A. 磺胺甲基异噁唑　　　　　　B. 磺胺嘧啶
   C. 酞磺胺噻唑　　　　　　　　D. 磺胺异噁唑
   E. 磺胺米隆

2. 烧伤面继发的铜绿假单胞菌感染宜选用的药物是（　　）
   A. 磺胺甲基异噁唑　　　　　　B. 磺胺嘧啶
   C. 酞磺胺噻唑　　　　　　　　D. 磺胺异噁唑
   E. 磺胺米隆

3. 金黄色葡萄球菌对磺胺类产生耐药性的主要原因是（　　）
   A. 产生水解酶　　　　　　　　B. 产生钝化酶
   C. 细胞膜通透性改变　　　　　D. 产生大量对氨基苯甲酸
   E. 核糖体结构改变

4. 下列选项，属于磺胺类药物主要不良反应的是（　　）
   A. 体位性低血压　　　　　　　B. 听力损害
   C. 二重感染　　　　　　　　　D. 泌尿系统损伤
   E. 灰婴综合征

5. 抑制细菌 DNA 回旋酶产生杀菌作用的药物是（　　）
   A. 青霉素 G　　　　　　　　　B. 头孢呋辛
   C. 麦迪霉素　　　　　　　　　D. 多西环素
   E. 诺氟沙星

6. 下列药物中属于第四代喹诺酮类的药物是（　　）
   A. 环丙沙星　　　　　　　　　B. 诺氟沙星
   C. 莫西沙星　　　　　　　　　D. 司帕沙星
   E. 左氧氟沙星

（二）B 型题

   A. 甲氧苄啶　　　　　　　　　B. 呋喃唑酮

C. 呋喃妥因　　　　　　　　　D. 磺胺嘧啶

E. 甲硝唑

7. 与磺胺类合用，抗菌作用增效的是（　　　）

8. 厌氧菌、阿米巴原虫和阴道滴虫感染首选（　　　）

A. 革兰阳性菌　　　　　　　　B. 革兰阴性菌

C. 革兰阳性、阴性厌氧菌　　　D. 真菌

E. 病毒

9. 硝咪唑类的抗菌范围主要是（　　　）

10. 吡哌酸的抗菌范围主要是（　　　）

（三）X 型题

11. 磺胺类药物的主要不良反应有（　　　）

A. 听力下降　　　　　　　　　B. 泌尿系统损伤

C. 抑郁　　　　　　　　　　　D. 皮疹

E. 肝功能减退

12. 磺胺类药可引起泌尿系统损伤，下列哪些是易发因素（　　　）

A. 与其他类抗菌药合用　　　　B. 尿偏酸性

C. 几种磺胺药合用　　　　　　D. 服磺胺药时同服 $NaHCO_3$

E. 服磺胺药时没有增加饮水量

13. 对革兰阴性杆菌引起的严重感染可选用（　　　）

A. 环丙沙星　　　　　　　　　B. 青霉素 G

C. 头孢唑酮　　　　　　　　　D. 庆大霉素

E. 甲硝唑

14. 氟喹诺酮类抗菌作用的特点是（　　　）

A. 对革兰阴性菌作用强大　　　B. 对革兰阳性菌也有效

C. 有抗菌后效应　　　　　　　D. 口服吸收差，需注射给药

E. 主要用于革兰阴性菌引起的感染

15. 磺胺类对下列哪些细菌有抑制作用（　　　）

A. 肺炎球菌　　　　　　　　　B. 脑膜炎球菌

C. 螺旋体　　　　　　　　　　D. 鼠疫杆菌

E. 支原体

16. 环丙沙星的抗菌作用特点是（　　　）

A. 为氧氟沙星的左旋体

B. 对葡萄球菌和链球菌的作用强于其他同类

C. 对革兰阳性球菌抗菌活性较强

D. 杀灭革兰阴性杆菌在第三代中最强

E. 每天服药一次

17. 属于氟喹诺酮类的药物是（　　　）

A. 吡哌酸   B. 萘啶酸

C. 诺氟沙星   D. 氧氟沙星

E. 左氧氟沙星

18. 可用于治疗厌氧菌感染的药物是（　　）

A. 磺胺嘧啶   B. 左氧氟沙星

C. 甲硝唑   D. 磺胺米隆

E. 羧苄西林

19. 甲氧苄啶（TMP）与磺胺甲噁唑（SMZ）合用，抗菌效力增强是由于（　　　）

A. 能彼此促进吸收   B. 甲氧苄啶抑制细菌二氢叶酸还原酶

C. 耐药性产生减少   D. 两药半衰期相近

E. 磺胺类抑制细菌二氢叶酸合成酶

20. 可用于治疗铜绿假单胞菌感染的药物是（　　　）

A. 磺胺嘧啶   B. 呋喃妥因

C. 甲硝唑   D. 磺胺米隆

E. 羧苄西林

21. 对泌尿道感染有效的药物有（　　　）

A. 磺胺异噁唑   B. 呋喃妥因

C. 青霉素 G   D. 庆大霉素

E. 诺氟沙星

二、填空题

22. 喹诺酮类的抗菌作用机制主要是通过_____而影响_____。

23. 左氧氟沙星对_____和_____、_____的杀灭作用均较环丙沙星强，对支原体、_____及_____也有较强杀灭作用。

24. 磺胺类分为_____、_____、_____三类。

25. 磺胺类的化学结构_____与相似，可与其竞争细菌_____，妨碍_____的合成，并进而影响核酸的合成，_____细菌生长繁殖。

26. 磺胺类药物的基本化学结构是_____，其对位的_____为抗菌必需基团，被肝脏代谢时，该结构被_____失去抗菌活性。

27. 磺胺类中可用于治疗呼吸道、泌尿道及肠道感染的复方制剂有_____、_____和_____等。

28. 预防磺胺类出现泌尿道损伤，可采用_____和_____的方法。

三、判断说明题

29. 磺胺类药抑制二氢叶酸还原酶，甲氧苄啶抑制二氢叶酸合成酶，阻滞细菌合成四氢叶酸的两个重要步骤。

30. 吡哌酸常用于革兰阴性菌引起的呼吸道感染。

31. 喹诺酮类的杀菌机制主要是通过抑制细菌的 RNA 聚合酶，而影响细菌 RNA 的合成。

32. 磺胺类对大多数革兰阳性菌、革兰阴性菌、螺旋体、沙眼衣原体、放线菌有抑制作用。

33. 复方新诺明的组成是磺胺甲噁唑与甲氧苄啶。

34. 甲氧苄啶长期大量使用对人体的二氢叶酸还原酶无影响。

35. 在偏酸性尿中，磺胺类乙酰化代谢产物的溶解度降低。

36. 甲硝唑是临床治疗各种厌氧菌感染的重要药物。

37. 细菌对磺胺类产生耐药性的主要原因是产生水解酶。

38. 磺胺与 $NaHCO_3$ 合用是为了促进磺胺代谢。

四、简答题

39. 简述磺胺类的抗菌作用机制。

40. 简述喹诺酮类的抗菌作用机制。

41. 磺胺类为什么会造成泌尿系统损伤，应如何预防？

五、论述题

42. 试述磺胺类与甲氧苄啶合用抗菌效力增强的机制。

43. 试述喹诺酮类各代产品的抗菌作用。

44. 叙述磺胺嘧啶首选用于治疗流行性脑脊髓膜炎的药理学依据。

45. 从抗菌作用机制着手，怎样可以提高磺胺类药物单用时的抗菌作用？

参考答案

一、选择题

（一）A 型题

1. B 磺胺嘧啶口服吸收迅速，血浆蛋白结合率低，容易通过血脑屏障，脑脊液中浓度较高，适用于治疗流行性脑脊髓膜炎。

2. E 磺胺米隆属外用磺胺类，局部应用可抗铜绿假单胞菌，并对创面有收敛作用，适用于烧伤或大面积创伤后感染。

3. D 细菌对磺胺类易耐药，金黄色葡萄球菌通过增加自身产生对氨基苯甲酸的量，与磺胺药竞争二氢叶酸合成酶，使磺胺的抗菌作用降低甚至消失。

4. D 磺胺类的不良反应有：①泌尿系统损伤，出现蛋白尿、血尿、尿痛、尿少甚至尿闭。②过敏反应。③血液系统反应。④肝损害。

5. E 喹诺酮类抑制细菌 DNA 回旋酶，从而抑制细菌 DNA 合成产生杀菌作用。

6. C 1990 年之后，开发出了第四代喹诺酮类药物，包括莫西沙星、加替沙星等。

（二）B 型题

7. A 甲氧苄啶与磺胺合用，可使细菌叶酸代谢受到双重阻滞，抗菌作用增加，甚至出现杀菌作用。可减少耐药性产生，对已耐药菌亦有作用。TMP 还可增强四环素、庆大霉素等多种抗生素的抗菌作用。

8. E 甲硝唑又称灭滴灵，属于咪唑类衍生物，目前为抗厌氧菌、阴道滴虫和阿米巴原虫的首选药物。

9. C 硝咪唑类主要是对革兰阳性、阴性厌氧菌有强大活性，对需氧或兼性厌氧菌无效。是目前临床治疗各种厌氧菌感染的重要药物。

10. B 吡哌酸的抗菌范围主要是革兰阴性菌，仅用于敏感革兰阴性菌引起的尿路感染和肠道感染。

（三）X 型题

11. BDE 磺胺类的不良反应有：①泌尿系统损伤。②过敏反应有皮疹、药热。③血液系统反应，偶见粒细胞减少或缺乏、再生障碍性贫血及血小板减少症。④肝损害，可出现黄疸、肝功能减退。⑤恶心、呕吐、头痛、头晕、乏力等。

12. BCE 磺胺药及其乙酰化物尿中浓度高，在偏酸性尿中溶解度降低，易在尿路析出结晶，引起泌尿系统损伤。应同服等量碳酸氢钠，使尿液呈碱性以增加其溶解度，嘱病人服药期间多饮水，以利排泄，并避免几种磺胺类药同时使用。

13. AC 氟喹诺酮类环丙沙星、第三代头孢菌素头孢唑酮是目前临床治疗革兰阴性杆菌感染的重要药物。庆大霉素单用易导致治疗失败，若使用需配合氟喹诺酮类、第三代头孢菌素或半合成青霉素类。

14. ABC 氟喹诺酮类抗菌谱广，对革兰阴性菌作用强大，对革兰阳性球菌、衣原体、支原体、军团菌、结核菌也有较强活性。有抗菌后效应。广泛用于敏感菌引起的各系统感染。

15. ABD 磺胺药抗菌谱较广，对多数革兰阳性菌和阴性菌都有抑制作用。肺炎球菌、脑膜炎球菌、鼠疫杆菌都是它的敏感菌，但对支原体、螺旋体无效。

16. BCD 环丙沙星抗菌谱较广，对革兰阴性杆菌的体外抗菌活性在第三代中最强，对一些革兰阳性球菌亦有较强抗菌活性，对铜绿假单胞菌、肠球菌、肺炎链球菌、葡萄球菌、军团菌、淋病奈瑟菌及流感杆菌的抗菌活性高于其他同类药物。

17. CDE 诺氟沙星、氧氟沙星、左氧氟沙星均属氟喹诺酮类。

18. BC 甲硝唑对革兰阳性和阴性厌氧菌均有强大抗菌活性，是目前临床治疗各种厌氧菌感染的重要药物。左氧氟沙星对厌氧菌的活性也较强（是环丙沙星的 4 倍）。

19. BCDE 磺胺类抑制细菌二氢叶酸合成酶，甲氧苄啶抑制细菌二氢叶酸还原酶，使细菌叶酸代谢受到双重阻滞，因而抗菌作用增加数倍至数十倍，甚至出现杀菌作用。均可减少耐药性的产生。两药半衰期相近，血药浓度峰值相近，药动学上有协同效应。

20. DE 磺胺米隆属外用磺胺类，局部应用可抗铜绿假单胞菌，并对创面有收敛作用。羧苄西林属半合成青霉素类，临床主要用于全身性铜绿假单胞菌感染。

21. ABDE 磺胺异噁唑（SIZ）、呋喃妥因广谱且尿中浓度高，庆大霉素、诺氟沙星对革兰阴性菌作用强，四者均可用于泌尿道感染。

二、填空题

22. 抑制细菌 DNA 回旋酶和拓扑异构酶Ⅳ；DNA 合成

23. 葡萄球菌；链球菌；厌氧菌；衣原体；军团菌

24. 全身感染类；肠道感染类；外用类

25. 对氨基苯甲酸；二氢叶酸合成酶；二氢叶酸；抑制

26. 对氨基苯磺酰胺；氨基；乙酰化

27. 磺胺嘧啶；复方甲噁唑片；增效联磺片

28. 同服 $NaHCO_3$；多饮水

三、判断说明题

29. 不正确。磺胺类药抑制二氢叶酸合成酶，甲氧苄啶抑制二氢叶酸还原酶，阻滞细菌合成四氢叶酸的两个重要步骤。

30. 不正确。吡哌酸是喹诺酮类的第一代品种，抗菌谱窄，主要杀灭革兰阴性菌，常用于革兰阴性菌引起的尿路感染和肠道感染。

31. 不正确。喹诺酮类的杀菌机制主要是通过抑制细菌的 DNA 回旋酶和拓扑异构酶Ⅳ，而影响细菌 DNA 的合成。

32. 不正确。磺胺类对大多数革兰阳性菌、革兰阴性菌、沙眼衣原体、放线菌有抑制作用，对螺旋体无效。

33. 正确。复方新诺明的组成是磺胺甲基异噁唑与甲氧苄啶，配合比例 5∶1。

34. 不正确。甲氧苄啶对人体的二氢叶酸还原酶会产生影响，长期大量使用出现白细胞和血小板减少、巨幼红细胞性贫血，必要时注射四氢叶酸治疗。

35. 正确。在偏酸性尿中，磺胺类乙酰化代谢物的溶解度降低，而碱化尿液可加速排泄。

36. 正确。甲硝唑对革兰阳性和阴性厌氧菌均有强大抗菌活性，是目前临床治疗各种厌氧菌感染的重要药物。

37. 不正确。细菌对磺胺类产生耐药性的主要原因是经突变或质粒转移使二氢叶酸合成酶与磺胺亲和力降低；而金黄色葡萄球菌则增加自身产生对氨基苯甲酸的量，与磺胺药竞争二氢叶酸合成酶。

38. 不正确。磺胺与 $NaHCO_3$ 合用是为了使尿液碱化，增强磺胺乙酰化代谢物在尿中的溶解度，以促进药物的排泄。

四、简答题

39. 磺胺类药通过干扰细菌的叶酸代谢而抑制细菌的生长繁殖。磺胺类药的结构与

PABA 相似，可与 PABA 竞争二氢叶酸合成酶，妨碍二氢叶酸的合成，进而妨碍四氢叶酸的合成并影响核酸的合成，抑制细菌的生长繁殖。

40. 喹诺酮类药物的抗菌机制主要是抑制细菌的 DNA 回旋酶和拓扑异构酶Ⅳ。DNA 回旋酶能使细菌双链 DNA 形成负超螺旋，以利于 DNA 复制和转录时链的解旋。喹诺酮类能嵌入 DNA 双链中与非配对碱基结合，形成药物–DNA–酶复合物，导致 DNA 复制和转录错误，引起细菌死亡。一般认为，喹诺酮类对革兰阴性菌的抗菌机制为抑制 DNA 回旋酶。拓扑异构酶Ⅳ在 DNA 复制后期子代的 DNA 解环链过程中具有重要作用，喹诺酮类能通过抑制此酶，影响子代的解环链而干扰 DNA 的复制。一般认为，喹诺酮类对革兰阳性菌的抗菌机制为抑制细菌的拓扑异构酶Ⅳ。由于本类药物治疗剂量下，对哺乳动物的拓扑异构酶影响较小，故对人体毒性较低。

41. 磺胺乙酰化代谢产物在尿中的溶解度较低，尿呈酸性时易在肾小管析出结晶，造成肾脏损伤。应同服等量碳酸氢钠，使尿液呈碱性以增加其溶解度，嘱咐病人服药期间多饮水，以利排泄。并避免磺胺类药物联合使用。

五、论述题

42. 磺胺类抑制二氢叶酸合成酶，甲氧苄啶抑制细菌二氢叶酸还原酶，二者合用阻碍细菌四氢叶酸合成的两个重要步骤，抗菌作用增加数倍至数十倍，甚至出现杀菌作用。可减少耐药性产生，对已耐药菌亦有作用。两药合用时，抗菌作用可增强数倍至数十倍，甚至呈现杀菌作用，而且可减缓细菌产生抗药性，甚至对耐磺胺药菌株亦有抗菌作用。在磺胺药中，SMZ 的半衰期为 11 小时，TMP 的半衰期为 10~12 小时，极为相近，故二者可联合使用，抗菌效力增强。

43. 第一代品种抗菌谱窄，主要杀灭革兰阴性菌，主要杀灭大肠杆菌、伤寒杆菌、变形杆菌、痢疾杆菌等革兰阴性菌，现仍使用的吡哌酸仅用于敏感革兰阴性菌引起的尿路感染和肠道感染。第二代抗菌谱广，对肠杆菌科细菌均有强大杀菌活性，有较弱的抗铜绿假单胞菌活性，对革兰阳性菌作用较差。第三代对革兰阴性菌作用增强，抗菌谱扩大，对一些阳性菌、衣原体、支原体、军团菌及结核分枝杆菌均有较强活性，近年在临床应用广泛，治疗敏感菌引起的各系统感染。第四代抗菌谱扩大到对部分厌氧菌有效，对革兰阳性菌活性明显提高。

44. ①脑膜炎双球菌对磺胺药等高度敏感。②在磺胺类药物中，SD 的脂溶性较高，与血浆蛋白的结合率最低，游离浓度最高，易透过血脑屏障，进入脑脊液中的药物浓度可达有效药物浓度。

45. 磺胺类药物的抗菌作用机制是与对氨基苯甲酸竞争二氢叶酸合成酶，且后者对二氢叶酸合成酶的亲和力比磺胺类大 5000~15000 倍，故使用磺胺类药物时，需要注意以下几点：①必须用足够的剂量和疗程，首剂常用加倍量（负荷量），使血药浓度迅速达到有效抑菌浓度。②脓液及坏死组织中含有大量的对氨基苯甲酸，故用于局部感染时应清创排脓。③避免与含有对氨基苯甲酸的药物如普鲁卡因等局麻药、酵母片等合用。

第四十章　β-内酰胺类抗生素 ▷▷▷

一、选择题

（一）A 型题

1. 下列选项，属于 β-内酰胺类抗生素的是（　　）
   A. 链霉素　　　　　　　　　　　B. 红霉素
   C. 四环素　　　　　　　　　　　D. 青霉素
   E. 利福平

2. 从抗菌作用机制分析，可知青霉素（　　）
   A. 对静止期细菌作用强
   B. 对繁殖期细菌作用强
   C. 对静止期和繁殖期细菌作用都强
   D. 对人和动物有一定毒性
   E. 对真菌作用强大

3. 头孢氨苄等 β-内酰胺类抗生素的作用机制为（　　）
   A. 阻止双糖十肽聚合物的交叉联结
   B. 破坏已形成的黏肽结构
   C. 阻止 D-丙氨酰 D-丙氨酸的形成
   D. 阻止 β-内酰胺环形成
   E. 阻止黏肽中的多糖链形成

4. 克拉维酸属于（　　）
   A. 单环 β-内酰胺类抗生素　　　　B. β-内酰胺酶抑制剂
   C. 头孢菌素类抗生素　　　　　　D. 青霉素类抗生素
   E. 硫霉素类抗生素

5. 半合成青霉素与青霉素 G 比较，优点为（　　）
   A. 杀菌力更强　　　　　　　　　B. 价格低廉
   C. 耐酸、耐酶，抗菌谱广　　　　D. 抗菌谱广、毒性更小
   E. 耐酸、耐酶且不会产生过敏反应

6. 下列选项，不属于青霉素 G 抗菌作用范围的病原体为（　　）
   A. 金黄色葡萄球菌　　　　　　　B. 脑膜炎奈瑟菌

    C. 淋病奈瑟菌　　　　　　　　D. 螺旋体

    E. 病毒

7. 患者，男性，36岁，因香蕉水火焰烧伤，手掌、面部、大腿前侧皮肤有大小水疱，部分撕破前来就诊，创面细菌培养有铜绿假单胞菌生长。下列哪种抗生素可作为首选（　　　）

    A. 头孢他啶　　　　　　　　　B. 红霉素

    C. 四环素　　　　　　　　　　D. 利福平

    E. 链霉素

8. 患者，男性，28岁，3天前被雨水淋透。第2天便觉头晕、头痛、咽痛、咳嗽。昨天全身发冷、打战、发热、咳嗽。现感觉比昨天更厉害，呼吸困难，右侧胸痛，咳痰带血，呈铁锈色，测体温39℃，诊断为肺炎链球菌性肺炎。下列哪种抗生素可作为首选（　　　）

    A. 四环素　　　　　　　　　　B. 红霉素

    C. 青霉素G　　　　　　　　　D. 链霉素

    E. 利福平

9. 某患者工作劳累后感咽痛，吞咽时加剧，2天后开始发热，体温38℃，并感左颈部疼痛，诊断为急性扁桃体发炎。下列哪种抗生素可作为首选（　　　）

    A. 克拉维酸　　　　　　　　　B. 氨苄青霉素

    C. 四环素　　　　　　　　　　D. 异烟肼

    E. 链霉素

10. 某患者近年来常宿营郊外，经常发热、咽喉痛，近来常感四肢大关节游走性酸痛，诊断为风湿性关节炎。下列哪种抗生素可作为首选（　　　）

    A. 乙胺丁醇　　　　　　　　　B. 庆大霉素

    C. 四环素　　　　　　　　　　D. 复方新诺明

    E. 青霉素G

（二）B型题

    A. 阻止双糖十肽的交叉联结

    B. 破坏已形成的黏肽结构

    C. 阻止D-丙氨酰D-丙氨酸的形成

    D. 阻止β-内酰胺环形成

    E. 阻止黏肽中的多糖链形成

11. 青霉素的抗菌作用机制为（　　　）

12. 头孢氨苄的抗菌作用机制为（　　　）

    A. 铜绿假单胞菌　　　　　　　B. 结核杆菌

    C. 大肠杆菌　　　　　　　　　D. 梅毒螺旋体

E. 立克次体

13. 对青霉素最敏感的病原体是（　　　）

14. 对头孢哌酮最敏感的病原体是（　　　）

    A. 舒巴坦　　　　　　　　　　　B. 磺苄西林

    C. 克拉维酸　　　　　　　　　　D. 头孢拉定

    E. 三唑巴坦

15. 母核为 6-氨基青霉烷酸的是（　　　）

16. 母核为 7-氨基头孢烷酸的是（　　　）

（三）X 型题

17. 对产酶的金黄色葡萄球菌感染有效的抗生素为（　　　）

    A. 青霉素 G　　　　　　　　　　B. 头孢吡肟

    C. 头孢匹罗　　　　　　　　　　D. 阿莫西林

    E. 双氯西林

18. β-内酰胺酶抑制剂包括（　　　）

    A. 克拉维酸　　　　　　　　　　B. 亚胺培南

    C. 氨曲南　　　　　　　　　　　D. 三唑巴坦

    E. 双氯西林

19. 铜绿假单胞菌感染可选用（　　　）

    A. 头孢哌酮　　　　　　　　　　B. 头孢吡肟

    C. 头孢唑肟　　　　　　　　　　D. 头孢氨苄

    E. 头孢他啶

20. 第四代头孢菌素包括（　　　）

    A. 头孢丙烯　　　　　　　　　　B. 头孢匹罗

    C. 头孢吡肟　　　　　　　　　　D. 头孢替唑

    E. 头孢唑林

21. 非典型 β-内酰胺类抗生素包括（　　　）

    A. 头孢西丁　　　　　　　　　　B. 亚胺培南

    C. 氨曲南　　　　　　　　　　　D. 拉氧头孢

    E. 克拉维酸

22. 对革兰阴性菌产生的 β-内酰胺酶较稳定的抗生素有（　　　）

    A. 第一代头孢菌素　　　　　　　B. 天然青霉素

    C. 第二代头孢菌素　　　　　　　D. 第三代头孢菌素

    E. 第四代头孢菌素头孢

23. 革兰阴性菌感染可选用（　　　）

    A. 半合成青霉素　　　　　　　　B. 天然青霉素

    C. 第一代头孢菌素　　　　　　　D. 第三代头孢菌素

    E. 第四代头孢菌素

24. 下列药物，属于头霉素的 β-内酰胺抗生素有（　　　）

    A. 头孢沙定　　　　　　　　　　B. 头孢美唑

    C. 头孢西丁　　　　　　　　　　D. 头孢曲嗪

    E. 头孢替坦

二、填空题

25. 常用于铜绿假单胞菌感染治疗的第三代头孢菌素主要是 ＿＿＿＿＿＿ 和 ＿＿＿＿＿＿＿等。

26. 半合成青霉素与青霉素 G 比较其优点为＿＿＿＿＿＿＿、＿＿＿＿＿＿＿和＿＿＿＿＿＿＿。

27. 青霉素 G 目前仍作为治疗敏感菌感染的首选药是由于具备＿＿＿＿＿＿＿、＿＿＿＿＿＿＿和＿＿＿＿＿＿＿优点。

三、判断说明题

28. 对青霉素 G 敏感的病原体引起的感染，青霉素 G 均为首选。

29. 半合成青霉素耐酸、耐酶、广谱，且与青霉素 G 无交叉过敏反应。

30. 用青霉素 G 治疗白喉、炭疽病时应与相应的抗毒素合用。

31. 氨苄西林等对革兰阳性或阴性菌均有作用，且对铜绿假单胞菌和变形杆菌作用强。

32. 舒巴坦抗菌活性较强，与氨苄西林配伍使用抗菌活性大大增强。

33. 苯唑西林、双氯西林抗菌谱与青霉素相似，且耐酶，故临床上首选治疗各种感染。

34. 青霉素虽对脑膜炎奈瑟菌作用强，但在其脑脊液中浓度较低，故不宜用于流脑治疗。

35. 青霉素 G 血药浓度迅速下降的原因是药物迅速经肾小管主动分泌而排泄。

四、简答题

36. 青霉素 G 和半合成青霉素有何异同点？

37. 第三代头孢菌素有哪些用途？

38. 阿莫西林为何与克拉维酸制成复方制剂奥格门汀？

39. 头孢菌素类的不良反应有哪些？

40. 新型 β-内酰胺类抗菌药分为哪几类？各举一代表药。

41. 第四代头孢菌素类药物的抗菌作用特点？

五、论述题

42. 试述青霉素过敏反应的防治措施。

43. 试述青霉素的作用机制及作用特点。

44. 人工半合成青霉素可分为哪几类？与青霉素 G 比较，有何特点？

参考答案

一、选择题

(一)A 型题

1. D 青霉素的母核 6-氨基青霉烷酸中含有 β-内酰胺环，属于 β-内酰胺类抗生素。

2. B 因青霉素通过抑制 PBPs 转肽酶活性，从而抑制在繁殖期旺盛合成的细胞壁，导致菌体细胞裂解而死亡。

3. A β-内酰胺类抗生素构型与 D-丙氨酰-D-丙氨酸非常相似，而竞争性地抑制 PBPs 转肽酶活性，破坏了黏肽合成的最后一步，从而抑制了细菌细胞壁的合成。

4. B 克拉维酸可抑制细菌产生的 β-内酰胺酶。

5. C 半合成青霉素是以青霉素 G 主核 6-APA 为原料，在 R 位连接不同侧链形成，不同的侧链使青霉素 G 的抗菌谱变广、耐酸、耐酶。

6. E 青霉素 G 抗菌作用范围为革兰阳性菌、少数革兰阴性球菌。该药对支原体、衣原体、病毒、真菌、立克次体无效。

7. A 头孢他啶对铜绿假单胞菌作用为目前最强。

8. C 肺炎链球菌对青霉素 G 高度敏感。

9. B 急性扁桃体发炎一般为溶血性链球菌引起，溶血性链球菌对氨苄青霉素敏感。

10. E 风湿性关节炎为溶血性链球菌引起，溶血性链球菌对青霉素 G 高度敏感。

(二)B 型题

11. A 对青霉素敏感的革兰阳性菌的胞壁由两两相邻的双糖十肽在转肽酶的催化下形成交叉联结，构成细胞壁。β-内酰胺类抗生素与肽链末端 D-丙氨酰-D-丙氨酸结构相似，可以与细菌细胞膜上的 PBPs 结合，竞争性地抑制 PBPs 转肽酶的作用，破坏了黏肽合成，从而抑制了细菌细胞壁的合成。

12. A 对头孢菌素敏感的革兰阳性菌的胞壁由两两相邻的双糖十肽在转肽酶的催化下形成交叉联结，构成细胞壁。β-内酰胺类抗生素与肽链末端 D-丙氨酰-D-丙氨酸结构相似，可以与细菌细胞膜上的 PBPs 结合，竞争性地抑制 PBPs 转肽酶的作用，破坏了黏肽合成，从而抑制了细菌细胞壁的合成。

13. D 梅毒螺旋体对青霉素高度敏感。

14. A 铜绿假单胞菌对头孢哌酮高度敏感。

15. B 6-氨基青霉烷酸为青霉素类药物的母核。

16. D　7-氨基头孢烷酸为头孢菌素类药物的母核。

（三）X 型题

17. BCE　头孢吡肟、头孢匹罗、双氯西林对β-内酰胺酶稳定，故对产酶的金黄色葡萄球菌感染有效。

18. AD　克拉维酸、三唑巴坦本身抗菌活性弱，但可抑制β-内酰胺酶，属β-内酰胺酶抑制剂。

19. ABCE　铜绿假单胞菌对头孢哌酮、头孢吡肟、头孢唑肟、头孢他啶敏感。

20. BC　头孢吡肟、头孢匹罗属第四代头孢菌素。

21. ABCDE　头孢西丁、亚胺培南、氨曲南、拉氧头孢、克拉维酸属于非典型β-内酰胺类抗生素。

22. CDE　第二代、第三代、第四代头孢菌素对革兰阴性菌产生的β-内酰胺酶稳定。

23. ADE　革兰阴性菌对半合成青霉素、第三代头孢菌素、第四代头孢菌素敏感。

24. BCE　头孢美唑、头孢西丁、头孢替坦属头霉素类的β-内酰胺抗生素。

二、填空题

25. 头孢哌酮；头孢他啶

26. 耐酸；耐酶；抗菌谱广

27. 杀菌作用强；毒性低；价廉

三、判断说明题

28. 正确。因青霉素G杀菌作用强、毒性低、价廉。

29. 不正确。半合成青霉素耐酸、耐酶、广谱，但与青霉素G有交叉过敏反应

30. 正确。因青霉素G只能杀灭白喉、炭疽杆菌，而对白喉、炭疽杆菌产生的外毒素没有作用，必须使用抗毒素对抗。

31. 不正确。氨苄西林、阿莫西林等对革兰阳性或阴性菌均有作用，但对铜绿假单胞菌和变形杆菌无作用。

32. 不正确。舒巴坦本身抗菌活性低，通过抑制β-内酰胺酶，显著增强氨苄西林及其他抗生素的作用及抗菌谱。

33. 不正确。本类药物抗菌活性小于青霉素G，临床上主要用于耐药金葡菌的感染。

34. 不正确。在脑膜出现炎症时，对青霉素的通透性增加，脑脊液中可达有效浓度，大剂量的青霉素治疗有效。

35. 正确。青霉素G主要以原型从肾脏排泄，经肾小管主动分泌到尿液中，半衰期为0.5~1小时。

四、简答题

36. 相同点：均含β-内酰胺环，抗菌作用机制同，都可发生过敏反应。不同点：

青霉素 G 对其敏感菌作用强、毒性低、价廉、不耐酸、不耐酶、抗菌谱窄；半合成青霉素耐酸、耐酶、广谱，但作用较青霉素弱，价格较贵。

37. 第三代头孢菌素用于革兰阴性杆菌引起的脑膜炎；肠杆菌科细菌引起的全身严重感染，如肺炎、脊髓炎、败血症等，尤其是耐药菌感染和院内感染；病原菌尚未查明的严重感染。头孢他啶、头孢哌酮常用于铜绿假单胞菌感染的治疗；头孢曲松用于产酶淋病奈瑟菌所致单纯性尿道炎可获满意疗效。

38. 随着阿莫西林广泛应用，多种细菌产生 β-内酰胺酶而使其失效，克拉维酸可竞争性抑制某些细菌所产生的 β-内酰胺酶活性，使阿莫西林作用增强，抗菌谱拓宽。因此，阿莫西林与克拉维酸制成复方制剂奥格门汀。

39. ①过敏反应。②肾毒性。③凝血功能障碍。④双硫仑样反应。⑤二重感染。⑥其他，如静脉炎等。

40. ①头霉素类，如头孢西丁。②氧头孢类，如拉氧头孢。③碳青霉烯类，如亚胺培南。④β-内酰胺酶抑制剂，如克拉维酸。⑤单环 β-内酰胺类，如氨曲南。

41. ①第四代头孢菌素对革兰阳性细菌、革兰阴性细菌均有高效，对革兰阳性球菌的作用较第三代强，但比第一代差。②枸橼酸菌属、肠杆菌属、沙雷菌属较敏感，对铜绿假单胞菌有效，对耐第三代头孢菌素的革兰阴性杆菌有效。③对耐甲氧西林金黄色葡萄球菌、耐甲氧西林表皮葡萄球菌无效。④对 β-内酰胺酶的稳定性更高。

五、论述题

42. ①详细询问过敏史和家族过敏史：凡对青霉素过敏者禁用，对有变态反应性疾病、皮肤真菌病及其他药物过敏史者禁用或慎用。②皮肤过敏试验：凡初次注射或中途更换批号、生产厂家，用药间隔 24 小时以上重新用药时，均应重新进行皮试。反应阳性者，应禁用。③注射青霉素后应观察 30 分钟以上。④在青霉素注射或皮试时，应做好急救准备，一旦出现过敏性休克，立即皮下或肌内注射 0.1% 肾上腺素 0.5~1.0mg，并每隔 15~30 分钟反复用药，直至病情缓解，必要时可稀释后缓慢静脉注射。吸氧、人工呼吸，同时输液，给予糖皮质激素、抗组胺药等。⑤严格掌握适应证，避免局部用药。⑥避免空腹给药。⑦青霉素应临用临配。

43. 作用机制：β-内酰胺类抗生素如青霉素结构与黏肽肽链末端 D-丙氨酰-D-丙氨酸结构相似，可以与细菌细胞膜上的 PBPs 结合，竞争性地抑制 PBPs 转肽酶的作用，破坏了黏肽交联，从而抑制细菌胞壁的合成，使细菌胞壁缺损，失去渗透屏障而膨胀、裂解，并激发细菌胞壁自溶酶的活性，导致菌体细胞裂解而死亡。

作用特点：①对繁殖期细菌作用强，对静止期细菌作用弱。②对革兰阳性菌作用强，对革兰阴性菌作用弱。③对人和动物毒性小，对真菌无效。

44. 天然青霉素因其抗菌谱窄、不耐酸、不耐酶的缺点，在临床应用受限，通过在母核 6-APA 上引入不同侧链，得到一系列半合成衍生物。这些药物具有耐酸、耐酶、广谱的特性，但与青霉素存在交叉过敏反应。半合成青霉素可分为：①耐酸青霉素类，如青霉素 V，抗菌谱类同青霉素 G，效力不及青霉素 G，耐酸，口服吸收好，不耐酶，不适用于严重感染。②耐酶青霉素，如苯唑西林，耐酸可口服，耐酶不易被青霉素酶破坏，抗菌谱类同于青霉素 G，但效力较差，口服有胃肠道反应，主要用于耐药金葡菌感染。③广谱青霉素，如氨苄西林等，耐酸，可口服，不耐酶，广谱，对革兰阴性杆菌有杀菌作用。④抗铜绿假单胞菌青霉素，如羧苄西林等，对铜绿假单胞菌均有杀菌作用，主要用于铜绿假单胞菌引起的感染。⑤主要用于革兰阴性细菌的青霉素，为抑菌药，主要用于治疗敏感革兰阴性杆菌感染。

第四十一章　大环内酯类、林可霉素类抗生素及多肽类抗生素 ▷▷▷▷

一、选择题

（一）A 型题

1. 下列药物，不属于大环内酯类抗生素的是（　　）
   A. 红霉素 　　　　　　　　 B. 阿奇霉素
   C. 罗红霉素 　　　　　　　 D. 克拉霉素
   E. 克林霉素

2. 下列有关红霉素体内过程的论述，错误的是（　　）
   A. 有肝肠循环 　　　　　　 B. 体内分布广
   C. 耐酸，口服吸收好 　　　 D. 胆汁及前列腺中浓度高
   E. 可透过胎盘及进入乳汁

3. 红霉素的抗菌谱不包括（　　）
   A. 军团菌 　　　　　　　　 B. 百日咳杆菌
   C. 真菌 　　　　　　　　　 D. 衣原体
   E. 支原体

4. 红霉素抑制蛋白质合成的作用位点是（　　）
   A. 与敏感菌核糖体 50S 亚基的 P 位结合
   B. 与敏感菌核糖体 50S 亚基的 A 位结合
   C. 与敏感菌核糖体 30S 亚基的 P 位结合
   D. 与敏感菌核糖体 30S 亚基的 A 位结合
   E. 阻止终止因子 R 进入 A 位

5. 患儿，男，8 岁，日前骤起高热、咽痛，并伴有头痛、呕吐。全身出现弥漫性细小密集猩红色之斑疹，压之退色。诊断为猩红热，但患儿对青霉素 G 过敏，请问选用下列何药较好（　　）
   A. 苯唑西林 　　　　　　　 B. 美西林
   C. 红霉素 　　　　　　　　 D. 匹美西林
   E. 替莫西林

6. 下列关于多黏菌素类的药动学特点说法正确的是（　　　）

    A. 口服不吸收
    B. 分布广泛，可进入脑脊液

    C. 代谢快
    D. 主要经胆汁排泄

    E. 关节腔药物浓度较高

7. 下列药物中既有耳毒性又有肾毒性的药物是（　　　）

    A. 青霉素
    B. 红霉素

    C. 林可霉素
    D. 万古霉素

    E. 头孢菌素

8. 下列药物，作用机制与万古霉素相似的是（　　　）

    A. 多黏菌素
    B. 替考拉宁

    C. 克拉霉素
    D. 克林霉素

    E. 罗红霉素

9. 下列药物中半衰期最长的是（　　　）

    A. 红霉素
    B. 罗红霉素

    C. 阿奇霉素
    D. 克拉霉素

    E. 林可霉素

10. 下列药物，主要主要用于革兰阴性菌感染的是（　　　）

    A. 第二代喹诺酮类
    B. 青霉素类

    C. 四环素类
    D. 多黏菌素类

    E. 头孢菌素类

11. 下列关于多黏菌素的描述，正确的是（　　　）

    A. 局部用于治疗革兰阴性杆菌感染

    B. 抗菌机制是通过抑制细菌蛋白质合成

    C. 一般可采用静脉滴注给药

    D. 属广谱抗生素

    E. 不良反应主要是注射部位疼痛

12. 用于治疗甲氧西林耐药的葡萄球菌引起的严重感染可选用（　　　）

    A. 青霉素 G
    B. 头孢氨苄

    C. 红霉素
    D. 万古霉素

    E. 链霉素

13. 下列关于杆菌肽的叙述，错误的是（　　　）

    A. 属多肽类抗生素

    B. 对革兰阳性和阴性菌均有效

    C. 通过抑制蛋白质合成发挥作用

    D. 细菌对该药产生耐药性较慢

    E. 肾毒性强

14. 某老人患有非特异性尿道炎，服用四环素进行治疗，但用药后期出现剧烈腹泻，除了停药外，应采用哪种药治疗腹泻（　　）

    A. 氯霉素　　　　　　　　　　B. 红霉素

    C. 头孢菌素　　　　　　　　　D. 青霉素

    E. 万古霉素

（二）B 型题

    A. 克林霉素　　　　　　　　　B. 链霉素

    C. 替莫西林　　　　　　　　　D. 红霉素

    E. 四环素

15. 治疗军团菌感染的首选药物是（　　）

16. 治疗金黄色葡萄球菌引起的骨髓炎的首选药物是（　　）

    A. 脑脊液　　　　　　　　　　B. 胆汁

    C. 骨　　　　　　　　　　　　D. 肾

    E. 肺

17. 红霉素在体内分布浓度较高的组织或体液是（　　）

18. 克林霉素在体内分布浓度较高的组织或体液是（　　）

（三）X 型题

19. 第二代半合成大环内酯类抗生素的特点是（　　）

    A. 对胃酸稳定　　　　　　　　B. $t_{1/2}$ 延长

    C. 生物利用度高　　　　　　　D. 每日的给药量及给药次数多

    E. 血浆、组织内浓度高

20. 可首选应用红霉素的疾病是（　　）

    A. 军团菌病　　　　　　　　　B. 沙眼衣原体所致婴儿肺炎

    C. 支原体肺炎　　　　　　　　D. 空肠弯曲菌肠炎

    E. 扁桃体炎

21. 红霉素的不良反应包括（　　）

    A. 消化道反应　　　　　　　　B. 过敏反应

    C. 血栓性静脉炎　　　　　　　D. 肾毒性

    E. 肝损害

22. 红霉素的应用范围包括（　　）

    A. 咽炎、扁桃体炎　　　　　　B. 支原体肺炎

    C. 肺结核　　　　　　　　　　D. 梅毒

    E. 百日咳

23. 关于克林霉素和林可霉素的体内过程，正确的有（　　　）
  A. 均广泛分布于大多数组织和体液中
  B. 均不受食物影响
  C. 均较难透过血脑屏障
  D. 均由肝代谢
  E. 均口服吸收快而完全

24. 克林霉素优于林可霉素是因为（　　　）
  A. 口服吸收好   B. 半衰期长
  C. 体内分布广   D. 抗菌活性强
  E. 毒性低

25. 红霉素的主要不良反应包括（　　　）
  A. 胃肠道反应   B. 血栓性静脉炎
  C. 肝毒性   D. 过敏反应
  E. 瑞夷综合征

26. 红霉素的抗菌谱包括（　　　）
  A. 军团菌   B. 百日咳杆菌
  C. 真菌   D. 衣原体
  E. 支原体

二、名词解释

27. 大环内酯类抗生素

三、填空题

28. 红霉素可首选应用于_____、_____、_____和_____等疾病。

29. 琥乙红霉素和依托红霉素较易引起肝损害，其原因可能是_____、_____所致。

30. 克林霉素分布于_____组织的浓度较高，因而可首选用于_____的治疗。

31. 大环内酯类抗生素主要通过_____发挥抗菌作用。

32. 克林霉素优于林可霉素的特点是_____、_____和_____。

四、判断说明题

33. 红霉素耐酸，口服吸收好。

34. 红霉素低浓度抑菌，高浓度可杀菌。

35. 红霉素片现多用肠溶片的目的是避免被胃酸破坏而影响疗效。

36. 患者对一种红霉素制剂过敏或不能耐受时，可改用其他红霉素制剂。

37. 克林霉素口服吸收快而完全，但受食物影响。

38. 林可霉素类对部分需氧革兰阴性球菌敏感，但所有革兰阴性杆菌对其耐药。

39. 多黏菌素类属广谱杀菌剂。

40. 多黏菌素为临床治疗全身革兰阴性菌感染的药物。

41. 万古霉素口服可治疗难辨梭状杆菌引起的假膜性肠炎。

42. 万古霉素的抗菌机制是抑制细菌细胞壁的生物合成。

43. 杆菌肽全身用药肾毒性强。

五、简答题

44. 简述第二代半合成大环内酯类抗生素的抗菌作用特点。

45. 简述红霉素的不良反应。

46. 多黏菌素类抗生素有哪些不良反应？

六、论述题

47. 试述红霉素的抗菌机制及临床应用范围。

48. 红霉素与克林霉素的体内过程有何异同？

49. 试述杆菌肽的作用、作用机制和用途。

参考答案

一、选择题

（一）A 型题

1. E　大环内酯类抗生素的基本化学结构特征是具有 14~16 元大环内酯环，主要包括有红霉素、罗红霉素、克拉霉素、阿奇霉素等。克林霉素属于林可霉素类。

2. C　红霉素不耐酸，口服吸收少。故现用制剂为肠溶片或酯化物，其抗酸，口服吸收好。

3. C　红霉素抗菌谱与青霉素 G 相似但稍广。如对厌氧球菌及革兰阴性菌中的流感嗜血杆菌、百日咳杆菌、变形杆菌及军团菌属、弯曲菌、衣原体、支原体、立克次体属、某些螺旋体等均有效，但对真菌无效。

4. A　红霉素与细菌核蛋白体 50S 亚基 P 位结合，抑制多肽链由 A 位转移到 P 位的位移作用，则肽链不能延伸。

5. C　半合成青霉素与青霉素 G 间有交叉过敏，红霉素抗菌谱与青霉素 G 相似，主要用于对青霉素过敏的患者。

6. A　多黏菌素类口服不吸收。肌注后血药浓度在 2 小时左右达到高峰，有效血药浓度可维持 8~12 小时；肝、肾中药物浓度较高，不易进入胸腔、腹腔、关节腔和脑脊液。体内代谢较慢，代谢物主要经肾脏排泄。

7. D　万古霉素毒性反应大，既有耳毒性又有肾毒性。

8. B　替考拉宁作用机制、抗菌谱及抗菌活性均与万古霉素相似，也是通过抑制细菌细胞壁合成而发挥抗菌作用。

9. C　阿奇霉素半衰期为 35~48 小时，每天仅需给药一次。

10. D　多黏菌素类药物主要用于革兰阴性杆菌所致感染。

11. A　多黏菌素可局部用于治疗革兰阴性杆菌感染。

12. D　万古霉素抗菌谱窄，对革兰阳性菌包括甲氧西林耐药的表皮葡萄球菌有较强的杀菌作用。

13. C　杆菌肽可特异性地抑制细菌细胞壁合成阶段的脱磷酸化作用，影响了磷脂的转运和向细胞壁支架输送黏肽，从而抑制了细胞壁的合成；还能够与敏感细菌的细胞膜结合，损伤细胞膜，致使细菌内容物外泄。

14. E　该病人出现的是伪膜性肠炎的症状，是服用四环素后不良反应的表现，可口服万古霉素进行治疗。

（二）B 型题

15. D　红霉素对军团菌有较强作用，常首选治疗军团菌病。

16. A　克林霉素分布于骨组织中浓度较高，可首选用于金黄色葡萄球菌引起的急慢性骨髓炎。

17. B　红霉素分布在胆汁内浓度较高，可超出同期血药浓度的 10~40 倍。

18. C　克林霉素广泛分布于大多数组织和体液中，以骨组织中浓度较高。

（三）X 型题

19. ABCE　第二代大环内酯类抗生素与第一代比较具有生物利用度高、对胃酸稳定、血药浓度高、组织渗透性好、半衰期延长、用药次数减少、抗菌谱广、对革兰阴性菌和某些细胞内衣原体的抗菌活性增强、不良反应轻、抗菌后效应明显等优点，现已广泛用作治疗呼吸道感染药物。

20. ABCD　红霉素首选治疗军团菌病、空肠弯曲菌肠炎、白喉带菌者、支原体肺炎及沙眼衣原体所致婴儿肺炎等。

21. ABCE　红霉素不良反应有消化道反应、血栓性静脉炎、肝损害、过敏反应。

22. ABDE　红霉素对革兰阳性球菌、革兰阴性球菌、厌氧球菌及革兰阴性菌中的流感杆菌、百日咳杆菌、变形杆菌抗菌活性较高，对军团菌属、弯曲菌、衣原体、支原体、立克次体属及某些螺旋体等有良效，均可首选用于这些病原体的感染。

23. ACD　两药均广泛分布于大多数组织和体液中，以骨组织中浓度较高，两药均较难透过血脑屏障，均由肝代谢。但克林霉素口服吸收快而完全，且不受食物影响。而林可霉素吸收差，并受食物影响。

24. ADE　两药抗菌谱相同，但克林霉素抗菌活性更强，且口服吸收好，毒性低。

25. ABCD　瑞夷综合征是水杨酸类的不良反应。

26. ABDE　红霉素抗菌谱与青霉素 G 相似但稍广。如对厌氧球菌及革兰阴性菌中的流感嗜血杆菌、百日咳杆菌、变形杆菌及军团菌属、弯曲菌、衣原体、支原体、立克次体属、某些螺旋体等均有效，但对真菌无效。

二、名词解释

27. 是指具有 14~16 元大环内酯环基本化学结构特征的抗生素。代表药有红霉素、罗红霉素、克拉霉素、阿奇霉素等。

三、填空题

28. 军团菌病；空肠弯曲菌肠炎；白喉带菌者；支原体肺炎（沙眼衣原体所致婴儿肺炎）

29. 吸收较好；对肝细胞穿透力较强

30. 骨；金黄色葡萄球菌引起的急慢性骨髓炎

31. 抑制细菌蛋白质合成

32. 抗菌活性更强；口服吸收好；毒性低

四、判断说明题

33. 不正确。红霉素不耐酸，口服吸收差。其肠溶片或酯化物抗酸，口服吸收好。

34. 正确。红霉素低浓度抑菌，高浓度可杀菌。

35. 正确。红霉素不耐酸，口服吸收差，现多用肠溶片的目的是避免被胃酸破坏而影响疗效。

36. 不正确。患者对一种红霉素制剂过敏或不能耐受时，对其他红霉素制剂也可过敏或不能耐受。

37. 不正确。克林霉素口服吸收快而完全，进食不影响吸收。

38. 正确。林可霉素类对部分需氧革兰阴性球菌，如脑膜炎奈瑟菌、淋病奈瑟菌以及人型支原体和沙眼衣原体等均敏感。但所有革兰阴性杆菌对该类药耐药。

39. 不正确。多黏菌素类属窄谱杀菌剂，其毒性较大，目前主要用于局部治疗铜绿假单胞菌感染。

40. 不正确。多黏菌素全身给药时毒性较大，故临床局部用于治疗革兰阴性菌所产生的感染。

41. 正确。万古霉素口服不吸收，故可治疗难辨梭状杆菌引起的假膜性肠炎。

42. 正确。万古霉素的抗菌机制是抑制细菌细胞壁的生物合成，对生长繁殖期的细菌作用最强。

43. 正确。杆菌肽全身用药肾毒性强，仅局部应用。

五、简答题

44. 第二代大环内酯类抗生素与第一代比较具有生物利用度高、对胃酸稳定、血药浓度高、组织渗透性好、半衰期延长、用药次数减少、抗菌谱广、对革兰阴性菌和某些细胞内衣原体的抗菌活性增强、不良反应轻、抗菌后效应明显等优点，现已广泛用作治疗呼吸道感染药物。

45. ①消化道反应，如恶心、呕吐、腹胀、腹痛及腹泻等。②血栓性静脉炎。③肝损害。④过敏反应。

46. ①肾脏毒性，有蛋白尿、血尿、血肌酐和尿素氮升高。②神经系统毒性，头晕、感觉异常、面部和四肢麻木、共济失调等。③瘙痒、皮疹和药热等变态反应。

六、论述题

47. 抗菌机制：红霉素与细菌核蛋白体 50S 亚基 P 位结合，抑制多肽链由 A 位转移到 P 位的位移作用，则肽链不能延伸，而抑制细菌蛋白质合成。应用：用于对青霉素过敏患者或对青霉素耐药的金黄色葡萄球菌引起的感染；对军团菌病、弯曲杆菌肠炎、支原体肺炎、沙眼衣原体所致的婴儿肺炎和结膜炎、百日咳、白喉带菌者可作为首选药应用；也可用于厌氧菌引起的口腔感染以及上述敏感菌所致的各种感染。

48. ①相同点是两药均广泛分布于大多数组织和体液中，均可透过胎盘和进入乳汁，均较难透过血脑屏障，均由肝代谢、胆汁排泄。②不同点是红霉素不耐酸，口服吸收差，并受食物影响；而克林霉素口服吸收快而完全，且不受食物影响。

49. 杆菌肽的作用：对革兰阳性菌有强大的抗菌作用，对耐 β-内酰胺酶的细菌也有作用；对革兰阴性球菌、螺旋体、放线杆菌也有一定作用；对革兰阴性杆菌无作用。作用机制是特异性地抑制细菌细胞壁合成阶段的脱磷酸化作用，影响了磷脂的转运和向细胞壁支架输送黏肽，从而抑制了细胞壁的合成；还能够与敏感细菌的细胞膜结合，损伤细胞膜，致使细菌内容物外泄。细菌对杆菌肽不易产生耐药性，与其他抗生素无交叉耐药性。用途：由于对肾脏毒性大，临床应用受到限制，一般不作全身用药，临床主要用于局部抗感染，用于金黄色葡萄球菌、溶血性链球菌、肺炎球菌等敏感菌所致的皮肤软组织及眼部感染。

第四十二章 氨基糖苷类抗生素 ▷▷▷

一、选择题

(一)A 型题

1. 氨基糖苷类体内过程的共同特点是（　　）
    A. 口服易吸收
    B. 可进入内耳外淋巴液
    C. 在脑脊液浓度较高
    D. 与血浆蛋白结合率高
    E. 肾小管重吸收好

2. 下列选项，不属于氨基糖苷类抗生素不良反应的是（　　）
    A. 肾毒性
    B. 神经肌肉麻痹
    C. 耳毒性
    D. 过敏反应
    E. 骨髓抑制

3. 庆大霉素的抗菌机制是（　　）
    A. 抑制菌体蛋白质合成
    B. 抑制二氢叶酸还原酶
    C. 触发菌体自溶现象
    D. 增强吞噬细胞功能
    E. 破坏细菌细胞壁的结构

4. 对耳、肾均有明显毒性的抗生素是（　　）
    A. 红霉素
    B. 氯霉素
    C. 四环素
    D. 链霉素
    E. 青霉素

5. 新霉素临床仅作局部使用主要是由于（　　）
    A. 口服不吸收
    B. 血浆蛋白结合率高，游离药物浓度低
    C. 对耳毒性和肾脏毒性大
    D. 抗菌作用强度低
    E. 在同类药物中易产生耐药性

6. 某病人因大肠杆菌引起胆囊炎，但该病人的肝功能不良，最好选用（　　）
    A. 青霉素 G
    B. 庆大霉素
    C. 四环素
    D. 氯霉素
    E. 多黏菌素

7. 某患者大面积二度烧伤,可选用哪种抗感染药(　　)
   A. 青霉素 G   B. 头孢拉定
   C. 四环素   D. 链霉素
   E. 庆大霉素

8. 某女性患者因感染性心内膜炎使用链霉素后出现多尿和蛋白尿,该现象可能是(　　)
   A. 肾毒性   B. 耳毒性
   C. 神经肌肉阻滞作用   D. 过敏反应
   E. 胃肠道反应

9. 耳毒性、肾毒性最高的氨基糖苷类抗生素是(　　)
   A. 卡那霉素   B. 新霉素
   C. 庆大霉素   D. 链霉素
   E. 妥布霉素

10. 以下常用氨基糖苷类抗生素对结核杆菌作用强的是(　　)
    A. 大观霉素   B. 庆大霉素
    C. 阿米卡星   D. 链霉素
    E. 新霉素

11. 氨基糖苷类药物在体内分布浓度较高的部位是(　　)
    A. 细胞内液   B. 血液
    C. 肾脏皮质   D. 脑脊液
    E. 结核病灶的空洞中

12. 过敏性休克发生率最高的氨基糖苷类抗生素是(　　)
    A. 庆大霉素   B. 妥布霉素
    C. 阿米卡星   D. 卡那霉素
    E. 链霉素

13. 治疗对其他氨基糖苷类抗生素产生耐药的革兰阴性杆菌感染可选用(　　)
    A. 庆大霉素   B. 妥布霉素
    C. 阿米卡星   D. 奈替米星
    E. 链霉素

14. 治疗鼠疫和兔热病的首选药物是(　　)
    A. 庆大霉素   B. 妥布霉素
    C. 阿米卡星   D. 奈替米星
    E. 链霉素

(二)B 型题

   A. 主要用于革兰阳性菌的药物   B. 主要用于革兰阴性菌的药物
   C. 广谱抗生素   D. 抗真菌药物

E. 抗病毒药物

15. 氨基糖苷类抗生素属于（　　）

16. 四环素类抗生素属于（　　）

A. 多肽类　　　　　　　　　B. 头孢菌素类

C. 四环素类　　　　　　　　D. 氨基糖苷类

E. β-内酰胺类

17. 万古霉素属于（　　）

18. 小诺霉素属于（　　）

A. 庆大霉素　　　　　　　　B. 链霉素

C. 多黏菌素　　　　　　　　D. 万古霉素

E. 四环素

19. 治疗肺结核病宜选用（　　）

20. 治疗甲氧西林耐药的葡萄球菌引起的严重感染宜选用（　　）

A. 庆大霉素　　　　　　　　B. 妥布霉素

C. 链霉素　　　　　　　　　D. 卡那霉素

E. 新霉素

21. 氨基糖苷类药物中毒性最大，不适合作为全身感染用药的是（　　）

22. 抗铜绿假单胞菌作用最强的全身感染用药是（　　）

（三）X 型题

23. 氨基糖苷类抗生素的主要不良反应包括（　　）
    A. 抑制骨髓　　　　　　　B. 耳毒性
    C. 过敏反应　　　　　　　D. 神经肌肉麻痹
    E. 肾脏毒性

24. 可阻止细菌蛋白质合成的抗生素是（　　）
    A. 链霉素　　　　　　　　B. 头孢菌素
    C. 磺胺嘧啶　　　　　　　D. 多黏菌素
    E. 红霉素

25. 下列药物，不宜与链霉素合用的是（　　）
    A. 依他尼酸　　　　　　　B. 异烟肼
    C. 筒箭毒碱　　　　　　　D. 青霉素
    E. 多黏菌素

26. 氨基糖苷类药物的抗菌谱包括（　　）
    A. 立克次体　　　　　　　B. 结核杆菌

    C. 溶血性链球菌   D. 大肠杆菌

    E. 变形杆菌

27. 大剂量给药会引起呼吸抑制的药是（   ）

    A. 氯霉素   B. 四环素

    C. 链霉素   D. 多黏菌素

    E. 杆菌肽

二、名词解释

28. 单向交叉耐药性

三、填空题

29. 氨基糖苷类药物化学结构均由_____与_____结合组成。

30. 氨基糖苷类药物是通过_____、_____、_____而干扰细菌蛋白质合成。

31. 使用氨基糖苷类药物后出现四肢无力，可用_____或（和）_____对抗。

32. 庆大霉素口服可用于_____消毒与治疗_____感染。

33. 庆大霉素口服可用于治疗_____引起的慢性胃炎和消化性溃疡。

34. 链霉素与四环素联合用药，是目前治疗_____的最有效手段。

35. 阿米卡星对肠道 G⁻ 杆菌和铜绿假单胞菌产生的多种_____稳定，故对一些氨基糖苷类耐药菌感染仍能有效控制，常作为首选药。

四、判断说明题

36. 对链霉素产生耐药性的细菌对庆大霉素也产生耐药。

37. 新霉素引起前庭功能障碍发生率高于链霉素。

38. 链霉素与抗组胺药合用可减少耳毒性。

39. 卡那霉素引起的肾脏损害发生率低于链霉素。

40. 链霉素较青霉素不易引起过敏性休克，且死亡率低。

41. 庆大霉素与羧苄西林同时混合滴注治疗铜绿假单胞菌感染。

五、简答题

42. 氨基糖苷类抗生素主要有哪些不良反应？

43. 如何预防氨基糖苷类抗生素对耳及肾脏的损害？

44. 庆大霉素可用于治疗哪些疾病？

六、论述题

45. 试述氨基糖苷类抗生素的抗菌谱、抗菌特点及机制。

参考答案

一、选择题

(一) A 型题

1. B　氨基糖苷类体内过程的共同特点是可进入内耳外淋巴液，故可蓄积产生对第八对脑神经的损害。

2. E　氨基糖苷类抗生素的不良反应有：①对第八对脑神经的损害。②肾脏损害。③变态反应。④神经肌肉阻滞。⑤面部、口唇发麻、周围神经炎。不包括骨髓抑制。

3. A　庆大霉素的抗菌机制是干扰细菌菌体蛋白质合成。

4. D　对耳、肾均有明显毒性的抗生素是氨基糖苷类抗生素链霉素。

5. C　新霉素临床局部使用主要原因是对第八对脑神经和肾脏毒性大。

6. B　庆大霉素对大肠杆菌引起的胆囊炎作用较好，且较四环素对肝脏毒性小。

7. E　在氨基糖苷类抗生素中，庆大霉素对革兰阴性杆菌抗菌活性强，可用于治疗烧伤感染，效果较好。青霉素和头孢拉定主要针对革兰阳性菌，四环素较庆大霉素作用弱。

8. A　链霉素具有肾毒性，用药后可导致患者出现多尿和蛋白尿等肾脏损伤症状。

9. B　耳毒性、肾毒性最高的氨基糖苷类抗生素是新霉素，其次为卡那霉素。

10. D　链霉素对结核杆菌作用强，也是第一个用于结核病的药物。

11. C　氨基糖苷类药物在肾皮质和内耳内、外淋巴液分布浓度较高。

12. E　过敏性休克发生率最高的氨基糖苷类抗生素是链霉素。

13. C　阿米卡星可用于其他氨基糖苷类抗生素产生耐药的革兰阴性杆菌感染。

14. E　链霉素为治疗鼠疫和兔热病的首选药物。

(二) B 型题

15. B　氨基糖苷类抗生素主要对革兰阴性菌有强大杀菌作用。

16. C　四环素类抗生素属于广谱抗生素。

17. A　万古霉素属于多肽类抗生素。

18. D　小诺霉素属于氨基糖苷类抗生素。

19. B　治疗肺结核病宜选用链霉素，因其对结核杆菌有较强的抗菌作用。

20. D　万古霉素对甲氧西林耐药的葡萄球菌敏感，故可选万古霉素。

21. E　新霉素的毒性大，不适合作为全身感染用药，仅作局部使用。

22. B　抗铜绿假单胞菌作用最强的全身感染用药是妥布霉素。

(三) X 型题

23. BCDE　氨基糖苷类抗生素的主要不良反应是过敏反应、肾脏毒性、对第八对脑神经的损害（耳毒性）、神经肌肉阻滞等。

24. AE　链霉素和红霉素是通过阻止细菌蛋白质合成而发挥抗菌作用的。

25. ACE　不宜与链霉素合用的药是依他尼酸、筒箭毒碱和多黏菌素。依他尼酸可加重链霉素的耳毒性；筒箭毒碱可加重链霉素的神经肌肉阻滞；多黏菌素与链霉素的主要不良反应相似，两者合用，毒性增大。

26. BDE　氨基糖苷类药物对大肠杆菌、结核杆菌和变形杆菌有强大的杀菌作用。

27. CD　大剂量给药会引起呼吸抑制的药是链霉素和多黏菌素。

二、名词解释

28. 是细菌产生耐药性的一种情况。如链霉素与庆大霉素、卡那霉素、新霉素之间有单向交叉耐药性，即对后三者产生耐药性的细菌对链霉素也产生耐药性，但对链霉素产生耐药性的细菌对后三者仍可敏感。

三、填空题

29. 氨基糖分子；非糖部分的苷元

30. 抑制 70S 始动复合物的形成；选择性地与 30S 亚基上的靶蛋白结合；阻止终止因子 R 进入 A 位

31. 钙剂；新斯的明

32. 胃肠道术前；肠道

33. 幽门螺旋杆菌

34. 鼠疫

35. 氨基糖苷类灭活酶

四、判断说明题

36. 不正确。对链霉素产生耐药性的细菌对庆大霉素也可敏感，但反之则一定产生耐药性，表现为单向交叉耐药性。

37. 正确。前庭功能障碍的发生率新霉素高于链霉素。

38. 不正确。链霉素的耳毒性可被抗组胺药所掩盖，应避免合用。

39. 不正确。肾脏损害发生率，卡那霉素高于链霉素。

40. 不正确。链霉素较青霉素不易引起过敏性休克，但死亡率高。

41. 不正确。治疗铜绿假单胞菌感染时，庆大霉素不能与羧苄西林同时混合滴注，以免降低前者的活性。

五、简答题

42. ①耳毒性：引起前庭功能障碍和耳蜗神经损害。②肾毒性：损害肾小管上皮细胞，出现蛋白尿。③过敏反应：可见药热、皮疹等过敏反应，偶见过敏性休克。④神经肌肉麻痹：可出现四肢无力甚至呼吸抑制。⑤面部、口唇发麻，周围神经炎。

43. 用药过程中应密切观察，注意是否出现耳鸣、眩晕等早期症状，并进行听力监测和肾功能检查，根据情况调整剂量。避免与有耳毒性和肾毒性的药物合用；避免和抗组胺药合用；孕妇禁用。镇静催眠药、有镇静作用的其他药物可抑制患者的反应性，合用时也须慎用。

44. ①革兰阴性杆菌感染，如败血症、脑膜炎等。②铜绿假单胞菌感染。③细菌性心内膜炎。④原因未明的严重感染。⑤口服作胃肠道术前消毒与治疗肠道感染、治疗幽门螺旋杆菌引起的慢性胃炎及消化性溃疡。⑥还可局部用于皮肤、黏膜表面感染和眼、耳、鼻部感染。

六、论述题

45. 抗菌谱：氨基糖苷类抗生素的抗菌谱较广，主要对革兰阴性菌有强大的杀菌作用，如大肠杆菌、克雷伯菌属、肠杆菌属、变形杆菌属等，对产碱杆菌属、莫拉菌属、布鲁菌属、枸橼酸菌属、嗜血杆菌属、分枝杆菌属等也具有一定的抗菌作用；对 G^- 球菌作用较差；对 MRSA 和 MRSE 也有较好的抗菌活性；对各型链球菌作用微弱；多数肠球菌属厌氧菌对其耐药。氨基糖苷类抗生素的抗菌谱基本相同，链霉素、卡那霉素还对结核分枝杆菌有效。

抗菌特点：①为静止期速效杀菌剂，低浓度抑菌、高浓度杀菌，在碱性环境中抗菌作用增强。②存在抗生素后效应。

抗菌机制：干扰细菌蛋白质的生物合成，还能破坏细菌细胞膜的完整性，造成细菌细胞内重要物质外漏，具体环节包括：①抑制 70S 始动复合物的形成，使蛋白质合成在早期即终止。②选择性地与 30S 亚基上的靶蛋白结合，使 A 位扭曲变形，从而造成 mRNA 上密码出现错误阅读，将错误的氨基酸掺入肽链，导致异常或无功能蛋白质的合成。③阻止终止因子 R 进入 A 位，使已形成的肽链不能释放，同时 70S 核糖体不能解离，使菌体内核糖体循环利用受阻。

第四十三章 四环素类与氯霉素类 ▷▷▷▷

一、选择题

(一) A 型题

1. 下列药物，属于广谱抗生素类的是 (　　)
   A. 青霉素类　　　　　　　　B. 大环内酯类
   C. 头孢菌素类　　　　　　　D. 氨基糖苷类
   E. 四环素类

2. 下列药物，可与多价阳离子络合而影响吸收的是 (　　)
   A. 氯霉素　　　　　　　　　B. 四环素
   C. 红霉素　　　　　　　　　D. 氨苄青霉素
   E. 头孢氨苄

3. 下列选项，不属于四环素抗菌谱的是 (　　)
   A. 肺炎球菌　　　　　　　　B. 霍乱弧菌
   C. 幽门螺旋杆菌　　　　　　D. 立克次体
   E. 真菌

4. 四环素类药物中，抗菌作用最强的是 (　　)
   A. 四环素　　　　　　　　　B. 土霉素
   C. 地美环素　　　　　　　　D. 多西环素
   E. 美他环素

5. 治疗肠内阿米巴病疗效较好的是 (　　)
   A. 四环素　　　　　　　　　B. 米诺环素
   C. 土霉素　　　　　　　　　D. 卡那霉素
   E. 奈替霉素

6. 下列选项，不属于四环素主要不良反应的是 (　　)
   A. 二重感染　　　　　　　　B. 局部刺激
   C. 影响骨骼生长　　　　　　D. 灰婴综合征
   E. 牙齿黄染

7. 氯霉素的下述不良反应中，与其剂量、疗程无关的严重反应是 (　　)
   A. 二重感染　　　　　　　　B. 灰婴综合征

C. 可逆性贫血　　　　　　　　D. 不可逆的再生障碍性贫血

E. 消化道反应

8. 氯霉素仅用于伤寒等其他敏感菌所致的严重感染的原因是（　　　）

A. 抗菌谱窄　　　　　　　　　B. 严重损害骨髓造血功能

C. 细菌产生耐药性较快　　　　D. 抗菌作用弱

E. 易引起二重感染

9. 四环素类和氯霉素类均会产生的不良反应是（　　　）

A. 过敏性休克　　　　　　　　B. 影响牙、骨生长

C. 抑制骨髓造血功能　　　　　D. 灰婴综合征

E. 二重感染

10. 某患者突然出现寒战、呕吐，第五日胸背出现淡红色斑疹，24 小时蔓延至颈、腹及四肢，后经确诊为流行性斑疹伤寒，下列哪种药可首选（　　　）

A. 四环素　　　　　　　　　　B. 庆大霉素

C. 多黏菌素　　　　　　　　　D. 头孢菌素

E. 青霉素

11. 夏天游泳后，某些人出现眼部出血、瘙痒、流泪等现象，可用下列哪种药滴眼（　　　）

A. 罗红霉素　　　　　　　　　B. 林可霉素

C. 氯霉素　　　　　　　　　　D. 万古霉素

E. 大观霉素

12. 四环素类为广谱抗菌药，但不包括的是（　　　）

A. 病毒　　　　　　　　　　　B. 螺旋体

C. 支原体　　　　　　　　　　D. 立克次体

E. 衣原体

13. 下列药物中，可促进四环素吸收的是（　　　）

A. 碱性药　　　　　　　　　　B. 抗酸药

C. 维生素 C　　　　　　　　　D. 铁剂

E. 钙剂

14. 四环素的作用靶位是（　　　）

A. 细菌核糖体 30S 亚基　　　　B. 细菌核糖体 50S 亚基

C. 细菌核糖体 70S 亚基　　　　D. 细菌核糖体 80S 亚基

E. 细菌核糖体 60S 亚基

15. 立克次体感染可首选（　　　）

A. 氯霉素类　　　　　　　　　B. 四环素类

C. 青霉素类　　　　　　　　　D. 磺胺类

E. 头孢菌素类

16. 氯霉素的作用靶位是（　　　）

    A. 细菌核糖体 30S 亚基　　　　　　B. 细菌核糖体 50S 亚基

    C. 细菌核糖体 70S 亚基　　　　　　D. 细菌核糖体 80S 亚基

    E. 细菌核糖体 60S 亚基

（二）B 型题

    A. 庆大霉素　　　　　　　　　　　B. 链霉素

    C. 万古霉素　　　　　　　　　　　D. 四环素

    E. 氯霉素

17. 对结核杆菌有效，但会引起肾损害的药物是（　　　）

18. 可能导致新生儿和早产儿灰婴综合征的药物是（　　　）

19. 可引起儿童牙齿发黄的药物是（　　　）

    A. 伪膜性肠炎　　　　　　　　　　B. 神经肌肉阻滞

    C. 溶血性贫血　　　　　　　　　　D. 灰婴综合征

    E. 血压下降

20. 庆大霉素的主要不良反应是（　　　）

21. 氯霉素的主要不良反应是（　　　）

22. 四环素的主要不良反应是（　　　）

    A. 青霉素　　　　　　　　　　　　B. 庆大霉素

    C. 四环素　　　　　　　　　　　　D. 氯霉素

    E. 头孢菌素

23. 8 岁以前的儿童应禁用（　　　）

24. 葡萄糖-6-磷酸脱氢酶缺陷者应慎用（　　　）

    A. 抑制转肽酶　　　　　　　　　　B. 抑制移位酶

    C. 抑制肽酰基转移酶　　　　　　　D. 抑制二氢叶酸还原酶

    E. 阻止氨基酰-tRNA 进入 A 位

25. 四环素的抑菌机制是（　　　）

26. 氯霉素的抑菌机制是（　　　）

（三）X 型题

27. 与四环素相比，多西环素的特点是（　　　）

    A. 抗菌作用强

    B. 对肾功能不良患者的肾外感染也可以使用

    C. $t_{1/2}$ 长

D. 对 8 岁以下儿童无影响

E. 吸收受食物的影响小

28. 可引起二重感染的药物是（　　）

A. 氯霉素　　　　　　　　B. 庆大霉素

C. 青霉素　　　　　　　　D. 头孢菌素

E. 四环素

29. 广谱抗菌药包括（　　）

A. 磺胺类　　　　　　　　B. 喹诺酮类

C. 氨基糖苷类　　　　　　D. 氯霉素类

E. 四环素类

30. 下列用法不合理的有（　　）

A. 磺胺嘧啶+青霉素　　　B. 青霉素+链霉素

C. 头孢氨苄+多西环素　　D. 硫酸亚铁+四环素

E. 碳酸氢钠+磺胺嘧啶

31. 多西环素常用于（　　）

A. 立克次体病　　　　　　B. 支原体肺炎

C. 衣原体病　　　　　　　D. 鼠疫

E. 兔热病

二、名词解释

32. 二重感染

33. 灰婴综合征

三、填空题

34. 四环素类药物可分为_____和_____两类。

35. 四环素若与乳制品同时服用，将会使吸收_____，原因是_____。

36. 四环素抑制细菌蛋白质合成的作用环节是_____。

37. 长期使用四环素，主要产生局部刺激、_____和_____等不良反应。

38. 使用四环素时若出现二重感染，可选用_____治疗。

39. 四环素的用药禁忌是_____、_____和_____。

40. 多西环素的作用特点是_____、_____、_____。

41. 氯霉素的抗菌机制是_____。

四、判断说明题

42. 多西环素能与乳制品中的 Ca^{2+} 等金属离子形成络合物，从而影响前者的吸收。

43. 氯霉素引起的可逆性白细胞减少症与药物用量和疗程无关。

44. 氯霉素是肝药酶诱导剂，与其他药合用可加强其他药的代谢。

五、简答题

45. 四环素的不良反应是什么?
46. 氯霉素的主要不良反应是什么?

六、论述题

47. 四环素与多西环素体内过程有哪些不同?
48. 试述四环素的抗菌谱及作用机制。
49. 试述氯霉素的抗菌谱及临床用途。

参考答案

一、选择题

(一) A 型题

1. E 四环素类是广谱抗生素。
2. B 四环素能与多价阳离子形成络合物,而影响其吸收。
3. E 四环素的抗菌谱是:①对多数革兰阳性菌均有抑制。②对立克次体作用较强,对衣原体、支原体、螺旋体、放线菌也有抑制作用。③间接抑制阿米巴原虫。不包括真菌。
4. D 四环素类药物中,抗菌作用最强的是多西环素。
5. C 土霉素治疗肠内阿米巴病效果较好。
6. D 四环素的主要不良反应有局部刺激,二重感染,影响骨、牙的生长。
7. D 氯霉素的不良反应有可逆性血细胞减少、不可逆再生障碍性贫血、灰婴综合征、二重感染等。其中不可逆再生障碍性贫血与剂量和疗程无关。
8. B 氯霉素仅用于伤寒等其他敏感菌所致的严重感染是由于该药有严重损害骨髓造血功能的不良反应。
9. E 四环素类和氯霉素类均会产生的不良反应是二重感染。
10. A 四环素为治疗斑疹伤寒首选药。
11. C 氯霉素局部用于治疗沙眼、结膜炎等感染。
12. A 四环素类虽然为广谱抗菌药,但无抗病毒作用。
13. C 酸性药物如维生素 C 可促进四环素的吸收。
14. A 四环素类可特异性地与细菌核糖体 30S 亚基 A 位发生结合。
15. B 四环素类可首选于立克次体感染。
16. B 氯霉素可与细菌核糖体 50S 亚基发生特异性地结合。

（二）B 型题

17. B　链霉素对结核杆菌有效，但有肾脏毒性。

18. E　氯霉素对新生儿和早产儿可能产生灰婴综合征。

19. D　四环素影响骨、牙的生长，会引起儿童牙齿发黄。

20. B　神经肌肉阻滞是庆大霉素的主要不良反应。

21. D　灰婴综合征是氯霉素的主要不良反应。

22. B　伪膜性肠炎是四环素的主要不良反应。

23. C　由于四环素影响骨、牙的生长，8 岁以前的儿童禁用。

24. D　葡萄糖-6-磷酸脱氢酶缺陷者应用氯霉素可见溶血性贫血。

25. E　四环素的抑菌机制是阻止氨基酰-tRNA 进入 A 位。

26. C　氯霉素的抑菌机制是抑制肽酰基转移酶。

（三）X 型题

27. ABCE　与四环素相比，多西环素的特点是抗菌作用强、对肾功能不良患者的肾外感染也可以使用、$t_{1/2}$ 长和吸收受食物影响小。

28. AE　氯霉素和四环素都可引起二重感染。

29. ABDE　除氨基糖苷类都属于广谱抗菌药。

30. CD　多西环素为速效抑菌剂，使细菌处于静止期，使头孢氨苄难以发挥作用；硫酸亚铁中 Fe^{2+} 易与四环素形成络合物，同用可影响后者的吸收。

31. ABC　多西环素常用于立克次体病、支原体肺炎、衣原体病。

二、名词解释

32. 又名菌群交替症。正常人体口腔、鼻咽部、消化道等处有多种微生物寄生，相互拮抗而维持相对平衡的共生状态。长期使用广谱抗生素，使敏感菌受到抑制，而一些不敏感菌如真菌或耐药菌趁机大量繁殖，造成新的感染。

33. 由于新生儿和早产儿肝脏的葡萄糖醛酸转移酶缺乏，且肾脏排泄功能不完善，故对氯霉素解毒能力差，大剂量使用氯霉素易引起中毒，表现为腹胀、呕吐、呼吸抑制乃至皮肤灰白、紫绀，最后循环衰竭、休克，称灰婴综合征。

三、填空题

34. 天然四环素；半合成四环素

35. 减少；与乳制品中的金属离子形成络合物

36. 与细菌核糖体 30S 亚基上的 A 位结合，阻止氨基酰-tRNA 进入该位，从而阻止肽链的延伸而抑制细菌蛋白质合成

37. 二重感染；影响骨、牙的生长

38. 万古霉素或甲硝唑

39. 孕妇；哺乳期妇女；8 岁以下儿童

40. 强效；速效；长效

41. 抑制细菌蛋白质的合成

四、判断说明题

42. 不正确。多西环素的脂溶性强，吸收快而完全，食物对其影响较小。

43. 不正确。氯霉素引起的可逆性白细胞减少症与药物用量和疗程有关，表现为白细胞和粒细胞减少，继而血小板减少，停药后较易恢复。其引起的不可逆再生障碍性贫血与剂量和疗程无关。

44. 不正确。氯霉素是肝药酶抑制剂，可减慢其他药的代谢。

五、简答题

45. ①局部刺激：口服常引起恶心、呕吐、上腹部不适等；肌注可致剧痛及局部坏死；静注有时引起静脉炎。②二重感染：常见难辨梭菌引起的假膜性肠炎，导致脱水或休克等症状，可危及生命。③影响骨、牙的生长：与新形成的骨、牙组织中的钙结合，造成牙齿黄染、龋齿或发育不全，抑制婴幼儿骨骼生长。④静注可造成严重肝损伤，也可加剧原有肾功能不全。⑤偶尔引起药热和皮疹等过敏反应，四环素类药之间有交叉过敏反应。

46. ①可逆性血细胞减少，表现为白细胞和粒细胞减少，继而血小板减少。②不可逆再生障碍性贫血，与剂量和疗程无关。③灰婴综合征，表现为腹胀、呕吐、呼吸抑制乃至皮肤灰白、紫绀，最后循环衰竭、休克。④口服发生胃肠道反应，长期应用会引起二重感染，少数病人出现过敏反应。

六、论述题

47. ①四环素口服易吸收，但不完全，易与乳制品、食物或药物中的金属离子形成络合物而影响吸收，血浆蛋白结合率是 65%，易渗入胸腔、腹腔、胎儿循环及乳汁中，与钙络合沉积于骨、牙上。不易透过血脑屏障，有明显肝肠循环，20%~60%经肾以原形排泄。②多西环素脂溶性高，吸收快而完全，食物对其影响较小，血浆蛋白结合率是 93%。脑脊液中浓度也较高，血液和组织液中维持较久。小部分经肾排泄，大部分经粪便排泄，对肠道影响小。

48. 四环素的抗菌谱广：①对多数革兰阳性、阴性菌均有抑制。②对立克次体作用较强，对衣原体、支原体、螺旋体、放线菌也有抑制作用。③间接抑制阿米巴原虫。

作用机制：四环素必须进入菌体才能发挥抑菌作用，抗菌机制主要是抑制细菌蛋白质合成。①四环素类首先经被动扩散通过细胞外膜的孔蛋白通道（以阳离子-四环素复合物的形式穿越革兰阴性菌外膜孔蛋白通道，以形成电中性亲脂分子的形式穿越革兰阳性菌外膜孔蛋白通道）进入细胞内，再经细胞内膜上的能量依赖性转运泵，将大量药物主动泵入细菌细胞内。②进入细胞后，四环素通过特异性地与细菌核糖体 30S 亚基上的

A 位结合，抑制氨基酰 tRNA 与 A 位结合时所需的酶，阻断了氨基酰 tRNA 在 A 位的结合，进而抑制了 mRNA-核糖体复合物的形成，从而抑制肽链的延伸和细菌蛋白质的合成。③四环素类也能造成细菌细胞膜通透性增加，使细菌细胞内重要成分外漏。

49. ①抗菌谱：氯霉素抗菌谱广，一般为抑菌药，对革兰阴性菌的抑制作用强于革兰阳性菌，对流感嗜血杆菌、脑膜炎奈瑟菌、肺炎链球菌为杀菌药。对革兰阳性菌的抗菌活性不如青霉素类和四环素类。氯霉素对立克次体、衣原体、支原体也有抑制作用。对结核分枝杆菌、真菌、原虫和病毒无效。细菌对氯霉素产生耐药性较慢，但近年来呈逐渐上升的趋势，其中以大肠埃希菌、痢疾杆菌、变形杆菌等较为多见。②氯霉素可能对造血系统产生严重的毒性作用，故一般不作为首选药物，应用时必须严格掌握适应证，当其他抗菌药能够选用或感染原因不明时，绝不要使用氯霉素。可用于伤寒、立克次体感染、流感嗜血杆菌感染等，或与其他抗菌药联合应用，治疗腹腔或盆腔的厌氧菌感染，也可作为眼科的局部用药，安全有效地治疗敏感菌引起的眼内感染、全眼球感染、沙眼和结膜炎。

第四十四章 抗真菌药与抗病毒药 ▷▷▷▷

一、选择题

(一) A 型题

1. 下列有关两性霉素 B 的叙述，正确的是 (   )
   A. 口服吸收好
   B. 属于广谱抗真菌药
   C. 临床常采用肌内注射
   D. 易透过血脑屏障
   E. 毒副作用较小

2. 可局部用于五官、皮肤、阴道的念珠菌感染的药物是 (   )
   A. 多黏菌素
   B. 两性霉素 B
   C. 灰黄霉素
   D. 咪康唑
   E. 四环素

3. 咪唑类抗真菌药的作用机制是 (   )
   A. 抑制核酸合成
   B. 抑制二氢叶酸合成酶
   C. 抑制二氢叶酸还原酶
   D. 抑制蛋白质合成
   E. 抑制细胞色素 P450 依赖酶，进而抑制细胞膜麦角固醇的合成

4. 外用治疗眼部带状疱疹的药物是 (   )
   A. 齐多夫定
   B. 利巴韦林
   C. 金刚烷胺
   D. 碘苷
   E. 干扰素

5. 治疗艾滋病患者隐球菌性脑膜炎的首选药是 (   )
   A. 灰黄霉素
   B. 制霉菌素
   C. 酮康唑
   D. 咪康唑
   E. 氟康唑

6. 皮肤癣菌感染临床常选用 (   )
   A. 特比萘芬
   B. 两性霉素 B
   C. 制霉菌素
   D. 酮康唑
   E. 氟胞嘧啶

7. 对深部真菌感染无效的抗真菌药是（　　）

　　A. 灰黄霉素　　　　　　　　　　B. 克霉唑

　　C. 两性霉素 B　　　　　　　　　D. 制霉菌素

　　E. 以上均不是

8. 下列药物，不属于咪唑类抗真菌药的是（　　）

　　A. 克霉唑　　　　　　　　　　　B. 咪康唑

　　C. 酮康唑　　　　　　　　　　　D. 氟康唑

　　E. 制霉菌素

9. 6 岁男性患儿，口腔黏膜、牙龈、舌及口唇周围皮肤黏膜充血，并出现成簇小水
　　疱，诊断为急性疱疹性口腔炎。下列哪种药物可作为首选（　　）

　　A. 阿昔洛韦　　　　　　　　　　B. 利巴韦林

　　C. 金刚烷胺　　　　　　　　　　D. 酮康唑

　　E. 灰黄霉素

10. 某患者口腔内有乳白色隆起的斑块，似奶酪样，并伴有口腔干燥、烧灼感，诊
　　断为鹅口疮。可选用下列哪种药物（　　）

　　A. 两性霉素 B　　　　　　　　　B. 灰黄霉素

　　C. 益康唑　　　　　　　　　　　D. 利巴韦林

　　E. 氟胞嘧啶

（二）B 型题

　　A. 齐多夫定　　　　　　　　　　B. 利巴韦林

　　C. 金刚烷胺　　　　　　　　　　D. 碘苷

　　E. 阿糖腺苷

11. 对帕金森病有效的抗病毒药是（　　）

12. 对 HIV 有抑制作用的是（　　）

　　A. 灰黄霉素　　　　　　　　　　B. 制霉菌素

　　C. 两性霉素 B　　　　　　　　　D. 氟胞嘧啶

　　E. 酮康唑

13. 治疗真菌性脑膜炎，可加用小剂量鞘内注射的药物是（　　）

14. 属于咪唑类的广谱抗真菌药物是（　　）

（三）X 型题

15. 两性霉素 B 的特点是（　　）

　　A. 口服易吸收

　　B. 首选治疗深部真菌感染

　　C. 对细菌无效

D. 有严重的肾损害

E. 与真菌细胞膜的麦角固醇结合，增加膜通透性

16. 下列属于抗病毒药的有（　　）

   A. 利巴韦林　　　　　　　　B. 金刚烷胺

   C. 阿昔洛韦　　　　　　　　D. 阿糖腺苷

   E. 碘苷

17. 制霉菌素的临床用途为（　　）

   A. 白色念珠菌引起的肠道感染

   B. 隐球菌引起的脑膜炎

   C. 长期使用四环素导致的鹅口疮

   D. 指甲癣

   E. 阴道滴虫病

18. 阿糖腺苷的临床作用为（　　）

   A. 疱疹性脑炎　　　　　　　B. 巨细胞病毒性脑炎

   C. 肺炎　　　　　　　　　　D. 疱疹性角膜炎

   E. 慢性乙型肝炎

19. 主要通过抑制 DNA 合成及其功能的抗病毒药物为（　　）

   A. 金刚烷胺　　　　　　　　B. 碘苷

   C. 阿昔洛韦　　　　　　　　D. 阿糖腺苷

   E. 利巴韦林

20. 两性霉素 B 的主要不良反应有（　　）

   A. 血小板减少　　　　　　　B. 肝损害

   C. 肾损害　　　　　　　　　D. 恶心、呕吐

   E. 寒战、高热

二、名词解释

21. 浅部真菌感染

三、填空题

22. 利巴韦林又称_____，对_____病毒和_____病毒均有抑制作用。

23. 齐多夫定抗病毒作用的机制为_____。

24. 特异性抑制甲型流感病毒，对乙型流感病毒及其他病毒无效，且可抗震颤麻痹的是_____。

四、判断说明题

25. 灰黄霉素对各种皮肤癣菌均有抑制作用，可外用治疗手癣、体癣。

26. 两性霉素 B 口服给药仅用于消化道内真菌感染。

五、简答题

27. 简述抗真菌药的来源和分类。

28. 简述抗病毒药物的作用环节。

六、论述题

29. 试述两性霉素 B 的作用、作用机制和临床应用。

参考答案

一、选择题

(一) A 型题

1. B　两性霉素 B 口服、肌内注射难吸收，且刺激性大，临床常采用缓慢静脉滴注给药；几乎对所有真菌都有抗菌活性，是广谱抗真菌药；毒副作用大。

2. D　咪康唑局部应用可治疗五官、皮肤、阴道的念珠菌感染。

3. E　咪唑类抗真菌药的作用机制是选择性地抑制真菌细胞色素 P_{450} 依赖酶，从而抑制真菌细胞膜的麦角固醇合成，导致膜通透性增加，胞内重要物质外漏而使真菌死亡。

4. D　碘苷口服或注射后很快代谢失效，仅局部外用治疗病毒感染性眼病。

5. E　治疗艾滋病患者隐球菌性脑膜炎的首选药是氟康唑。

6. A　特比萘芬对皮肤癣菌有杀菌作用，是广谱抗真菌药，主要用于甲癣、体癣、股癣、手足癣。

7. A　灰黄霉素仅对各种浅表皮肤癣菌有抑制作用。

8. E　制霉菌素为抗真菌抗生素。

9. A　阿昔洛韦为广谱抗疱疹病毒药，治疗中的首选。

10. A　鹅口疮由白色念珠菌感染引起，治疗首选两性霉素 B。

(二) B 型题

11. C　金刚烷胺可促进 DA 能神经末梢释放 DA，对帕金森病有效。

12. A　齐多夫定可抑制病毒复制，对 HIV 有抑制作用。

13. C　两性霉素 B 是抗深部真菌感染的首选药，可用小剂量鞘内注射治疗真菌性脑膜炎。

14. E　酮康唑属于咪唑类的广谱抗真菌药。

(三) X 型题

15. BCDE　两性霉素 B 是抗深部真菌感染的首选药；口服难吸收；选择性地与真

菌细胞膜上固醇类结合，增加通透性；毒性较大，有肝、肾损害；对细菌无效。

16. ABCDE　利巴韦林是广谱抗病毒药，金刚烷胺能特异抑制甲型流感病毒，阿昔洛韦是广谱抗疱疹病毒药，阿糖腺苷抗 DNA 病毒，碘苷是嘧啶类抗病毒药。

17. ACE　制霉菌素的临床用途为包括白色念珠菌引起的肠道感染、长期使用四环素导致的鹅口疮、阴道滴虫病

18. ABCDE　均为抗病毒药阿糖腺苷的临床应用。

19. BCD　主要通过抑制 DNA 合成及其功能的抗病毒药物为碘苷、阿昔洛韦、阿糖腺苷。

20. ABCDE　两性霉素 B 的主要不良反应有心律紊乱、肝肾损害、恶心、呕吐、寒战、高热。

二、名词解释

21. 由各种癣菌引起，主要侵犯皮肤、毛发、指（趾）甲，引起体癣、头癣、手足癣等。

三、填空题

22. 病毒唑；DNA；RNA

23. 与病毒 DNA 聚合酶结合，阻止病毒复制，抑制 HIV

24. 金刚烷胺

四、判断说明题

25. 不正确。灰黄霉素不能透过表皮角质层，外用无效。

26. 正确。两性霉素 B 口服、肌内注射均难吸收，口服给药时只能抑制肠道念珠菌感染。

五、简答题

27. 分两类。①抗真菌抗生素，包括两性霉素 B、制霉菌素、灰黄霉素等。②合成抗真菌药，包括唑类、丙烯胺类、嘧啶类等。

28. 抗病毒药作用环节包括：①阻止病毒吸附于宿主细胞。②阻止病毒进入宿主细胞内或脱壳。③抑制病毒核酸复制。④增强宿主抗病能力。

六、论述题

29. ①作用：两性霉素 B 几乎对所有真菌都有抗菌活性，是广谱抗真菌药。对各种深部真菌如白色念珠菌、新型隐球菌、荚膜组织胞浆菌及皮炎芽生菌等有强大抑制作用，高浓度有杀菌作用。②作用机制：两性霉素 B 可选择性地与真菌细胞膜上麦角固醇结合，在细胞膜上形成孔道，增加细胞膜通透性，导致细胞内核苷酸、氨基酸等重要物质外漏，使真菌死亡。细菌细胞膜不含麦角固醇，所以两性霉素 B 对细菌无效。③临床应用：静脉滴注用于治疗深部真菌感染、脑膜炎时还可配合鞘内注射。口服仅用于肠道真菌感染。局部应用可治疗浅部真菌感染。

第四十五章　抗结核病药及抗麻风病药 ▷▷▷▷

一、选择题

（一）A 型题

1. 属于"一线"的常用抗结核病药是（　　）
   - A. 对氨基水杨酸
   - B. 异烟肼
   - C. 乙硫异烟胺
   - D. 卷曲霉素
   - E. 环丝氨酸

2. 下关有关异烟肼的叙述，叙述错误的是（　　）
   - A. 抗菌力强
   - B. 穿透力强
   - C. 单用时结核杆菌不易产生耐药性
   - D. 对结核杆菌有高度的选择性
   - E. 口服易吸收

3. 下列抗结核药物中可引起视神经炎的是（　　）
   - A. 异烟肼
   - B. 利福平
   - C. 乙胺丁醇
   - D. 链霉素
   - E. 对氨基水杨酸

4. 可能诱发痛风的药物是（　　）
   - A. 吡嗪酰胺
   - B. 乙胺丁醇
   - C. 链霉素
   - D. 异烟肼
   - E. 利福平

5. 下列抗菌药中对结核菌无效的是（　　）
   - A. 链霉素
   - B. 庆大霉素
   - C. 卡那霉素
   - D. 利福平
   - E. 对氨基水杨酸

6. 联合用药中，作为基础药的抗结核药是（　　）
   - A. 链霉素
   - B. 异烟肼
   - C. 对氨基水杨酸
   - D. 利福平
   - E. 乙胺丁醇

7. 对麻风杆菌有效的药物是（　　）

 A. 异烟肼   B. 利福平

 C. 吡嗪酰胺   D. 对氨基水杨酸

 E. 乙胺丁醇

8. 某患者有结核病接触史，2 周前出现低热、盗汗、头痛、恶心，现头痛加剧并伴喷射性呕吐，确诊为结核性脑膜炎。哪种药可作为首选（　　）

 A. 异烟肼   B. 利福平

 C. 乙胺丁醇   D. 链霉素

 E. 对氨基水杨酸

9. 某患者，女性，25 岁，怀孕 2 个月，现确诊患肺结核病，哪种药不宜使用（　　）

 A. 异烟肼   B. 利福平

 C. 乙胺丁醇   D. 吡嗪酰胺

 E. 对氨基水杨酸

（二）B 型题

 A. 异烟肼   B. 利福平

 C. 乙胺丁醇   D. 对氨基水杨酸

 E. 酰胺咪嗪

10. 用药期间可引起眼泪、痰液、尿等呈橘红色的药物是（　　）

11. 有致畸胎作用的药物是（　　）

 A. 异烟肼   B. 对氨基水杨酸

 C. 链霉素   D. 卡那霉素

 E. 庆大霉素

12. 上述药物中没有抗结核作用的是（　　）

13. 可通过血脑屏障的是（　　）

（三）X 型题

14. 利福平的不良反应有（　　）

 A. 胃肠道刺激症状   B. 引起肝损害

 C. 过敏反应   D. 视神经炎

 E. 致畸胎作用

15. 异烟肼的作用特点是（　　）

 A. 选择性高   B. 杀菌力强

 C. 穿透性能好   D. 单用易产生耐药性

 E. 对细胞内外的结核杆菌均有作用

16. 抗结核药中，可渗入细胞内抑制或杀死细胞内存活菌的药物是（　　）

    A. 利福平   B. 对氨水杨酸

    C. 异烟肼   D. 链霉素

    E. 乙胺丁醇

17. 利福平的临床用途为（　　）

    A. 各种结核病   B. 抗药金葡菌感染

    C. 麻风病   D. 疟疾

    E. 伤寒，副伤寒

18. 人类对异烟肼的代谢速率有明显的个体差异，在慢代谢型可表现为（　　）

    A. 尿中游离异烟肼较多   B. 血浆半衰期延长

    C. 较易出现神经炎反应   D. 对结核病疗效明显增加

    E. 易造成肝损害

二、名词解释

19. 一线抗结核病药

三、填空题

20. 抗结核一线药主要有_____、_____和_____。

21. 异烟肼抗结核作用特点是对静止期结核杆菌有_____作用，对繁殖期结核杆菌有_____作用。

22. 异烟肼可与_____结合形成复合物，抑制_____合成，最终导致菌体死亡。

23. 利福平抗菌谱较广，对_____和_____作用强。

24. 乙胺丁醇的抗菌机理是_____。

25. 抗结核病药应用原则是_____、_____、_____、_____、_____。

四、判断说明题

26. 异烟肼是治疗各种结核病的首选药，对于早期轻症结核病可单独使用。

27. 利福平对动物有致畸胎作用，故妊娠头 3 个月禁用。

五、简答题

28. 试述异烟肼的药理作用和作用机制。

29. 简述利福平的不良反应。

六、论述题

30. 为什么大剂量服用异烟肼必须加用维生素 B_6？

参考答案

一、选择题

(一)A 型题

1. B 一线抗结核病药主要有异烟肼、利福平、乙胺丁醇、链霉素和吡嗪酰胺。
2. C 异烟肼单用时易产生耐药性，临床常联合用药。
3. C 乙胺丁醇可引起球后视神经炎，表现为弱视、视野缩小、红绿色盲等。
4. A 吡嗪酰胺高剂量、长期用药常引起肝损害，还可诱发痛风。
5. B 庆大霉素主要作用于革兰阴性细菌，对结核杆菌无效。
6. B 异烟肼属一线抗结核药物，单用易产生耐药性，常作为基础药物与其他抗结核药同用。
7. B 利福平对结核杆菌和麻风杆菌均有强抑制作用。
8. A 异烟肼穿透力强，可分布在各种体液和组织中，包括脑脊液、胸水、腹水等。
9. B 利福平对动物有致畸胎作用，妊娠头 3 个月禁用。

(二)B 型题

10. B 利福平及其代谢产物为橘红色，可使患者的排泄物呈现相应颜色。
11. B 利福平对动物有致畸胎作用。
12. E 庆大霉素主要作用于革兰阴性细菌，对结核杆菌无效。
13. A 异烟肼穿透力强，易通过血脑屏障。

(三)X 型题

14. ABCE 利福平的不良反应包括：胃肠反应、肝脏损害、过敏反应、流感综合征等，对动物可致畸胎。
15. ABCDE 异烟肼具有选择性高、杀菌力强、穿透性能好、单用易产生耐药性、对细胞内外的结核杆菌均有作用的作用特点。
16. AC 利福平和异烟肼可渗入细胞内抑制或杀死细胞内存活菌。
17. ABC 利福平在临床上可用于各种结核病、抗药金葡菌感染、麻风病，但对疟疾、伤寒、副伤寒无效。
18. ABCE 在慢代谢型人群中，异烟肼代谢减慢，可表现为尿中游离异烟肼较多、血浆半衰期延长、较易出现神经炎反应、易造成肝损害。

二、名词解释

19. 指临床上常用的疗效高、不良反应较少的抗结核病药，如异烟肼、利福平、乙胺丁醇、链霉素和吡嗪酰胺等。

三、填空题

20. 异烟肼；利福平；乙胺丁醇（链霉素、吡嗪酰胺）
21. 杀灭；杀菌
22. 分枝菌酸酶；分枝菌酸
23. 结核杆菌；麻风杆菌
24. 与二价金属离子 Mg^{2+} 络合，干扰 RNA 的合成
25. 早期；联用；适量；规律；全程

四、判断说明题

26. 正确。异烟肼对于早期轻症结核病和预防结核病时可单独使用。
27. 正确。利福平对动物有致畸胎作用。

五、简答题

28. 选择性作用于结核杆菌，对其他微生物无效。异烟肼不仅对体外快速生长的、生长缓慢的和间歇缓慢生长的结核杆菌有杀灭作用，而且对细胞内的结核杆菌也具有杀菌作用，故称为全杀菌剂。分枝菌酸为分枝杆菌细胞壁的重要组成部分，且只存在于分枝杆菌中。低浓度下，异烟肼与分枝菌酸酶结合形成复合物，抑制分枝菌酸合成，使细胞壁结构不完整、丧失耐酸性及细胞内物质外漏，最终导致菌体死亡。该机制是异烟肼具有高度选择性的依据。该药单用易产生耐药性，与其他抗结核药无交叉耐药性。与其他药物合用能发挥协同作用且减少耐药性发生，故临床抗结核病时常联合用药。

29. 胃肠反应、肝脏损害、过敏反应和流感综合征。对动物可致畸胎。

六、论述题

30. 在采用大剂量异烟肼治疗结核病时，常可发生周围神经炎，表现为四肢麻木感、烧灼感及针刺样疼痛，重者腱反射迟钝，肌肉轻瘫。中枢神经系统可因过时出现昏迷、惊厥、神经错乱，偶见中毒性精神病或中毒性脑病；其发生原因是异烟肼与吡多醛即维生素 B_6 结构相似而相互结合成腙后由尿排出，导致维生素 B_6 缺乏，使抑制性递质 GABA 减少所致。因此，大剂量服用异烟肼时必须加用维生素 B_6，以防维生素 B_6 缺乏而发生周围神经炎。

第四十六章 抗寄生虫药 ▷▷▷▷

一、选择题

（一）A 型题

1. 控制间日疟的症状发作的首选药物是（   ）
   A. 伯氨喹　　　　　　　　　　B. 氯喹
   C. 奎宁　　　　　　　　　　　D. 乙胺嘧啶
   E. 青蒿素

2. 用于疟疾病因性预防的首选药物是（   ）
   A. 伯氨喹　　　　　　　　　　B. 氯喹
   C. 奎宁　　　　　　　　　　　D. 乙胺嘧啶
   E. 青蒿素

3. 氯喹作为控制疟疾症状的最佳药物，主要对疟原虫的哪一期有杀灭作用（   ）
   A. 红前期　　　　　　　　　　B. 原发性红外期
   C. 继发性红外期　　　　　　　D. 红细胞内期
   E. 配子体形成期

4. 伯氨喹引起急性溶血性贫血或高铁血红蛋白血症的患者，其红细胞内缺乏
   （   ）
   A. 谷胱甘肽还原酶　　　　　　B. 二氢叶酸还原酶
   C. 腺苷酸环化酶　　　　　　　D. 磷酸二酯酶
   E. 葡萄糖-6-磷酸脱氢酶

5. 伯氨喹可作用于疟原虫的（   ）
   A. 原发性红外期和红内期　　　B. 继发性红外期和红内期
   C. 原发性和继发性红外期　　　D. 继发性红外期和配子体期
   E. 红内期和配子体期

6. 根治良性疟最佳用药方案是（   ）
   A. 伯氨喹+奎宁　　　　　　　B. 伯氨喹+氯喹
   C. 氯喹+乙胺嘧啶　　　　　　D. 伯氨喹+乙胺嘧啶
   E. 青蒿素+乙胺嘧啶

7. 治疗绦虫病的首选药物是（　　）

    A. 哌嗪   B. 左旋咪唑

    C. 槟榔   D. 氯硝柳胺

    E. 甲苯达唑

8. 治疗各型阿米巴病的首选药物是（　　）

    A. 甲硝唑   B. 氯喹

    C. 依米丁   D. 甲苯咪唑

    E. 土霉素

9. 对心脏毒性最大的抗血吸虫病药是（　　）

    A. 吡喹酮   B. 氯喹

    C. 依米丁   D. 酒石酸锑钾

    E. 乙胺嗪

10. 高效、低毒、口服有效、疗程短的抗血吸虫病药是（　　）

    A. 酒石酸锑钾   B. 吡喹酮

    C. 氯硝柳胺   D. 氯喹

    E. 乙胺嗪

11. 治疗班氏与马来丝虫病的首选药物是（　　）

    A. 呋喃嘧酮   B. 吡喹酮

    C. 乙胺嗪   D. 阿苯达唑

    E. 噻嘧啶

12. 治疗阴道滴虫病的首选药物是（　　）

    A. 滴维净   B. 磷酸氯喹

    C. 甲硝唑   D. 吡喹酮

    E. 乙胺嗪

13. 无症状的阿米巴痢疾可选用（　　）

    A. 甲硝唑   B. 喹碘方

    C. 依米丁   D. 替硝唑

    E. 氯喹

14. 长期大量使用可见心律失常、视网膜病变的抗阿米巴病药是（　　）

    A. 甲硝唑   B. 替硝唑

    C. 依米丁   D. 氯喹

    E. 喹碘方

15. 抗阿米巴病药物中毒性最大的是（　　）

    A. 甲硝唑   B. 依米丁

    C. 巴龙霉素   D. 氯喹

    E. 安特酰胺

16. 重症急性阿米巴痢疾常首选（　　）
    A. 替硝唑　　　　　　　　　　B. 喹碘方
    C. 依米丁　　　　　　　　　　D. 氯喹
    E. 巴龙霉素

17. 具有抗阴道滴虫和抗阿米巴原虫作用的药物是（　　）
    A. 喹碘方　　　　　　　　　　B. 巴龙霉素
    C. 氯喹　　　　　　　　　　　D. 甲硝唑
    E. 吡喹酮

（二）B 型题

    A. 氯喹　　　　　　　　　　　B. 奎宁
    C. 伯氨喹　　　　　　　　　　D. 乙胺嘧啶
    E. 青蒿素

18. 可发生急性溶血性贫血或高铁血红蛋白血症的是（　　）
19. 与磺胺药合用产生协同作用的是（　　）

    A. 甲硝唑　　　　　　　　　　B. 依米丁
    C. 喹碘方　　　　　　　　　　D. 氯喹
    E. 巴龙霉素

20. 治疗急、慢性阿米巴痢疾和阿米巴肝脓肿的是（　　）
21. 治疗无症状阿米巴包囊携带者的是（　　）

    A. 吡喹酮　　　　　　　　　　B. 氯喹
    C. 酒石酸锑钾　　　　　　　　D. 乙胺嗪
    E. 甲硝唑

22. 治疗血吸虫病的首选药是（　　）
23. 治疗丝虫病的首选药是（　　）

    A. 吡喹酮　　　　　　　　　　B. 哌嗪
    C. 噻嘧啶　　　　　　　　　　D. 甲苯咪唑
    E. 氯喹

24. 增加虫体对 Ca^{2+} 的通透性，促进 Ca^{2+} 内流，使虫体产生痉挛性麻痹的是（　　）

25. 选择性抑制虫体微管功能的是（　　）

（三）X 型题

26. 氯喹的药理作用有（　　）

A. 抗阿米巴病
B. 免疫抑制
C. 抗疟疾
D. 抗结核
E. 抗丝虫

27. 关于伯氨喹的叙述，正确的有（　　）
    A. 可有效地治疗恶性疟疾
    B. 主要用于控制疟疾复发和传播
    C. 主要作用于红细胞内期
    D. 可根治良性疟
    E. 可用于疟疾的病因性预防

28. 下列属于抗阿米巴病的药物有（　　）
    A. 甲硝唑
    B. 依米丁
    C. 氯喹
    D. 喹碘方
    E. 二氯尼特

29. 关于吡喹酮的叙述，正确的有（　　）
    A. 对血吸虫幼虫无效，对成虫有强大而迅速的杀灭作用
    B. 对华支睾吸虫、姜片吸虫有效
    C. 口服易吸收，能促进血吸虫肝移，并在肝内死亡
    D. 对多种绦虫的成虫及幼虫有杀灭作用
    E. 能促进 Ca^{2+} 进入虫体，导致虫体痉挛收缩

30. 吡喹酮的临床应用有（　　）
    A. 血吸虫病
    B. 绦虫病
    C. 姜片虫病
    D. 丝虫病
    E. 滴虫病

31. 下列属于广谱抗蠕虫的药物有（　　）
    A. 阿苯达唑
    B. 哌嗪
    C. 甲苯咪唑
    D. 氯硝柳胺
    E. 吡喹酮

32. 甲硝唑的临床应用有（　　）
    A. 急性阿米巴痢疾
    B. 肠外阿米巴痢疾
    C. 阴道滴虫病
    D. 厌氧菌感染
    E. 贾第鞭毛虫病

33. 青蒿素的不良反应包括（　　）
    A. 胃肠道反应
    B. 一过性转氨酶升高
    C. 轻度皮疹
    D. 肾脏损伤
    E. 视神经损伤

34. 抗滴虫病药包括（　　）
    A. 甲硝唑
    B. 替硝唑
    C. 依米丁
    D. 氯喹
    E. 乙酰胂胺

35. 下列哪些药物可抑制二氢叶酸还原酶（　　　）
    A. 乙胺嘧啶　　　　　　　　B. 苯妥英钠
    C. 甲氧苄胺嘧啶　　　　　　D. 磺胺
    E. 伯氨喹

36. 下列药物中具有抗蛔虫作用的药物是（　　　）
    A. 阿苯达唑　　　　　　　　B. 左旋咪唑
    C. 噻嘧啶　　　　　　　　　D. 哌嗪
    E. 氯硝柳胺

二、填空题

37. 控制疟疾症状宜选用_____；控制良性疟复发和传播宜选用_____；疟疾病因性预防宜选用_____。

38. 伯氨喹可使少数患者发生急性溶血性贫血，这属于_____反应，因其体内红细胞缺乏_____所致。

39. 治疗滴虫性阴道炎首选_____，应_____给药；但对抗耐甲硝唑滴虫株感染时，可改用_____，其复方制剂称_____。

40. 目前主要的抗血吸虫病药是_____，具有_____、_____、_____、_____等优点。

41. 最早用于治疗血吸虫病的药物是_____，但因其对_____和_____毒性较大，现已几乎不用。

42. 氯硝柳胺的临床用途是_____。

43. 甲苯咪唑是广谱驱肠虫药，对_____、_____、_____、_____均有作用。

三、判断说明题

44. 乙胺嘧啶能抑制二氢叶酸合成酶，从而阻滞核酸的生成，使疟原虫的生长繁殖受到抑制，是较好的病因性预防药。

45. 伯氨喹对间日疟红细胞外期及各种疟原虫的配子体均有较好的杀灭作用，是控制良性疟复发及各种疟疾传播流行的有效药物。

46. 吡喹酮对多种血吸虫有不同程度的杀灭作用，对幼虫及成虫均有强大而迅速的杀灭作用。

47. 氯喹抗疟特点是作用快、强而持久，是目前控制疟疾症状的首选药物。

四、简答题

48. 在抗血吸虫病方面，为什么酒石酸锑钾已逐渐被吡喹酮所取代？

49. 阿米巴肝脓肿及无症状包囊携带者分别选用何药治疗，为什么？

五、论述题

50. 试述抗疟药的分类及其代表药物。它们的药理作用特点是什么？
51. 为什么常用乙胺嘧啶与周效磺胺配伍治疗恶性疟？

参考答案

一、选择题

（一）A 型题

1. B 氯喹是迅速治愈恶性疟，控制间日疟的症状发作的首选药。
2. D 乙胺嘧啶对恶性疟及良性疟某些虫株的红前期发育有抑制作用。
3. D 氯喹作用于红内期裂殖体。
4. E 红细胞内缺乏葡萄糖-6-磷酸脱氢酶使亚铁血红蛋白被氧化成高铁血红蛋白引起高铁血红蛋白血症。
5. D 伯氨喹杀灭良性疟红外期作用强，是控制良性疟复发的首选药；杀灭疟原虫配子体，故能阻滞疟疾传播。
6. B 氯喹可控制疟疾症状，伯氨喹控制疟疾复发和传播。
7. D 氯硝柳胺对绦虫病效果好且副作用小。
8. A 甲硝唑对急慢性阿米巴痢疾、阿米巴肝脓肿、阴道滴虫病、厌氧菌感染效果好。
9. D 酒石酸锑钾对心脏和肝脏毒性大，现已几乎不用。
10. B 吡喹酮对寄生于人体的埃及、曼氏、日本血吸虫成虫均有高效杀灭作用，且具有可口服、见效快、毒性低等优点。
11. C 乙胺嗪为治疗班氏与马来丝虫病的首选药，对马来丝虫病的疗效优于班氏丝虫病。
12. C 口服甲硝唑对阴道滴虫病疗效高。
13. B 喹碘方应用于无症状包囊携带者。
14. D 氯喹长期大量使用的主要不良反应是心律失常、视网膜病变。
15. B 依米丁毒性较大，可出现中毒性心肌炎、胃肠道刺激症状。
16. A 替硝唑作用强，分布广，各型阿米巴病首选。
17. D 甲硝唑对阿米巴病、滴虫病效果好。

（二）B 型题

18. C 特异质患者红细胞内缺乏 G-6-PD，使用伯氨喹可发生急性溶血性贫血或高铁血红蛋白血症。

19. D　乙胺嘧啶与磺胺药合用对疟原虫叶酸代谢产生双重阻滞作用，可获协同效果，同时延缓耐药性的产生。

20. A　甲硝唑对肠内、肠外阿米巴病效果较好。

21. C　喹碘方用于无症状阿米巴包囊携带者，轻、慢性阿米巴痢疾。

22. A　吡喹酮对血吸虫有高效杀灭作用，且可口服，见效快，不良反应少。

23. D　乙胺嗪治疗丝虫病，能防止传播并能预防和减轻症状，反复给药也可彻底杀灭成虫，根除疾病。

24. A　吡喹酮抗血吸虫病的机制是增加虫体对 Ca^{2+} 的通透性，促进 Ca^{2+} 内流，使虫体产生痉挛性麻痹。

25. D　甲苯咪唑是广谱驱肠虫药，其作用机制是抑制虫体微管功能和影响糖代谢。

（三）X 型题

26. ABC　氯喹具有抗疟、抗阿米巴病、免疫抑制作用。

27. BD　伯氨喹杀灭良性疟红外期和疟原虫配子体作用强，是主要用于防止复发和传播的抗疟药。

28. ABCDE　均是抗阿米巴病药。

29. ABCDE　均是吡喹酮的药理作用及作用机制。

30. ABC　吡喹酮临床用于治疗血吸虫病、绦虫病、姜片虫病。

31. AC　阿苯达唑、甲苯咪唑抗钩虫、蛔虫、蛲虫、鞭虫、绦虫等蠕虫的效果好。

32. ABCDE　甲硝唑的临床应用包括急性阿米巴痢疾和肠外阿米巴痢疾、阴道滴虫病、厌氧菌感染及由此引起的败血症、贾第鞭毛虫病等。

33. ABC　青蒿素的不良反应包括轻度恶心、呕吐等胃肠道反应，一过性转氨酶升高和轻度皮疹，肌内注射可引起局部疼痛和硬结。

34. ABE　甲硝唑、替硝唑、乙酰胂胺均有抗滴虫作用。

35. ABC　乙胺嘧啶、苯妥英钠、甲氧苄胺嘧啶均可抑制二氢叶酸还原酶，磺胺类药物可抑制二氢叶酸合成酶。

36. ABCD　阿苯达唑、左旋咪唑、噻嘧啶、哌嗪均具有抗蛔虫作用。

二、填空题

37. 氯喹；伯氨喹；乙胺嘧啶

38. 特异质；G-6-PD

39. 甲硝唑；口服；乙酰胂胺；滴维净

40. 吡喹酮；高效；可口服；见效快；不良反应少

41. 酒石酸锑钾；心脏；肝脏

42. 绦虫病

43. 蛔虫；蛲虫；钩虫；鞭虫；蛔虫

三、判断说明题

44. 不正确。乙胺嘧啶抑制二氢叶酸还原酶，从而阻滞叶酸的合成，抑制疟原虫的生长繁殖。

45. 正确。前一句是伯氨喹的药理作用，后一句是其临床应用。

46. 不正确。吡喹酮对血吸虫的幼虫无效，对成虫的作用强大而迅速。

47. 正确。前一句是氯喹的药理作用特点，后一句是其临床应用。

四、简答题

48. 吡喹酮具有疗效高、疗程短、不良反应轻微、远期疗效好等优点，为各型人类血吸虫病的首选药。而酒石酸锑钾毒性大、疗程长，且必须静脉注射，难以用于普治，故渐被吡喹酮所取代。

49. 阿米巴肝脓肿选用甲硝唑、依米丁、氯喹等，它们均有杀灭阿米巴滋养体作用。无症状包囊携带者选用二氯尼特、喹碘方类，它们对肠腔内阿米巴小滋养体有杀灭作用，故杜绝了包囊产生。

五、论述题

50. 分为三类：①主要用于控制症状的抗疟药，如氯喹。此类药疗效高，起效快，对间日疟和三日疟原虫以及敏感的恶性疟原虫的红细胞内期有杀灭作用，能迅速治愈恶性疟，有效控制良性疟的症状发作。②主要用于防止复发和传播的抗疟药，如伯氨喹，是根治间日疟和控制疟疾传播最有效的药物。对间日疟红细胞外期和各种疟原虫的配子体有较强的杀灭作用，由于对红细胞内期无效，故不能控制症状发作。③主要用于预防的抗疟药，如乙胺嘧啶。对恶性疟和间日疟的原发性红细胞外期有效，能阻止疟原虫在蚊体内增殖，是典型病因性预防药。

51. 乙胺嘧啶能选择性地抑制二氢叶酸还原酶，使二氢叶酸不能还原为四氢叶酸，导致核酸合成减少，从而使疟原虫的增殖受到抑制，但由于只能作用于叶酸代谢的单一环节，疟原虫对它较易产生耐药性。磺胺类药物能抑制二氢叶酸合成酶，能竞争性抑制疟原虫利用 PABA 合成二氢叶酸，但单独使用对疟原虫的疗效差。乙胺嘧啶与磺胺药合用，则对疟原虫叶酸代谢产生双重的阻滞作用，既可增加疗效，又可延缓抗药性的产生，常用周效磺胺和乙胺嘧啶配伍，两者的消除半衰期相近，治疗恶性疟。

第四十七章 抗恶性肿瘤药 ▷▷▷

一、选择题

（一）A 型题

1. 甲氨蝶呤抗肿瘤作用机制是（   ）
    A. 阻止脱氧尿苷酸甲基化转为脱氧胸苷酸
    B. 阻止胞苷酸转变为脱氧胞苷酸
    C. 阻止二氢叶酸转变为四氢叶酸
    D. 阻止肌苷酸转变为腺苷酸
    E. 抑制核苷酸还原酶

2. 5-氟尿嘧啶对下列哪种肿瘤疗效较好（   ）
    A. 卵巢癌   B. 淋巴瘤
    C. 绒癌   D. 膀胱癌
    E. 消化道癌和乳腺癌

3. 环磷酰胺对下列哪种肿瘤疗效好（   ）
    A. 乳腺癌   B. 恶性淋巴瘤
    C. 卵巢癌   D. 肺癌
    E. 绒癌

4. 顺铂的抗肿瘤作用机制是（   ）
    A. 与 DNA 结合形成交叉联结，破坏 DNA 结构与功能
    B. 阻止二氢叶酸转为四氢叶酸
    C. 阻止肌苷酸转为腺苷酸
    D. 干扰 DNA 拓扑异构酶，破坏 DNA 结构
    E. 抑制微管解聚，抑制有丝分裂

5. 可引起出血性膀胱炎的药物是（   ）
    A. 环磷酰胺   B. 氟尿嘧啶
    C. 奥沙利铂   D. 丝裂霉素
    E. 羟基脲

6. 氟他胺属于（   ）
    A. 雄激素拮抗剂   B. 核苷酸还原酶

C. 芳香化酶抑制剂　　　　　　　　D. DNA 甲基转移酶（DNMT）抑制剂

E. 拓扑异构酶抑制剂

7. 维 A 酸属于（　　　）

    A. 雄激素拮抗剂　　　　　　　　　B. 核苷酸还原酶

    C. 芳香化酶抑制剂　　　　　　　　D. 细胞分化诱导剂

    E. 拓扑异构酶抑制剂

8. 伊马替尼属于（　　　）

    A. 二氢叶酸还原酶抑制剂　　　　　B. 核苷酸还原酶

    C. 嘧啶类似物　　　　　　　　　　D. 烷化剂

    E. 酪氨酸激酶抑制剂

9. 伊马替尼临床上主要用于（　　　）

    A. 急性非淋巴细胞性白血病　　　　B. 卵巢癌

    C. Ph 阳性的慢性髓细胞白血病　　　D. 绒毛膜上皮癌

    E. 消化道癌症

10. 可阻断雌激素受体，临床可应用于乳腺癌的药物是（　　　）

    A. 己烯雌酚　　　　　　　　　　　B. 亮丙瑞林

    C. 他莫昔芬　　　　　　　　　　　D. 氨鲁米特

    E. 环丙孕酮

（二）B 型题

    A. 丝裂霉素　　　　　　　　　　　B. 长春新碱

    C. 奥沙利铂　　　　　　　　　　　D. 维 A 酸

    E. 紫杉醇

11. 治疗卵巢癌可用（　　　）

12. 治疗急性淋巴细胞白血病可用（　　　）

    A. 羟基脲　　　　　　　　　　　　B. 氟尿嘧啶

    C. 高三尖杉酯碱　　　　　　　　　D. 阿霉素

    E. 喜树碱

13. 治疗消化系统癌用（　　　）

14. 治疗急性粒细胞白血病用（　　　）

    A. 氟尿嘧啶　　　　　　　　　　　B. 环磷酰胺

    C. 顺铂　　　　　　　　　　　　　D. 甲氨蝶呤

    E. 巯嘌呤

15. 竞争性抑制二氢叶酸还原酶的是（　　　）

16. 抑制脱氧胸苷酸合成酶的是（　　　）

A. 干扰素　　　　　　　　　B. 利妥昔单抗

C. 奥沙利铂　　　　　　　　D. 紫杉醇

E. 长春碱

17. 第一个治疗 B 淋巴细胞瘤的单克隆抗体是（　　）

18. 新型抗微管药物是（　　）

A. 顺铂　　　　　　　　　　B. 泰索帝

C. 吡喃阿霉素　　　　　　　D. 喜树碱

E. 白消安

19. 久用对听神经有损害的是（　　）

20. 久用对肾脏有损害的是（　　）

（三）X 型题

21. 对急性淋巴细胞白血病治疗有效的药物有（　　）

A. 环磷酰胺　　　　　　　　B. 长春新碱

C. 糖皮质激素　　　　　　　D. 门冬酰胺酶

E. 巯嘌呤

22. 对乳腺癌有效的药物包括（　　）

A. 顺铂　　　　　　　　　　B. 长春新碱

C. 氟尿嘧啶　　　　　　　　D. 希罗达

E. 来曲唑

23. 大多数抗肿瘤药共有的不良反应是（　　）

A. 脱发　　　　　　　　　　B. 抑制骨髓

C. 消化道反应　　　　　　　D. 心脏毒性

E. 过敏反应

24. 损害肝脏的抗肿瘤药物有（　　）

A. 阿糖胞苷　　　　　　　　B. 巯嘌呤

C. 顺铂　　　　　　　　　　D. 甲氨蝶呤

E. 氟尿嘧啶

25. 对急性粒细胞白血病有效的药物有（　　）

A. 阿糖胞苷　　　　　　　　B. 安西他滨

C. 巯嘌呤　　　　　　　　　D. 硫鸟嘌呤

E. 丝裂霉素

二、名词解释

26. 细胞周期（时相）特异性药物

27. 生长比率

三、填空题

28. 顺铂能破坏_____结构和功能。

29. 长期大量应用甲氨蝶呤可致_____、_____损害。

30. 紫杉醇对_____、_____有独特疗效。

31. 羟基喜树碱属于_____抑制剂。

32. 利妥昔单抗是一种鼠/人嵌合的单克隆抗体，临床主要用于复发或耐药的_____。

四、判断说明题

33. 顺铂大剂量或连续用药可致严重而持久的肾毒性。

34. 环磷酰胺常见的不良反应是骨髓抑制、神经毒性。

35. 利妥昔单抗是最新一代芳香化酶抑制剂。

36. 柔红霉素对心脏的毒性较大。

37. 铂类配合物属于破坏 DNA 结构与功能的抗肿瘤药物。

38. 长春新碱对儿童急性淋巴细胞白血病的疗效较好。

39. 来曲唑主要用于经绝后晚期乳腺癌。

五、简答题

40. 抗肿瘤药根据抗肿瘤作用的生化机制分类。

41. 肿瘤增殖细胞群中细胞生长繁殖周期的分期。

42. 有肾毒性作用的药物有哪些？

六、论述题

43. 抗肿瘤药物的近期、远期毒性反应。

44. 什么叫抗肿瘤药的多药耐药性（MDR）？MDR 药物的具有哪些共同特征？

参考答案

一、选择题

（一）A 型题

1. C　甲氨蝶呤抑制二氢叶酸还原酶，可阻止二氢叶酸转变为四氢叶酸，使脱氧核苷酸合成受阻，DNA 合成障碍。

2. E　5-氟尿嘧啶对消化道癌和乳腺癌疗效好。

3. B　环磷酰胺对恶性淋巴瘤效果好。

4．A　与 DNA 结合形成交叉联结，破坏 DNA 结构与功能。

5．A　环磷酰胺可引起出血性膀胱炎。

6．A　氟他胺是雄激素拮抗剂，能抑制雄性激素的生物合成，临床可用于前列腺癌的治疗。

7．D　维 A 酸是细胞分化诱导剂，临床可用于急性早幼粒细胞白血病的治疗。

8．E　伊马替尼是酪氨酸激酶抑制剂。

9．C　伊马替尼临床上主要用于 Ph 阳性的慢性髓细胞白血病。

10．C　他莫昔芬可阻断雌激素受体，临床可应用于乳腺癌，对雌激素受体阳性患者疗效好。

（二）B 型题

11．E　紫杉醇对卵巢癌疗效好。

12．B　长春新碱对急性淋巴细胞白血病疗效好。

13．B　氟尿嘧啶治疗消化系统癌症效果好。

14．C　高三尖杉酯碱治疗急性粒细胞白血病疗效好。

15．D　甲氨蝶呤可竞争性抑制二氢叶酸还原酶，使二氢叶酸不能变成四氢叶酸，使脱氧胸苷酸合成受阻，使 DNA 合成受阻。

16．A　氟尿嘧啶抑制脱氧胸苷酸合成酶，阻止脱氧尿苷酸转变为脱氧胸苷酸，从而影响 DNA 的合成。

17．B　第一个治疗 B 淋巴细胞瘤的单克隆抗体是美罗华。

18．D　新型抗微管药物是紫杉醇。

19．A　顺铂久用对听神经有损害。

20．A　顺铂久用对肾脏有害。

（三）X 型题

21．ABCDE　对急性淋巴细胞白血病治疗有效的药物有：环磷酰胺、糖皮质激素、门冬酰胺酶、巯嘌呤、长春新碱。

22．ACDE　对乳腺癌有效的药物包括：顺铂、氟尿嘧啶、希罗达、弗隆。

23．ABC　大多数抗肿瘤药的不良反应是脱发、抑制骨髓、消化道反应。

24．ABDE　损害肝脏的抗肿瘤药有阿糖胞苷、巯嘌呤、氟尿嘧啶、甲氨蝶呤。

25．ABCD　对急性粒细胞白血病有效的药物有阿糖胞苷、安西他滨、硫鸟嘌呤。

二、名词解释

26．仅对增殖周期某些时相敏感，对静止期细胞不敏感的药物。

27．肿瘤增殖细胞群与全部肿瘤细胞群之比。

三、填空题

28．DNA

29. 肝；肾

30. 卵巢癌；乳腺癌

31. 拓扑异构酶

32. B 淋巴细胞型非霍奇金淋巴瘤

四、判断说明题

33. 正确。顺铂大剂量或连续用药可致严重而持久的肾毒性。

34. 不正确。环磷酰胺常见的不良反应是骨髓抑制、消化道反应、脱发、出血性膀胱炎。

35. 不正确。利妥昔单抗是第一个治疗 B 细胞淋巴瘤的单克隆抗体。

36. 正确。柔红霉素对心脏的毒性较大。

37. 正确。铂类配合物属于破坏 DNA 结构与功能的抗肿瘤药物。

38. 正确。长春新碱对儿童急性淋巴细胞白血病的疗效较好。

39. 正确。来曲唑主要用于晚期乳腺癌。

五、简答题

40. ①干扰核酸生物合成的药物。②直接影响 DNA 结构与功能的药物。③干扰转录过程和阻止 RNA 合成的药物。④干扰蛋白质合成与功能的药物。⑤影响激素平衡的药物。

41. 肿瘤增殖细胞群中细胞生长繁殖周期分为 4 个时期：①DNA 合成前期（G_1期）。②DNA 合成期（S 期）。③DNA 合成后期（G_2期）。④有丝分裂期（M 期）。

42. 有肾毒性作用的药物有：甲氨蝶呤、氟尿嘧啶、顺铂、卡铂。

六、论述题

43. 抗肿瘤药物的近期毒性反应：共有毒性反应（骨髓抑制，消化道反应，脱发），特有毒性反应（心、肺、肝、肾及神经系统损害，过敏反应）。远期毒性反应：第二原发恶性肿瘤、不育、致畸等。

44. 多药耐药性（MDR）：肿瘤细胞在接触一种抗肿瘤药物后，对多种结构不同、作用机制各异的非同类抗肿瘤药物产生了耐药性。MDR 药物的共同特征：①一般为亲脂性药物，分子量在 300~900kD。②药物通过被动扩散进入细胞。③药物在耐药细胞中的积聚量较敏感细胞少，导致细胞内的药物浓度不足以产生细胞毒作用。④耐药细胞的胞膜上多产生 P-糖蛋白。

第九篇　影响免疫功能的药物

第四十八章　免疫抑制药 ▷▷▷

一、选择题

（一）A 型题

1. 环孢素的主要不良反应是（　　）
   A. 心律失常　　　　　　　　　B. 胃肠反应
   C. 中枢症状　　　　　　　　　D. 过敏反应
   E. 肝肾损害

2. 选择性作用于 T 细胞的免疫抑制药是（　　）
   A. 环孢素 A　　　　　　　　　B. 巴利昔单抗
   C. 泼尼松龙　　　　　　　　　D. 霉酚酸酯
   E. 硫唑嘌呤

3. 抑制嘌呤或嘧啶合成的免疫抑制药是（　　）
   A. 干扰素　　　　　　　　　　B. 环孢素 A
   C. 泼尼松龙　　　　　　　　　D. 硫唑嘌呤
   E. 巴利昔单抗

（二）B 型题

   A. 环孢素 A　　　　　　　　　B. 干扰素
   C. 泼尼松龙　　　　　　　　　D. 巴利昔单抗
   E. 硫唑嘌呤

4. 能选择性抑制 T 淋巴细胞活化的免疫抑制药是（　　）
5. 抑制巨噬细胞对抗原吞噬处理的免疫抑制药是（　　）

（三）X 型题

6. 下列选项，属于免疫抑制药常见不良反应的包括（　　）
    A. 中枢神经系统损伤　　　　　B. 肝肾损害
    C. 诱发或加重感染　　　　　　D. 不育、畸胎
    E. 骨髓抑制

7. 用于器官移植以抑制排异反应的药物是（　　）
    A. 环孢素　　　　　　　　　　B. 强的松
    C. 霉酚酸酯　　　　　　　　　D. 硫唑嘌呤
    E. 抗淋巴细胞球蛋白

8. 糖皮质激素抑制免疫功能的机制是（　　）
    A. 抑制巨噬细胞对抗原的吞噬和处理
    B. 抑制 B 细胞，使抗体生成减少
    C. 阻碍淋巴细胞 DNA 的合成
    D. 阻碍淋巴细胞的有丝分裂
    E. 破坏淋巴细胞

二、填空题

9. 影响免疫功能的药物按其作用方式不同，可分为_____和_____。

三、判断说明题

10. 大多数免疫抑制药具有选择性和特异性。

四、简答题

11. 简述常用的免疫抑制药及其应用。
12. 简述免疫抑制药的作用特点。

参考答案

一、选择题

（一）A 型题

1. E　环孢素主要抑制 T 细胞的功能，用于器官移植以抑制排异反应，主要不良反应是肝肾毒性。

2. A　环孢素 A 选择性抑制 T 细胞活化。而 B、C、D、E 均非选择性的免疫抑制药。

3. D　硫唑嘌呤为 6-巯基嘌呤的甲硝咪唑衍生物，在体内代谢为 6-巯基嘌呤，干

扰嘌呤或嘧啶的合成，起免疫抑制作用。

（二）B 型题

4. A　环孢素 A 是选择性作用于 T 细胞的免疫抑制药。免疫抑制作用强而毒性小，选择性高，特别是对 T 细胞激活的早期阶段有强大抑制作用。

5. C　泼尼松龙属于糖皮质激素类药物，对免疫过程许多环节都有抑制作用，主要可抑制巨噬细胞的吞噬处理。

（三）X 型题

6. BCDE　免疫抑制药除环孢素类外，肾上腺皮质激素、烷化剂和抗代谢药等都缺乏选择性和特异性，直接抑制 T、B 淋巴细胞的分化、增殖，用药后机体的免疫反应均有降低，在抑制病理免疫反应的同时，也抑制正常免疫反应，对细胞免疫和体液免疫的选择性不高。因而使用此类药易发生比较严重的不良反应：诱发感染，诱发肿瘤，致骨髓抑制、不育、畸胎等。

7. ABCDE　上述药均是免疫抑制药。抗淋巴细胞球蛋白选择性地与循环中的淋巴细胞结合，使后者易被巨噬细胞所吞噬，或在补体的作用下将淋巴细胞破坏；环孢素选择性抑制 T 淋巴细胞活化；霉酚酸酯抑制嘌呤合成，抑制 T、B 细胞增殖；强的松能抑制淋巴组织，使之溶解，能抑制淋巴因子的炎症反应；硫唑嘌呤能抑制巨噬细胞的非特异细胞毒作用，可抑制细胞和抗体介导的免疫应答。均用于防治器官移植的排异反应。

8. ABCDE　糖皮质激素对免疫过程许多环节都有抑制作用，可抑制巨噬细胞的吞噬，阻碍淋巴细胞的增殖，加速致敏淋巴细胞的破坏和解体，使血中淋巴细胞迅速降低。大剂量也抑制 B 细胞转化为浆细胞，使抗体生成减少，抑制体液免疫。

二、填空题

9. 免疫抑制药；免疫增强药

三、判断说明题

10. 不正确。除环孢素外，其他免疫抑制药缺乏选择性和特异性，属于非特异性免疫抑制剂，直接抑制 T、B 淋巴细胞的分化、增殖，用药后机体的免疫反应均有降低，在抑制病理免疫反应的同时，也抑制正常免疫反应，对细胞免疫和体液免疫的选择性不高。

四、简答题

11. 常用免疫抑制药包括环孢素、肾上腺皮质激素、烷化剂、抗代谢药、抗淋巴细胞球蛋白等。免疫抑制药主要用于器官移植时的排异反应和自身免疫性疾病等。

12. ①作用缺乏选择性。②对初次免疫应答反应的抑制作用强于再次免疫应答反应的抑制作用。③不同类型的超敏反应对药物敏感性不同。④药物作用取决于该药与抗原刺激的时间间隔和先后次序。

第四十九章　免疫增强药 ▷▷▷▷

一、选择题

（一）A 型题

1. 对机体免疫功能具有广泛调节作用的药物是（　　）
   A. 环孢素 A
   B. 干扰素
   C. 泼尼松龙
   D. 巴利昔单抗
   E. 硫唑嘌呤

（二）B 型题

   A. 胸腺肽
   B. 干扰素
   C. 环孢素
   D. 左旋咪唑
   E. 糖皮质激素

2. 抑制免疫过程多个环节的药物是（　　）
3. 具有抗病毒作用的免疫增强药是（　　）

（三）X 型题

4. 免疫增强剂常用于（　　）
   A. 器官移植
   B. 自身免疫性疾病
   C. 免疫缺陷疾病
   D. 难治性病毒感染
   E. 恶性肿瘤的辅助治疗
5. 左旋咪唑可用于（　　）
   A. 肿瘤辅助治疗
   B. 免疫功能低下者
   C. 病毒感染性疾病
   D. 类风湿关节炎
   E. 系统性红斑狼疮

二、填空题

6. 具免疫增强作用的药物有_____、_____和_____。

三、简答题

7. 简述免疫增强药的作用和应用。

四、论述题

8. 试述干扰素的药理作用和临床应用。

参考答案

一、选择题

(一) A 型题

1. B 干扰素调节免疫作用可因时间和剂量不同而不同,小剂量增强免疫,大剂量则抑制免疫。B 左旋咪唑是免疫增强药,C、D、E 均是免疫抑制药。

(二) B 型题

2. E 糖皮质激素对免疫过程许多环节都有抑制作用,可抑制巨噬细胞的吞噬,阻碍淋巴细胞的增殖,加速致敏淋巴细胞的破坏和解体,使血中淋巴细胞迅速降低,抑制淋巴因子的炎症反应。

3. B 干扰素具有广谱抗病毒作用,对已知 RNA 病毒、DNA 病毒几乎都有作用;而其余的免疫药均无此作用。

(三) X 型题

4. BCDE 免疫增强药具有双向调节作用,根据机体免疫状态,使过高或过低的免疫功能恢复正常。临床常用于治疗免疫缺陷疾病、慢性难治性感染和肿瘤等。

5. ABDE 左旋咪唑是免疫增强药,主要用于免疫功能低下或免疫缺陷的感染性疾病,也用于类风湿关节炎、系统性红斑狼疮及肿瘤的辅助治疗。

二、填空题

6. 胸腺素;干扰素;转移因子

三、简答题

7. 免疫增强药是一类能增强机体特异性免疫功能的药物,可增强机体的免疫应答,主要用于免疫缺陷性疾病、难治性感染性疾病、肿瘤辅助治疗。

四、论述题

8. 作用:①抗病毒作用:广谱,对 RNA 病毒和 DNA 病毒均有抑制作用。②抗肿瘤:直接抑制肿瘤细胞的生长,抑制癌基因的表达和转化,激活抗肿瘤免疫功能等作用产生综合性抗肿瘤效应,其中 IFN-α 有广谱的抗肿瘤活性。③调节免疫:IFN-α 和

IFN-β可促进MHC-Ⅰ分子表达，促进NK细胞活化，增强各种细胞的抗病毒状态，IFN-γ可活化单核巨噬细胞，促进B细胞类别转换并形成IgG型抗体，促进Th1细胞分化，促进多种细胞表达MHC-Ⅰ类分子和MHC-Ⅱ分子并增强这些细胞的抗原递呈作用。

临床应用：①病毒性疾病：慢性乙肝、丙肝、丁肝、带状疱疹病毒性角膜炎及流感等。②肿瘤：IFN-α对血液肿瘤疗效较好，如慢性粒细胞白血病、多毛细胞白血病、多发性骨髓瘤等。